全国卫生职业院校学习笔记系列丛书

妇产科护理学学习笔记

主　编　张　莉

副主编　张海宏　吴　懿

编　者　（按姓氏汉语拼音排序）

何　颖（宁夏医科大学护理学院）

赖素艺（江西省赣州卫生学校）

沐　菊（皖南医学院）

苏文珍（江西省玉山县人民医院）

王　娟（安庆医药高等专科学校）

吴　晓（皖南医学院）

吴　懿（江西医学高等专科学校）

张　莉（江西医学高等专科学校）

张海宏（宁夏医科大学护理学院）

张莉娜（江西医学高等专科学校）

郑慧萍（江西省赣州卫生学校）

科学出版社

北　京

内 容 简 介

　　本书共 21 章，以最新全国护士执业资格考试大纲为指导，主要围绕妇产科常见病、多发病患者的护理，采用了"教材精讲"＋"模拟试题测试"两大模块进行编写"教材精讲"部分以学习笔记的形式编写教材内容，浓缩精华，突出重点，对高频考点重点标识："模拟试题测试"模块，题型丰富，包括名词解释、填空题、选择题、简答题：题量丰富，全面涵盖考试大纲知识点，特别是根据近年来护考命题新动态，着重于选择题题量的丰富与扩充，从专业知识和实践能力两个方面，对应考考点进行命题，同时适当增加了 A_3/A_4 型题量，以利于考生更好地提高学习效果，提升应试能力。

图书在版编目(CIP)数据

妇产科护理学学习笔记／张莉主编 .—北京：科学出版社，2016.1
全国卫生职业院校学习笔记系列丛书
ISBN 978-7-03-047055-3

Ⅰ．妇…　Ⅱ．张…　Ⅲ．妇产科学-护理学-高等职业教育-教学参考资料
Ⅳ. R473. 71

中国版本图书馆 CIP 数据核字（2016）第 010057 号

责任编辑：许贵强／责任校对：郭瑞芝
责任印制：赵　博／封面设计：范璧合

科 学 出 版 社　出版
北京东黄城根北街 16 号
邮政编码：100717
http://www.sciencep.com
安泰印刷厂　印刷
科学出版社发行　各地新华书店经销

*

2016 年 1 月第　一　版　开本：787×1092　1/16
2016 年 1 月第一次印刷　印张：14 1/2
字数：324 000
定价：**39. 00 元**
（如有印装质量问题，我社负责调换）

目　　录

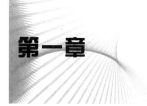

第一章

女性生殖系统解剖与生理

浓缩教材精华，涵盖重点考点

第一节　女性生殖系统解剖

（一）外生殖器

1. 范围　外生殖器又称外阴，包括两股内侧从耻骨联合到会阴之间的组织。

2. 组成　外生殖器包括阴阜、大阴唇、小阴唇、阴蒂和阴道前庭。

（1）阴阜：女性从青春期开始长出呈倒三角分布的阴毛。

（2）大阴唇：★为两股内侧一对纵长隆起的皮肤皱襞，含有丰富的血管、淋巴管和神经，损伤后易形成血肿。

（3）小阴唇：为大阴唇内侧的一对薄皱襞，富含神经末梢，敏感。

（4）阴蒂：位于两侧小阴唇顶端的联合处，有勃起性，富含神经末梢，极敏感。

（5）阴道前庭：★为两侧小阴唇之间的菱形区，前为阴蒂，后为阴唇系带。位于大阴唇后部有一对前庭大腺，如黄豆大小，左右各一，腺管细长（1~2cm），★开口于小阴唇与处女膜之间的沟内，感染时管口易堵塞，可形成脓肿或囊肿。阴道口覆有一层薄膜为处女膜，中央有一孔。

（二）内生殖器

1. 内生殖器的组成及功能　内生殖器包括阴道、子宫、输卵管及卵巢。

（1）阴道

1）功能：为性交器官，是经血排出及胎儿娩出的通道。

2）解剖结构：为一条上宽下窄的管道，前壁短，后壁长。下端开口于前庭后部，上端包绕子宫颈，环绕子宫颈周围的部分称为阴道穹隆。★阴道后穹隆较深，其顶端与盆腔的最低部位直肠子宫陷凹相邻，临床上可经此穿刺或引流。

3）组织结构：阴道黏膜由复层扁平上皮覆盖，无腺体，受性激素影响发生周期性变化。阴道壁富有横纹皱襞及弹力纤维，伸展性大，利于分娩。幼儿及绝经后妇女卵巢功能低下，阴道黏膜上皮甚薄，较易感染。阴道壁富有静脉丛，损伤后易出血或形成血肿。

（2）子宫

1）功能：是孕育胚胎、胎儿和产生月经的器官。

2）解剖结构

形态：似前后略扁的倒置梨形，★成人非孕时子宫长7~8cm，宽4~5cm，厚2~3cm，容量约5ml，重约50g。子宫上部较宽称为子宫体，其顶部为子宫底，宫底两侧为子宫角，与输卵管相通。子宫下部较窄，呈圆柱形，称子宫颈，子宫体与子宫颈的比例：★婴儿期为1∶2，成年妇女为2∶1，老人为1∶1。子宫体与子宫颈之间的最狭窄部分称为子宫峡部，在非孕期长约1cm，★子宫峡部的上端为解剖学内口，下端为组织学内口。子宫颈内腔呈梭形，称子宫颈管。未产妇的子宫颈外口为圆形，已产妇的子宫颈外口因分娩裂伤而呈横裂状。

位置：★位于盆腔中央，呈前倾、前屈位，宫底位于骨盆入口平面以下，子宫颈外口位于坐骨棘水平稍上方。前与膀胱、尿道，后与直肠相邻。

3）组织结构：宫体和子宫颈结构不同，宫体壁由内向外可分为子宫内膜、肌层和浆膜层。★子宫内膜表面外2/3受卵巢激素的影响发生周期性变化；靠近肌层的内1/3无周期性变化，称为基底层。肌层由外纵、内环、中交叉排列的三层肌肉组成，收缩时可有效制止子宫出血。子宫浆膜层为覆盖子宫的脏腹膜，于子宫前后面分别形成膀胱子宫陷凹、直肠子宫陷凹，★其中直肠子宫陷凹为女性盆腔的最低点。子宫颈管黏膜为单层高柱状上皮，子宫颈阴道部由复层扁平上皮覆盖。

★子宫颈外口柱状上皮与鳞状上皮交界处是子宫颈癌的好发部位。

4）子宫韧带：★共有4对。

圆韧带：作用是保持子宫前倾位置。

阔韧带：作用是保持子宫位于盆腔中央。

主韧带：作用是固定子宫颈，保持子宫不下垂。

宫骶韧带：作用是维持子宫处于前倾位置。

（3）输卵管：即是受精部位，也是向宫腔运送受精卵的通道，全长8~14cm。由宫腔向外依次为：间质部、峡部、壶腹部和伞部。★其中，峡部为结扎的部位，壶腹部为受精部位，伞部为手术中识别输卵管的标志。

（4）卵巢：性腺，有生殖和内分泌功能，成年妇女卵巢约4cm×3cm×1cm。

2. 内生殖器的邻近器官

（1）尿道：女性尿道短而直，接近阴道，易发生泌尿系统感染。

（2）膀胱：位于子宫前方，充盈的膀胱可影响子宫及阴道，★故妇科检查及手术前必须排空膀胱。

（3）输尿管：为一对肌性圆索状管道，从肾盂开始下行，★于子宫颈外侧2cm处，在子宫动脉下方穿过，向前下入膀胱。

（4）直肠：前为子宫及阴道，妇科手术，分娩时应避免损伤肛管及直肠。

（5）阑尾：阑尾炎时可能累及生殖器官。

（三）骨盆

1. 骨盆的组成及分界

（1）组成：★骨盆是由骶骨、尾骨及左右两块髋骨组成。髋骨由髂骨、坐骨及耻骨融合而成，骶骨由 5~6 块骶椎融合而成，尾骨由 4~5 块尾椎合成。

（2）分界：以耻骨联合上缘、髂耻缘及骶岬上缘的连线为界，将骨盆分为上下两部分，上称假骨盆（大骨盆），测量其径线可间接了解真骨盆的大小；下称真骨盆（小骨盆），是胎儿娩出的通道，又称骨产道。

2. 骨盆的平面及径线

（1）入口平面：即真假骨盆的分界面，前方为耻骨联合上缘，两侧为髂耻缘，后方为骶岬上缘。入口平面呈横椭圆形，有四条径线。

1）入口前后径：也称真结合径。耻骨联合上缘中点至骶岬前缘正中间的距离，★平均值为 11cm。

2）入口横径：左右髂耻缘间的最大距离，平均值为 13cm。

3）入口斜径：左右各一，平均值为 12.75cm。

（2）中骨盆平面：为骨盆的最小平面。其前为耻骨联合下缘中点，两侧为坐骨棘，后为第 4~5 骶椎的中点。入口平面呈纵椭圆形，有两条径线。

1）中骨盆前后径：平均值约为 11.5cm。

2）中骨盆横径：★也称坐骨棘间径，平均值为 10cm。

（3）出口平面：由共底边不在同一平面上的两个三角形组成。坐骨结节间径为共同的底边，前三角的顶端为耻骨联合下缘，后三角的顶端是骶尾关节。

1）出口前后径：平均值约为 11.5cm。

2）出口横径：★两侧坐骨结节内侧缘间的距离，又称为坐骨结节间径，约 8.5~9.5cm，平均值为 9cm。

3）出口前矢状径：平均值约为 6cm。

4）出口后矢状径：骶尾关节至坐骨结节间径中点间的距离，平均值为 8.5cm。★若出口横径较短，而出口后矢状径较长，两者之和>15cm，多数可经阴道分娩。

第二节　女性生殖系统生理

（一）妇女一生各阶段的生理特点

1. 新生儿期　新生儿期是指出生后 4 周内。★出生后几天内可出现乳房肿大、假月经等生理现象。

2. 幼年期　幼年期是指从出生 4 周到 12 岁。

3. 青春期　从月经初潮至生殖器官逐渐发育成熟的时期为青春期。★月经初潮是进入青春期的标志。

4. 性成熟期　★性成熟期是有周期性排卵及性激素分泌的时期。具有旺盛的生殖功能。自 18 岁左右开始，持续约 30 年。

5. **围绝经期**　围绝经期包括绝经前后一段时期。一般发生在 44~54 岁，可历时 10~20 年。此期卵巢功能逐渐减退，卵泡不能发育成熟及排卵，致使月经不规律，生殖器官逐渐萎缩。

6. **绝经后期**　一般为 60 岁后的妇女，此期卵巢功能完全衰竭，雌激素水平低落，生殖器官进一步老化，并因性激素减少，易发生代谢紊乱。

（二）卵巢的周期性变化及内分泌功能

1. **卵巢的周期性变化**　卵巢的周期性变化包括卵泡的发育与成熟、排卵、黄体形成和黄体退化 4 个阶段。

（1）卵泡的发育与成熟：近青春期，卵巢中原始卵泡开始发育，形成生长卵泡，每个月经周期一般只有一个卵泡发育成熟，称为成熟卵泡，其直径可达 15~20mm。此期卵巢分泌雌激素。

（2）排卵：★排卵时间一般为下次月经来潮前的 14 天左右。

（3）黄体的形成：★一般于排卵后 7~8 天成熟。黄体可分泌雌、孕激素。

（4）黄体退化：若卵子未受精，★排卵后 9~10 天黄体开始萎缩，寿命一般为 12~16 天，平约为 14 天。

2. **卵巢的功能**　卵巢能产生卵子并排卵，以及分泌女性激素。

卵巢激素的生理功能：★卵巢主要合成及分泌雌、孕激素和少量雄激素。

（1）**雌激素**：★于排卵前和排卵后 7~8 天分别达高峰，其主要的生理功能如下所述。

1）促卵泡发育。

2）促子宫发育；提高子宫平滑肌对缩宫素的敏感性；促使子宫内膜增生呈增殖期改变；使子宫颈口松弛，子宫颈黏液分泌增多、稀薄、易拉丝。

3）促进输卵管发育与收缩，利于受精卵的运行。

4）促进阴道上皮增生和角化。

5）促进乳腺管增生。

6）通过对下丘脑的正负反馈调节，控制垂体促性腺激素的分泌。

7）促水钠潴留；促进高密度脂蛋白合成，抵制低密度脂蛋白合成；降低循环胆固醇水平；维持和促进骨基质代谢。

（2）**孕激素**：★排卵后 7~8 天达高峰，其主要的生理功能如下所述。

1）降低子宫对缩宫素的敏感性；使子宫内膜由增殖期转化为分泌期；抵制子宫颈黏液分泌，性状变黏稠。

2）抑制输卵管的收缩。

3）促阴道上皮迅速脱落。

4）促乳腺泡和小叶发育。

5）使排卵后基础体温升高 0.3~0.5℃。

6）促水钠排泄。

7）通过对下丘脑的负反馈作用，抑制垂体促性腺激素的分泌。

（3）雄激素

1）是合成雌激素的前体。

2）维持女性正常生育功能；促进阴毛和腋毛的生长。

3）促蛋白质的合成；促红细胞增生。

（三）子宫内膜的周期性变化及月经周期的调节

1. 子宫内膜的周期性变化

（1）增殖期：★月经周期的第5~14天。子宫内膜的基底层在雌激素作用下逐渐增厚至3~5mm，腺体增多，间质致密，间质内小动脉增生延长呈螺旋状。

（2）分泌期：★月经周期的第15~28天。孕激素使子宫内膜继续增厚达10mm，间质水肿，腺体增大并分泌糖原，为孕卵着床提供营养。

（3）月经期：★月经周期的第1~4天。此期雌激素水平低且无孕激素，内膜小动脉痉挛性收缩，内膜组织缺血缺氧、坏死、脱落，形成月经。

2. 月经的周期性调节 月经周期的调节是通过下丘脑-垂体-卵巢轴实现的。下丘脑通过分泌促性腺激素释放激素作用于垂体，促垂体合成、释放卵泡刺激素（FSH）和黄体生成激素（LH），促进卵泡发育，刺激排卵和黄体形成，并分泌雌、孕激素，两者作用于子宫内膜及其他生殖器官使其发生周期性变化，雌、孕激素分泌又对下丘脑、垂体产生反馈作用。

3. 月经的临床表现

（1）月经：是指有规律的伴随卵巢周期性变化而出现的子宫内膜周期性脱落及出血，是性功能成熟的外在标志之一。

（2）月经初潮：第一次的月经来潮称为月经初潮。

（3）月经周期：★两次月经第一日的间隔时间称为月经周期，一般为28~30天。提前或延后3天左右属于正常情况。

（4）月经期：月经持续的天数，★一般为3~5天。

（5）月经量：一次月经的总失血量，正常为30~50ml。

（6）特征：★月经血呈暗红色，不凝，出血多时可有血凝块。多数妇女在经期无特殊症状，有些妇女可有下腹及腰骶部下坠感、头痛、失眠、精神抑郁、易激动、恶心等症状，一般不影响工作和学习，需要注意经期卫生和休息。

4. 经期保健指导 月经是一种生理现象，首先应解除不必要的思想顾虑，保持精神平和愉快。★经期应注意盆腔卫生和避免盆腔压力加大；经期应注意防寒保暖；经期应保持外阴清洁、干燥、勤洗、勤换内裤，禁止阴道冲洗、盆浴、游泳及性生活；少吃寒凉、忌食辛辣等刺激性食物；避免举重物、剧烈运动和重体力劳动。

模拟试题测试，提升应试能力

一、名词解释

1. 骨盆轴

2. 子宫峡部

3. 月经

二、填空题

1. 骨盆分为假骨盆和_____。

2. 女性内生殖器包括阴道、_____、_____ 和_____。

3. 卵巢的功能是产生卵子和_____。后者主要包括_____和_____。

4. 子宫内膜周期性变化包括_____、_____ 和_____。

5. 垂体分泌_____和_____作用于卵巢。

三、选择题

A₁型题（每题下设 A、B、C、D、E 五个备选答案，请从中选择一个最佳答案）

1. 骨盆的组成是
   A. 骶骨、尾骨及 2 块髋骨
   B. 骶骨、尾骨及坐骨
   C. 髂骨、骶骨及坐骨
   D. 髂骨、坐骨及耻骨
   E. 髂骨、骶骨及尾骨

2. 女性的外生殖器不包括
   A. 阴蒂   B. 阴道
   C. 阴阜   D. 大阴唇
   E. 前庭大腺

3. 成人子宫体与子宫颈的比例是
   A. 1：1   B. 1：2
   C. 2：1   D. 3：1
   E. 2：3

4. 子宫最狭窄的部位是
   A. 子宫峡部   B. 子宫颈管
   C. 解剖学内口   D. 组织学内口
   E. 子宫外口

5. 对骨盆的描述中，正确的是
   A. 骨盆由骶骨、尾骨和髋骨各 2 块组成
   B. 骨盆界线以上的为假骨盆，是胎儿娩出的通道
   C. 骨盆界线以下的为真骨盆，是胎儿娩出的通道
   D. 骨盆入口（骨盆上口）平面为纵椭圆形，有 2 条径线
   E. 中骨盆平面呈横椭圆形，有 4 条径线

6. 连接骨盆各个假想平面中点的曲线称为
   A. 胎产式   B. 胎方位
   C. 骨盆轴   D. 胎先露
   E. 骨盆倾斜度

7. 有关女性骨盆的解剖特点，正确的是

A. 骨盆入口横径比前后径短
B. 骨盆出口（骨盆下口）平面在同一平面上
C. 骨盆横径比前后径长
D. 骨盆出口横径大于前后径
E. 最小平面为中骨盆平面

8. 正常耻骨弓角度约为
   A. 60°   B. 70°
   C. 80°   D. 90°
   E. 100°

9. 关于会阴部的解剖特点叙述不正确的是
   A. 指阴道与肛门之间的软组织
   B. 是组成盆底的一部分
   C. 会阴体（会阴中心腱）厚 3~4cm
   D. 妊娠后变软，有利于分娩
   E. 分娩时不需要保护，不易裂伤

10. 对子宫峡部的描述，不正确的是
    A. 为子宫体与子宫颈的一部分
    B. 妊娠末期形成子宫下段
    C. 妊娠期变软，子宫体、子宫颈似不相连，称黑加征
    D. 非孕时为 1cm
    E. 下端为解剖学内口

11. 保持子宫前倾位置的一对主要韧带是
    A. 圆韧带   B. 阔韧带
    C. 主韧带   D. 骨盆漏斗韧带
    E. 子宫骶骨韧带

12. 能保证子宫不下垂，并固定子宫颈的韧带是
    A. 圆韧带   B. 主韧带
    C. 骨盆漏斗韧带   D. 阔韧带
    E. 固有韧带

13. 以下阴道的解剖特点中不正确的是
    A. 位于真骨盆下部中央，呈上宽下窄的管道
    B. 开口于阴道前庭部前部
    C. 环绕子宫颈周围形成穹隆
    D. 阴道前壁比后壁稍短
    E. 后穹隆最深，与直肠子宫陷凹相邻，临床上可经此处穿刺或引流

14. 有关女性内生殖器官与邻近脏器的关系，叙述错误的是
    A. 阴道开口于阴道前庭部
    B. 后穹隆穿刺不易损伤膀胱
    C. 阴道后壁损伤可累及直肠

D. 盆腔检查不要求排空膀胱

E. 阑尾炎可累及右侧附件

15. 下列叙述中正确的是

A. 阴道壁损伤后易形成血肿

B. 子宫内膜表面 1/2 受卵巢激素影响发生周期性改变

C. 子宫颈管上皮为单层扁平上皮

D. 子宫颈阴道部上皮为复层扁平上皮

E. 正常子宫呈后倾后屈位

16. 女性卵巢功能逐渐衰退，生殖系统开始萎缩称为

A. 儿童期　　　　　B. 青春期

C. 生育期　　　　　D. 围绝经期

E. 老年期

17. 使子宫内膜周期性增生的激素是

A. 雌激素　　　　　B. 孕激素

C. 雄激素　　　　　D. 绒毛膜促性腺激素

E. 黄体生成素

18. 关于会阴下述错误的是

A. 会阴指阴道口与肛门之间的楔形软组织

B. 会阴也是盆底的一部分

C. 中心腱是会阴组成部分

D. 会阴包括皮肤、筋膜、部分肛提肌

E. 分娩时会阴伸展性很小

19. 有关经期健康教育，错误的是

A. 月经是生理现象　B. 经期不宜干重活

C. 防寒保暖　　　　D. 禁止性生活

E. 每日清洁外阴并坐浴

20. 雌激素的生理功能是

A. 使子宫颈黏液分泌增多而稀薄

B. 使阴道上皮角化现象消失

C. 抑制输卵管的蠕动

D. 对下丘脑和垂体只有负反馈调节

E. 促进水钠排泄及乳腺腺泡增生

21. 有关内生殖器下述不正确的是

A. 阴道黏膜表面由单层扁平上皮覆盖

B. 阴道壁有横纹皱襞结构，故有较大的伸展性

C. 子宫内膜受卵巢激素影响发生周期性变化

D. 子宫腔容量约为 5ml

E. 卵巢为性腺器官

22. 前庭大腺（巴氏腺）位于

A. 阴蒂上端两侧

B. 小阴唇两侧

C. 阴阜下方，阴唇两侧

D. 会阴上方，两侧缘

E. 大阴唇后部，阴道口两侧

23. 有关正常成人子宫，错误的是

A. 子宫位于骨盆中央，坐骨棘水平以下

B. 子宫长为 7~8cm

C. 子宫重约 50g

D. 子宫腔容积约 5ml

E. 呈前倾前屈位

24. 下列哪项不是生殖器的邻近器官

A. 膀胱　　　　　　B. 尿道

C. 输尿管　　　　　D. 结肠

E. 直肠

25. 关于女性内生殖器的描述，错误的是

A. 环绕子宫颈的部分称为阴道穹隆，是腹腔最低的部分

B. 子宫颈癌的好发部位在子宫颈外口扁平上皮与柱状上皮的交界面

C. 非孕时子宫峡部为 2cm

D. 输卵管是精子和卵细胞结合形成受精卵的部位

E. 卵巢为性腺器官，具有生殖和内分泌功能

26. 能够发生周期性变化、产生月经的部位是

A. 阴蒂　　　　　　B. 阴道

C. 卵巢　　　　　　D. 子宫

E. 输卵管

27. 能够产生性激素的生殖器官是

A. 阴蒂　　　　　　B. 阴道

C. 卵巢　　　　　　D. 子宫

E. 输卵管

28. 女性青春期开始的重要标志是

A. 音调变高　　　　B. 乳房丰满

C. 月经来潮　　　　D. 骨盆变宽

E. 阴毛出现

29. 黄体开始萎缩，大约在排卵后的

A. 第 7~8 天　　　　B. 第 9~10 天

C. 第 11~12 天　　　D. 第 13~14 天

E. 第 15~16 天

30. 能够使排卵后基础体温升高的激素是

A. 缩宫素　　　　　B. 雌激素

C. 雄激素　　　　　D. 催乳素

E. 孕激素

31. 使子宫内膜由增生期变成分泌期的激素是

    A. 缩宫素　　　　　B. 雌激素

    C. 雄激素　　　　　D. 催乳素

    E. 孕激素

32. 卵巢的功能是

    A. 胎儿娩出的通道　B. 孕育胎儿的场所

    C. 产生月经的器官　D. 精卵结合的部位

    E. 分泌激素和产生生殖细胞的场所

33. 下列属于雌激素的生理功能的是

    A. 使子宫敏感性降低

    B. 减低输卵管的收缩

    C. 使乳腺腺泡和乳腺小叶增生

    D. 促进水钠的排泄

    E. 能使子宫颈黏液分泌增多并变稀薄

A_2型题（每题下设 A、B、C、D、E 五个备选答案，请从中选择一个最佳答案）

34. 对月经的描述，错误的是

    A. 第一次月经来潮称为初潮

    B. 两次月经第一日的间隔时间为一个月经周期

    C. 在分泌期，子宫内膜主要受雌激素和孕激素的影响

    D. 月经失血量>80ml 为病理状态

    E. 经血是凝固的，至少有小血块

35. 患者，女性，19 岁。高处骑跨式摔落，外阴受伤，自诉疼痛难忍，体检时发现外阴血肿，最可能损伤的部位是

    A. 阴蒂　　　　　　B. 大阴唇

C. 小阴唇　　　　　D. 前庭大腺

E. 处女膜

36. 患者，女性，29 岁。子宫内膜检查见：腺体缩小，内膜水肿消失，螺旋动脉痉挛性收缩，有坏死、内膜下血肿形成。护士根据检查结果判断该患者子宫内膜处于

    A. 月经期　　　　　B. 增生期

    C. 分泌期　　　　　D. 月经前期

    E. 分泌晚期

37. 患者，女性，26 岁。平素月经规则，月经周期为 28 天，该患者的排卵期一般在月经周期的

    A. 第 7 天左右　　　B. 第 14 天左右

    C. 第 16 天左右　　D. 第 18 天左右

    E. 第 20 天左右

38. 子宫内膜分泌出现在月经周期的

    A. 第 1~4 天　　　　B. 第 5~14 天

    C. 第 15~24 天　　D. 第 15~28 天

    E. 第 24~28 天

39. 患者，女性，29 岁。平素月经规律，周期为 28 天，持续时间为 4 天，末次月经为 5 月 7 日，今天是 5 月 14 日，其子宫内膜的变化属于

    A. 月经期　　　　　B. 增生期

    C. 分泌期　　　　　D. 月经前期

    E. 初潮期

四、简答题

1. 简述真骨盆三个平面的组成及特点。

2. 雌、孕激素有哪些生理作用？

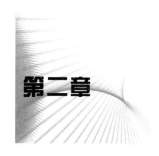

第二章

妊娠期妇女的护理

浓缩教材精华，涵盖重点考点

妊娠是胚胎和胎儿在母体内发育成长的过程。受精是妊娠的开始，胎儿及其附属物排出是妊娠的终止。妊娠自末次月经第一天算起，全程 40 周，共 280 天。

第一节 妊娠生理

（一）受精与着床

1. 受精 精子与卵子结合的过程称为受精，★受精的部位在输卵管壶腹部。

2. 着床 晚期囊胚侵入子宫内膜的过程，称为着床。在受精后 6~7 天开始，11~12 天完成。

（二）胎儿附属物的形成与功能

胎儿附属物是指胎儿以外的组织，★包括胎盘、胎膜、脐带和羊水。

1. 胎盘的形成、结构与功能

（1）胎盘的形成：★胎盘由羊膜、叶状绒毛膜和底蜕膜组成，是母体与胎儿间进行物质交换的重要器官。

（2）胎盘的结构：★约在妊娠 12 周末基本形成。足月胎盘呈圆形或椭圆形盘状，直径 16~20cm，厚约 2.5cm，中间厚边缘薄，重 450~650g，胎盘分为胎儿面与母体面。胎儿面光滑，灰白色，由羊膜覆盖，脐带附着于胎儿面中央或稍偏处，母体面粗糙，暗红色，由 18~20 个胎盘小叶组成。

（3）胎盘的功能

1）气体交换。

2）营养物质供应。

3）排出胎儿代谢产物。

4）防御功能：母血中的 IgG 可以通过胎盘，对胎儿起保护作用。但胎盘的屏障功能有限，各种病毒可通过胎盘侵袭胎儿。

5）合成功能：胎盘能合成多种激素和酶。①绒毛膜促性腺激素（hCG）：★受精后 10 天左右即可测出,成为诊断早孕的敏感方法之一。妊娠 8~10 周分泌达高峰。其作用是营养黄体,维持早期妊娠。②胎盘生乳素（HPL）:主要功能为促进乳腺腺泡发育;促进蛋白质合成。③雌激素和孕激素:自妊娠 8~10 周起由胎盘合成。主要生理作用为共同参与妊娠期母体各系统的生理变化。④酶:耐热性碱性磷酸酶等。

2. 胎膜　由绒毛膜和羊膜组成。

3. 脐带　是连接胎儿与胎盘的条索组织,★足月时长 30~70cm,★内有一条脐静脉和两条脐动脉。脐带是母儿物质交换的唯一重要通道。脐带受压时血流受阻,胎儿缺氧,可致胎儿窘迫甚至危及生命。

4. 羊水　为充满羊膜腔内的液体。★正常足月妊娠羊水量为 800~1000ml,★妊娠早期的羊水,主要为母体血清经胎膜进入羊膜腔的透析液;妊娠中期以后,胎儿尿液是羊水的主要来源。羊水的功能为保护母体及胎儿,并能作为胎儿宫内诊断的重要依据。

（三）胎儿发育及生理特点

1. 胎儿发育　在妊娠 8 周前称胚胎;从妊娠第 9 周起称胎儿,胎儿发育的特征大致如下所述。

妊娠 8 周末:初具人形,超声可见心脏搏动,一些药物或射线易致胎儿畸形。

妊娠 16 周末:从外生殖器可确定胎儿性别。★部分孕妇自觉有胎动。

妊娠 20 周末:★孕妇腹部用普通胎心筒可听到胎心音。自 20 周至满 28 周前娩出的胎儿,称为有生机儿。

妊娠 28 周末:胎儿身长约 35cm,体重约 1000g,★此期出生者易患特发性呼吸窘迫综合征,若加强护理,可以存活。

妊娠 36 周末:★胎儿身长约 45cm,体重约 2500g,皮下脂肪发育良好,毳毛脱落,指（趾）甲已达指（趾）尖。出生后能啼哭及吸吮,生活力良好。

妊娠 40 周末:身长约 50cm,体重约 3400g。体形外观丰满,皮肤粉红色,男性胎儿睾丸已降至阴囊内,女性胎儿大小阴唇发育良好。出生后哭声响亮,吸吮能力强,能很好存活。

2. 胎儿的生理特点　胎儿的营养供给和代谢产物排出均需由脐血管经胎盘、母体完成。

第二节　妊娠期母体变化

（一）生理变化

1. 生殖系统

（1）子宫

1）子宫体:增大变软,★妊娠 12 周子宫增大超出盆腔,在耻骨联合上方可触摸到宫底,足月时子宫大小为 35cm×22cm×25cm,容积达 5000ml,重量达 1000g。妊娠晚期子宫稍右旋。

2）子宫峡部:★非孕时长约 1cm,随妊娠进展渐被拉长,临产时可达7~10cm 而形成子宫下段,成为软产道的一部分。

3）子宫颈：子宫颈充血水肿，肥大，呈紫蓝色。颈管腺体因受孕激素影响分泌增多，形成黏稠的黏液栓，有防止细菌侵入的作用。

（2）阴道：阴道黏膜变软，水肿充血呈紫蓝色。皱襞增多，伸展性增加。分泌物增多成白色糊状，阴道 pH 降低。

（3）外阴：外阴充血，大小阴唇色素沉着，伸展性增加。

（4）卵巢：略增大，停止排卵。

（5）输卵管：伸长，内膜出现蜕膜样改变。

2. 乳房　乳房增大，胀痛，乳头、乳晕变黑，形成蒙氏结节。

3. 循环及血液系统

（1）心脏：膈肌升高，心脏向左、上、前方移位，血管扭曲，于心尖区可闻及柔和的吹风样收缩期杂音。心跳增加 10~15 次/分。

（2）心排血量与血容量：★心排血量从妊娠 10 周开始增加，至妊娠 32~34 周达高峰，第二产程心排血量增加量显著。★血容量于妊娠 6 周开始增加，至妊娠 32~34 周达高峰，增加 30%~45%，量约 1500ml，维持此水平直至分娩。血浆增加多于红细胞增加，使血液稀释，出现生理性贫血。如孕妇合并心脏病，★在妊娠 32~34 周、分娩期（尤其是第二产程）及产褥期最初 3 天内，因心脏负荷较重，易发生心力衰竭。

（3）静脉压：增大子宫压迫下腔静脉使血液回流受阻，孕妇易发生下肢、外阴静脉曲张和痔；若长时间仰卧，导致仰卧位低血压综合征。

（4）血液成分：妊娠后期白细胞计数可增加至（10~15）×10^9/L。绝大部分凝血因子增多，血液处于高凝状态，对预防产后出血有利。

4. 泌尿系统　肾脏负担加重，夜尿多。易患急性肾盂肾炎，以右侧多见。

5. 呼吸系统　呼吸道黏膜充血、水肿、易发生上呼吸道感染。

6. 消化系统　停经 6 周左右约 50% 的妇女出现早孕反应，12 周左右逐渐消失。肠蠕动减弱，易便秘。

7. 其他　孕妇妊娠期体重一般增加 12.5kg。

（二）心理变化

1. 孕妇常见的心理反应　孕妇常有惊讶（震惊）、矛盾心理、情绪不稳定、内省等心理反应。

2. 孕妇的心理调节　美国心理学家鲁宾（Rubin）认为孕妇必须完成四项心理发展任务。

（1）确保自己及胎儿能安全顺利地度过妊娠期、分娩期。

（2）促使家庭重要成员接受新生儿。

（3）学习为孩子贡献自己。

（4）情绪上与胎儿连成一体。

第三节　妊　娠　诊　断

临床将妊娠全过程分为 3 个时期，妊娠 12 周末及以前称早期妊娠，13~27 周末称中期妊娠；第 28 周及其以后称晚期妊娠。

（一）早期妊娠诊断

1. 临床表现

（1）症状

1）停经：是妊娠最早、最重要的症状。

2）早孕反应：★停经 6 周左右出现，于 12 周左右自行消失。

3）尿频：因增大的子宫压迫膀胱引起，一般于 12 周后消失。

（2）体征

1）乳房轻度胀痛及乳头刺痛，乳头及乳晕着色，蒙氏结节形成。

2）妇科检查：阴道黏膜及子宫颈充血，呈紫蓝色。★子宫峡部极软，感觉子宫颈与子宫体似不相连，称黑加征。妊娠 8 周时子宫增大如非孕子宫 2 倍，妊娠 12 周时为 3 倍，在耻骨联合上方可触及。

2. 辅助检查

（1）妊娠试验：测尿或血中 hCG 含量，是协助诊断早期妊娠最常用的方法。

（2）超声检查：★是最常用的确诊方法。最早妊娠 5 周末可见妊娠环，超声多普勒最早于妊娠 7 周听到胎心音。

（3）黄体酮试验：每天肌内注射黄体酮 20mg，连用 3~5 天，若停药后超过 7 天仍未出现阴道流血，则早期妊娠的可能性很大。

（4）基础体温测定：停经后高温相持续 18 天不下降，早孕的可能性大，持续 3 周以上，早孕的可能性更大。

（二）中晚期妊娠的诊断

1. 临床表现　子宫明显增大，自感胎动，闻及胎心，触及胎体，容易确诊。

症状与体征

（1）子宫增大：子宫逐月增大，宫底逐月升高（表 2-1）。

表 2-1　★不同妊娠周数的子宫底高度及子宫长度

妊娠周数	手测子宫底高度	尺测子宫长度（cm）
12 周末	耻骨联合上 2~3 横指	
16 周末	脐耻之间	
20 周末	脐下 1 横指	18（15.3~21.4）
24 周末	脐上 1 横指	24（22.0~25.1）
28 周末	脐上 3 横指	26（22.4~29.0）
32 周末	脐与剑突之间	29（25.3~32.0）
36 周末	剑突下 2 横指	32（29.8~34.5）
40 周末	脐与剑突之间或略高	33（30.0~35.3）

（2）胎动：★妊娠 18~20 周时开始自觉胎动，正常胎动数 3~5 次/小时。

（3）胎心音：★妊娠 18~20 周用胎心听诊器在孕妇腹壁上可听到胎心音，正常胎心率为110~160次/分，呈双音，似钟表"滴答"声。

2. 辅助检查　主要为超声检查等。

第四节　胎产式、胎先露、胎方位

（一）胎产式

1. 概念　★胎儿纵轴和母体纵轴之间的位置关系称为胎产式。

2. 分类　两轴平行者称纵产式，两轴垂直者称横产式，两轴交叉者称斜产式。

（二）胎先露

1. 概念　★最先进入母体骨盆入口平面的胎儿部分称为胎先露。

2. 分类　纵产式有头先露、臀先露；横产式为肩先露。偶见头先露或臀先露，胎手或胎足同时入盆，称复合先露。

（三）胎方位

概念　★根据胎儿先露部的指示点与母体骨盆前、后、左、右、横的关系而有不同的胎位。

第五节　产前检查

（一）病史采集

1. 健康史

2. 孕产史

3. 预产期推算　★以末次月经日期（LMP）推算预产期。计算方法为：从末次月经第1天起，如为阳历，月份减3或加9，日期加7；如为阴历，月份仍减3或加9，日期加15，如记不清末次月经的日期，则可根据早孕反应出现时间、胎动开始时间、手测宫底高度、尺测子宫长度进行推算。

（二）身体评估

1. 全身检查

（1）测量体重：妊娠晚期体重增加每周不超过500g。

（2）测量血压：正常孕妇血压不超过90/140mmHg。

2. 产科检查

（1）腹部检查：孕妇取仰卧位，头部稍抬高，双腿略屈曲分开，检查者站在孕妇右侧。

1）视诊：注意腹形及大小，有无妊娠纹、手术瘢痕和水肿。

2）触诊：用四步触诊法检查子宫大小，胎产式，胎先露，胎方位及先露是否衔接。★前三步检查者面向孕妇，第四步面向孕妇足部。

★第一步：测宫底高度，判断子宫底部的胎儿部分。

★第二步：分辨腹部两侧是胎背或胎肢。

★第三步：确定胎先露并判断是否入盆。

★第四步：核对胎先露的诊断是否正确，并确定入盆程度。

3）听诊：胎音在靠近胎背上方的孕妇腹壁处听得最清楚。★妊娠24周前，常在脐下正中线附近听到胎心音；24周后，胎心音的听诊部位取决于胎方位，头先露时在脐下两侧；臀先露时在脐上两侧；横位时在脐部周围。

（2）骨盆测量：分为骨盆外测量和骨盆内测量两种。

1）骨盆外测量

髂棘间径：孕妇伸腿仰卧位，测量两侧髂前上棘外缘的距离，★正常值为23~26cm。

髂嵴间径：孕妇伸腿仰卧位，测量两侧髂嵴外缘最宽的距离，★正常值为25~28cm。

★骶耻外径：孕妇取左侧卧位，左腿屈曲，右腿伸直。测量第5腰椎棘突下凹陷处至耻骨联合上缘中点的距离，★正常值为18~20cm。此径线可间接推测骨盆入口前后径长短，是骨盆外测量中最重要的径线。若此值小于18cm，应进一步测量骶耻内径。

坐骨结节间径：★又称出口横径。孕妇仰卧位，两腿屈曲，双手抱膝，测量两侧坐骨结节内侧缘之间的距离，★正常值为8.5~9.5cm，平均值为9cm。如出口横径小于8cm，应进一步测量出口后矢状径（坐骨结节间径中点至骶尖，正常值为9cm）。

耻骨弓角度：★正常值为90°。

2）骨盆内测量：一般于妊娠24~36周测量。孕妇取膀胱截石位，外阴消毒，检查者戴消毒手套并涂润滑油。

骶耻内径：★也称对角径。自耻骨联合下缘至骶岬上缘中点的距离。★正常值为12.5~13cm。

坐骨棘间径：两侧坐骨棘间的距离。★正常值为10cm。

3）阴道检查：妊娠最后1个月应避免。

4）肛诊：可以了解胎先露、坐骨棘及坐骨切迹宽度以及骶尾关节活动度等。

5）绘制妊娠图：将各项检查绘成曲线图，动态观察妊娠。

（三）心理社会评估

1. 妊娠早期　重点评估孕妇对妊娠的态度及接受程度。

2. 妊娠中、晚期　重点评估孕妇对妊娠有无不良的情绪反应等。

第六节　妊娠期常见症状及其护理

（一）临床表现

1. 恶心、呕吐　约妊娠6周出现，12周消失。

2. 尿频、尿急、白带增多　于妊娠前3个月及后3个月明显，注意排除假丝酵母菌、滴虫、淋球菌、衣原体等感染。

3. 下肢水肿　孕妇在妊娠后期常有小腿水肿，经休息后消退，属正常现象。若下肢明显指压性水肿或经休息后不消退者，应警惕妊娠高血压综合征的发生。

4. 便秘　由于妊娠期间肠蠕动减弱，增大子宫的压迫，加之孕妇运动量减少，容易发生便秘。

5. 腰背痛　妊娠期间由于关节韧带松弛，增大的子宫向前突使躯体重心后移，腰椎向前突使背肌处于持续紧张状态，常出现轻微腰背痛。

6. 下肢肌肉痉挛　是孕妇缺钙的表现，发生于小腿腓肠肌，常在夜间发作。

7. ★仰卧位低血压综合征　妊娠晚期孕妇长时间仰卧位，增大子宫压迫下腔静脉，使回心血量及心排血量骤然减少，出现低血压。

8. 下肢、外阴静脉曲张　增大子宫压迫下腔静脉使血液回流受阻，孕妇易发生下肢、外阴静脉曲张和痔。

9. 贫血　血容量增加导致血液稀释，出现生理性贫血。

（二）护理措施

1. 常见症状的护理

（1）恶心、呕吐：少食多餐，避免空腹；饮食清淡，避免刺激性饮食；给予精神鼓励和支持。呕吐严重者需住院治疗。

（2）尿频、尿急：不必处理。

（3）白带增多：保持外阴部清洁干燥。

（4）水肿：★左侧卧位休息，下肢垫高15°；避免长时间地站或坐。适当限制盐的摄入，不必限制水分。

（5）下肢及外阴静脉曲张：孕妇应避免长时间站立、行走；指导孕妇穿弹力裤或弹力袜；会阴部静脉曲张者，可于臀下垫枕，抬高髋部休息。

（6）便秘：定时排便，多喝水，多吃水果、蔬菜等含粗纤维的食物。

（7）腰背痛：穿低跟鞋、卧床休息，局部按摩或热敷等。

（8）下肢肌肉痉挛：局部按摩或热敷，遵医嘱口服钙剂。

（9）仰卧位低血压综合征：避免长时间仰卧，以左侧卧位为宜。

（10）贫血：自妊娠4~5个月开始补充铁剂，★指导餐后20分钟后服用，以减轻对胃肠道的刺激。增加含铁食物如动物肝脏、瘦肉、蛋黄、豆类等。

2. 心理护理　了解孕妇对妊娠的心理适应程度，提供心理支持。

模拟试题测试，提升应试能力

一、名词解释

1. 早孕反应
2. 黑加征
3. 胎方位
4. 仰卧位低血压综合征

二、填空题

1. 胎盘是由_____、_____和_____三层组成。

2. 脐带内有一根_____和两根_____。

3. 妊娠28周末胎儿体重约为_____，易发生_____。

4. 足月子宫大小为_____，重达_____，容积达_____。

5. 妊娠试验是测血或尿中的_____。

6. 骶耻外径正常值为_____。

三、选择题

A_1型题（每题下设A、B、C、D、E五个备选答案，请从中选择一个最佳答案）

1. 关于hCG的描述，正确的是

A. 是由黄体分泌的

B. 是一种甾体类激素

C. 妊娠 8~10 周达到高峰

D. 葡萄胎患者在孕 16 周不会增高

E. 不可作为早孕诊断的指标

2. 关于羊水的描述，正确的是

A. 呈酸性

B. 只来源于母体的血浆渗出液

C. 晚期羊水为无色透明

D. 增加母体对胎动的感觉

E. 足月时的羊水量是 800~1000ml

3. 胎盘合成的激素中不包括

A. 雌激素　　　　B. 孕激素

C. 肾上腺皮质激素　D. 胎盘生乳素

E. 绒毛膜促性腺激素

4. 关于胎儿生长发育的特点，叙述正确的是

A. 8 周内脏器官基本形成，外观可辨男女

B. 12 周末内脏器官发育齐全

C. 20 周末临床可以听到胎心

D. 24 周末体重为 1000g

E. 28 周末体重为 2000g

5. B 超可见胎心搏动的时间是

A. 孕 8 周末起　　　B. 孕 10 周末起

C. 孕 12 周末起　　　D. 孕 16 周末起

E. 孕 20 周末起

6. 推算预产期的方法不包括

A. 按末次月经推算

B. 按早孕反应出现的时间

C. 按宫底高度与腹围计算

D. 按孕妇体重增长的速度

E. 按自觉胎动的时间

7. 孕 12 周末宫底可达

A. 耻骨联合上 2~3 指　B. 平脐

C. 脐耻之间　　　　D. 脐下 3 指

E. 脐上 2 指

8. 正常的胎动频率是

A. 1~2 次/小时　　　B. 3~5 次/小时

C. 7~10 次/小时　　　D. 10~12 次/小时

E. 12~14 次/小时

9. 关于孕妇血液循环系统的变化，正确的是

A. 血容量于妊娠 12 周开始增加，妊娠 38 周达到高峰

B. 红细胞增加大于血浆，出现生理性贫血

C. 红细胞沉降率加快

D. 白细胞减少

E. 大部分凝血因子减少

10. 关于妊娠期泌尿系统的变化，正确的是

A. 妊娠期肾小球滤过率增加

B. 无尿糖出现

C. 对葡萄糖及钠的重吸收能力增加

D. 输尿管张力增加

E. 易发生肾盂肾炎，左侧多见

11. 子宫峡部妊娠期的变化不包括

A. 非孕时约 1cm

B. 妊娠后期形成子宫下段

C. 妊娠后伸长变宽变软

D. 临产时可达 15~20cm

E. 分娩时与子宫颈、阴道及盆底组织组成软产道

12. 胎体纵轴与母体纵轴之间的关系为

A. 胎产式　　　　B. 胎先露

C. 胎方位　　　　D. 产轴

E. 胎势

13. 产后，有关产妇的内分泌变化，错误的是

A. 产后 1 周，雌、孕激素降至未孕时水平

B. 不哺乳者一般在产后 6~10 周月经复潮

C. 不哺乳者一般在产后 10 周恢复排卵

D. 哺乳者一般在产后 4~6 个月恢复排卵

E. 哺乳者首次月经未来潮前不会受孕

14. 有关月经，下述错误的是

A. 经期应保持外阴清洁

B. 经血一般不凝

C. 月经周期为本次月经干净至下次月经来潮

D. 月经初潮多在 13~15 岁

E. 月经期全身、局部抵抗力均降低

15. 生殖能力最旺盛期是

A. 青春前期　　　　B. 青春期

C. 性成熟期　　　　D. 更年期

E. 老年期

16. 受精卵着床在受精后的

A. 第 1~2 天　　　　B. 第 3 天

C. 第 4 天　　　　D. 第 6~7 天

E. 第 10~12 天

17. 晚期胚囊侵入子宫内膜的过程称为

A. 受精　　　　　　B. 精子获能

C. 受精过程　　　　　D. 着床

E. 受精卵的发育

18. 胎儿的附属物中不包括

A. 胎盘　　　　　　　B. 胎膜

C. 脐带　　　　　　　D. 羊水

E. 蜕膜

19. 下列不属于胎盘功能的是

A. 气体交换　　　　　B. 供应营养物质

C. 合成激素和酶　　　D. 防御功能

E. 阻止病毒侵袭胎儿

20. 子宫下段在临产时可达

A. 2~3cm　　　　　　B. 3~6cm

C. 5~7cm　　　　　　D. 7~10cm

E. 10~15cm

21. 关于妊娠期母体的生理变化描述中，错误的是

A. 妊娠32~34周血容量增加达到高峰

B. 妊娠晚期易发生外阴及下肢水肿

C. 子宫峡部在妊娠后期形成子宫下段

D. 妊娠期孕妇血液处于低凝状态

E. 妊娠期卵巢停止排卵

22. 关于妊娠期孕妇血液循环系统的变化，错误的是

A. 妊娠32~34周血容量增加达到高峰

B. 血浆增加少于红细胞，血液浓缩

C. 在妊娠32~34周、分娩期及产后最初3天内容易发生心力衰竭

D. 妊娠期血液处于高凝状态

E. 心排血量自妊娠10周开始增加，至妊娠32~34周达到高峰

23. 关于妊娠早期孕妇呼吸系统的变化，正确的是

A. 过度通气　　　　　B. 呼吸次数增加

C. 呼吸次数减少　　　D. 呼吸较浅

E. 腹式呼吸为主

24. 妊娠足月时孕妇体重平均增加约为

A. 5.0kg　　　　　　B. 12.5kg

C. 25.0kg　　　　　　D. 20.0kg

E. 15.0kg

25. 下列不属于纵产式的是

A. 枕先露　　　　　　B. 肩先露

C. 臀先露　　　　　　D. 面先露

E. 膝先露

26. 对早孕的描述中，正确的是

A. 停经时即可诊断为妊娠

B. 月经过期15天可出现早孕反应

C. B超是诊断早孕最快速、最准确的方法

D. 妊娠4周可用多普勒听到胎心

E. 尿频症状在8周后消失

27. 简单有效地判断胎儿安危状况的方法是

A. 胎动计数　　　　　B. 缩宫素激惹试验

C. 羊水检测　　　　　D. 胎心监测

E. B超检查

28. 枕左前位胎心听诊的部位为

A. 脐下左侧　　　　　B. 脐下右侧

C. 脐中　　　　　　　D. 脐上3指

E. 脐周

29. 新生儿出生后能啼哭，可吞咽，但生活能力弱，妊娠周数可能是

A. 孕8周末　　　　　B. 孕12周末

C. 孕16周末　　　　　D. 孕24周末

E. 孕28周末

30. 在指导产妇喂养的方法中，正确的为

A. 产后1小时内开始哺乳

B. 乳胀时可用冷毛巾敷乳房

C. 哺乳后将婴儿横抱并轻拍背

D. 哺乳期以10个月至1年为宜

E. 乳头皲裂者均应停止哺乳

31. 出生后容易患新生儿特发性呼吸窘迫综合征，若加强护理可以存活的胎龄是

A. 20周　　　　　　　B. 24周

C. 26周　　　　　　　D. 28周

E. 22周末

32. 妊娠早期孕妇泌尿系统可出现的临床表现是

A. 尿频　　　　　　　B. 尿急

C. 尿痛　　　　　　　D. 尿失禁

E. 尿潴留

33. 关于四步触诊，错误的是

A. 前三步，检查者均面向孕妇头部

B. 第四步面向孕妇足部

C. 第二步触诊查查胎背、四肢在何侧

D. 第三步主要检查胎头大小

E. 第四步主要了解先露部的入盆程度

34. 孕妇在妊娠期间不宜长期采取的体位是

A. 仰卧位　　　　　　B. 半坐卧位

C. 端坐位　　　　　　D. 抬高下肢

E. 左侧卧位

35. 妊娠早期最重要的症状是

    A. 停经   B. 早孕反应

    C. 尿频   D. 乳房增大

    E. 乳头、乳晕着色

36. 确诊早孕最可靠的方法是

    A. 妊娠试验   B. 超声检查

    C. 黄体酮试验   D. 基础体温测定

    E. 妇科检查

37. 正常胎心为

    A. 80~100 次/分   B. 100~120 次/分

    C. 120~160 次/分   D. 160~180 次/分

    E. 180~200 次/分

38. 确定已进入第二产程最重要的表现为

    A. 胎膜已破   B. 宫缩频而强

    C. 肛门稍松弛   D. 产妇屏气用力

    E. 肛查：宫口开全

39. 在产后健康教育与计划生育措施中，不妥的是

    A. 产后 2 周可胸膝卧位，防子宫后位

    B. 产褥期内禁忌性交

    C. 产后 6 周采取避孕措施

    D. 哺乳者可采用药物避孕

    E. 产后 42 天母婴回医院健康检查

40. 围生期保健的内容，不包括

    A. 加强孕前保健指导 B. 定期产前检查

    C. 筛选高危妊娠   D. 减少分娩期并发症

    E. 加强新生儿监护

41. 关于促进母乳喂养成功的措施，不正确的是

    A. 帮助母亲在产后半小时开奶

    B. 指导母亲喂养方法

    C. 给婴儿吸橡皮奶头作安慰物

    D. 鼓励按需哺乳

    E. 实行母婴同室

42. 胎心听诊最佳的部位在

    A. 靠近胎儿头部的孕妇的腹壁上

    B. 靠近胎儿臀部的孕妇的腹壁上

    C. 靠近胎儿背部的孕妇的腹壁上

    D. 靠近胎儿胸部的孕妇的腹壁上

    E. 靠近胎儿腹部的孕妇的腹壁上

A_2 型题（每题下设 A、B、C、D、E 五个备选答案，请从中选择一个最佳答案）

43. 患者，女性，27 岁。上周引产一男婴，身长

35cm，体重 1500g，各脏器均已发育，其妊娠时间约为

    A. 16 周   B. 20 周

    C. 24 周   D. 28 周

    E. 32 周

44. 患者，女性，有停经史，末次月经记不清，腹部增大，怀疑妊娠就诊。下列对妊娠的诊断中最不可靠的是

    A. 平脐触及宫底

    B. 自觉胎动

    C. 扪诊可触及胎体

    D. 于脐下左侧听到规律的胎心

    E. B 超显示有胎心搏动

45. 某孕妇，月经周期为 30 天。有停经史，末次月经及胎动时间记不清，无明显早孕反应。宫高测量：耻骨联合以上子宫长度为 26cm，听诊胎心好，估计妊娠周数为

    A. 孕 16 周末   B. 孕 20 周末

    C. 孕 28 周末   D. 孕 32 周末

    E. 孕 24 周末

46. 某孕妇身体矮小，匀称，骨盆测量数值如下：髂棘间径 22cm，髂嵴间径 24cm，骶耻外径 17cm，出口横径 7.5cm，对角径 11.5cm，此孕妇骨盆为

    A. 扁平骨盆   B. 畸形骨盆

    C. 漏斗骨盆   D. 横径狭小骨盆

    E. 均小骨盆

47. 某孕妇，27 岁，妊娠 36 周，护士在查房时为护理学生讲解脐带的结构，正确的是

    A. 脐静脉较粗，壁厚

    B. 脐动脉较细，壁薄

    C. 一条动脉，一条静脉

    D. 一条动脉，两条静脉

    E. 两条动脉，一条静脉

48. 患者，女性，28 岁。停经 40 余天。为了确诊其是否妊娠，快速准确的检查方法是

    A. 妊娠试验   B. 超声检查

    C. 黄体酮试验   D. 基础体温测定

    E. 妇科检查

49. 患者，女，28 岁。确诊妊娠，其末次月经为 2011 年 5 月 23 日，预产期为

    A. 2012 年 8 月 16 日 B. 2012 年 8 月 30 日

C. 2012 年 3 月 2 日　　D. 2012 年 2 月 23 日

E. 2012 年 2 月 16 日

A₃/A₄ 型题（共用选项/共同题干选择题，每题下设若干个相关问题，请从 A、B、C、D、E 五个备选答案中选择一个最佳答案）

（50~51 题共用题干）

28 岁已婚妇女，未产妇，平素月经规律，28 天 1 次，现停经 50 天，于 1 周前出现晨起恶心，呕吐，来医院就诊，尿妊娠试验阳性。

50. 尿妊娠试验阳性是查体内的

　　A. 缩宫素水平

　　B. 黄体酮水平

　　C. 人绒毛膜促性腺激素水平

　　D. 雌激素水平

　　E. 黄体生成素水平

51. 目前对该孕妇进行的护理不正确的是

　　A. 进行腹部检查，确定有无胎位异常

　　B. 向孕妇讲解有关孕期保健知识

　　C. 问清末次月经，计算预产期

　　D. 为孕妇安排产前检查时间

　　E. 为进一步确诊可行 B 超检查

（52~53 题共用题干）

患者，女性，32 岁。孕 20 周，末次月经为 2010 年 12 月 4 日，已建立围生期保健卡，今来院做产前系列检查。

52. 产前检查的间隔是

　　A. 自 20 周起每 4 周 1 次

　　B. 自 20 周起每 2 周 1 次

　　C. 20~36 周期间每 2 周 1 次，自 36 周起每周 1 次

　　D. 28~36 周期间每 2 周 1 次，自 36 周起每周 1 次

　　E. 20~36 周期间每 4 周 1 次，自 36 周起每 2 周 1 次

53. 若为初产妇，自觉胎动的时间是

　　A. 妊娠 14~16 周　　B. 妊娠 16~18 周

　　C. 妊娠 18~20 周　　D. 妊娠 20~22 周

　　E. 妊娠 24~26 周

四、简答题

1. 胎盘的功能有哪些？

2. 哪些辅助检查可以帮助诊断早孕？

3. 骨盆外测量的径线有哪些？正常值分别是多少？

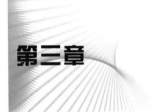

第三章

分娩期妇女的护理

浓缩教材精华，涵盖重点考点

第一节　决定分娩的因素

（一）概述

1. 概念

（1）分娩：★妊娠满 28 周（196 天）及以上，胎儿及其附属物从临产开始至全部从母体娩出的过程。

（2）早产：★妊娠满 28 周至不满 37 足周（196~258 天）期间分娩者。

（3）足月产：★妊娠满 37 周而不满 42 足周（259~293 天）期间分娩者。

（4）过期产：★妊娠满 42 周（294 天）及以后分娩者。

2. 影响分娩的因素　包括产力、产道、胎儿及待产妇的精神心理因素。

（二）产力★

将胎儿及其附属物从宫腔内逼出的力量称为产力。★包括子宫收缩力（宫缩）、腹肌及膈肌收缩力和肛提肌收缩力。

1. 子宫收缩力　★临产后正常宫缩特点：

（1）节律性：是临产的重要标志。

（2）对称性和极性：正常宫缩以宫底部最强、最持久，左右对称。

（3）缩复作用：★宫缩时子宫体肌纤维缩短、变宽，间歇期肌纤维放松，但不能恢复到原来的长度而较前缩短。

临产后的子宫收缩力使子宫颈管变短消失、宫口扩张、先露部下降和胎盘、胎膜娩出。

2. 腹肌及膈肌收缩力　膈肌收缩力简称腹压，是第二产程时娩出胎儿的重要辅助力量；在第三产程中能促使胎儿及胎盘娩出。

3. 肛提肌收缩力　★在第二产程中协助胎头进行内旋转和仰伸；在第三产程中协助胎盘娩出。

（三）产道

胎儿娩出的通道，分为骨产道和软产道两部分。

1. 骨产道（真骨盆）

（1）骨盆各平面及其径线★

1）骨盆入口平面：呈横椭圆形，其前方为耻骨联合上缘，两侧为髂耻线，后方为骶岬上缘。有4条径线：①入口前后径：11cm；②入口横径：13cm；③入口斜径：12.75cm，左右各一。

2）中骨盆平面：为骨盆最小平面，呈纵椭圆形，前方为耻骨联合下缘，两侧为坐骨棘，后方为骶骨下端。有两条径线：①中骨盆前后径：11.5cm；②中骨盆横径：10cm。

3）骨盆出口平面：由两个在不同平面的三角形组成，前三角平面顶端为耻骨联合下缘，两侧为耻骨降支；后三角平面顶端为骶尾关节，两侧为骶结节韧带。有4条径线：①出口前后径：11.5cm；②出口横径：也称坐骨结节间径，9cm；③出口前矢状径：6cm；④出口后矢状径：8.5cm。

（2）骨盆轴与骨盆倾斜度

1）骨盆轴：★连接骨盆各平面中点的假想曲线，曲而不直。

2）骨盆倾斜度：★骨盆入口平面与地平面所形成的角度，一般为60°。

2. 软产道　★软产道是由子宫下段、子宫颈、阴道、外阴及骨盆底组织构成的弯曲管道。

（1）子宫下段的形成

1）★由非孕时长约1cm的子宫峡部伸展形成。

2）子宫峡部于妊娠12周后逐渐扩展成为子宫腔的一部分，至妊娠末期逐渐被拉长形成子宫下段。

3）★临产后规律的宫缩进一步使子宫下段拉长达7~10cm。肌壁变薄成为软产道的一部分。

4）由于子宫肌纤维的缩复作用，子宫上段的肌壁越来越厚，子宫下段肌壁越来越薄，导致子宫上下段的肌壁厚薄不同，在两者间的子宫内面形成一环状隆起，称生理缩复环。

（2）子宫颈的变化　子宫颈管的消失和宫口的扩张。

（3）骨盆底、阴道及会阴的变化。

（四）胎儿

胎儿大小、胎方位及有无胎儿畸形也是决定胎儿能否顺利通过产道的因素。

1. 胎儿大小　在分娩过程中，胎儿大小是决定分娩难易的重要因素之一。胎头是胎体的最大的部分，也是胎儿通过产道最困难的部分。

（1）胎头组成

1）骨的组成：由顶骨、额骨、颞骨各两块及枕骨一块构成。

2）颅缝：颅骨间的缝，有额缝、矢状缝、冠状缝、颞缝、人字缝等。

3）囟门：位于胎头前方，为两额骨与两顶骨的空隙，称前囟（大囟门），呈菱形；位于胎头后方，为两顶骨与枕骨之间的三角形空隙，称后囟（小囟门）。

胎头颅缝和囟门均有软组织覆盖，有一定可塑性，分娩时颅骨可略微变形或重叠从而缩小头颅体积，有利于分娩。

（2）胎头径线

1）枕下前囟径：★自前囟中心至枕骨隆突下方的距离，平均为 9.5cm。胎头俯屈后以此径通过产道。

2）双顶径：★为两顶骨隆突间的距离，妊娠足月时平均值约为 9.3cm。

3）枕额径：★为鼻根至枕骨隆突的距离，胎头以此径衔接，妊娠足月时平均值约为 11.3cm。

4）枕颏径：★又称大斜径，为颏骨下方中央至后囟顶部的距离，妊娠足月时平均值约为 13.3cm。

2. 胎方位　★矢状缝和囟门是确定胎方位的重要标记。若为纵产式，头先露较臀先露较易通过产道；横产式，肩先露，足月活胎不能通过产道，对母儿威胁极大。

3. 胎儿畸形　胎儿某一部分发育异常，如脑积水、联体儿等，由于胎头或胎体过大，通过产道常较困难。

（五）精神心理因素

加强心理护理，尽可能消除产妇的紧张和焦虑，以利于分娩的进程。

第二节　正常分娩妇女的护理

（一）枕先露的分娩机制

分娩机制是指胎儿先露部通过产道时，为适应骨盆各平面的不同形态，被动地进行一系列适应性转动，以其最小径线通过产道的全过程。以临床上最多见的枕左前位为例说明。

1. 衔接　★胎头双顶径进入骨盆入口平面，颅骨最低点接近或达到坐骨棘水平，称为衔接。一般情况下胎头以枕额径衔接。经产妇多在分娩后胎头衔接，部分初产妇可在预产期前 1~2 周内胎头衔接。

2. 下降　下降是指胎头沿骨盆轴前进的动作。下降贯穿于整个分娩过程中，动作呈间歇性，宫缩时前进，间歇期少许退回。

3. 俯屈　胎头继续下降至骨盆底时，遇到骨盆阻力，使下颏紧贴胸部，★由衔接时的枕额径（11.3cm）变为枕下前囟径（9.5cm），以适应产道的最小径线，有利于胎头继续下降。

4. 内旋转　★胎头为适应骨盆纵轴而旋转，使其矢状缝与中骨盆及骨盆出口前后径相一致，称为内旋转。此动作在第一产程末完成。

5. 仰伸　胎头沿骨盆轴下段向下前的方向转向前，胎头枕部达耻骨联合下缘时，以耻骨弓为支点胎头逐渐仰伸，胎头的顶、额、鼻、口、颏相继娩出。

6. 复位及外旋转

（1）复位：胎头娩出后，为使胎头与胎肩恢复正常关系，胎头枕部向左旋转45°，使胎头与胎肩成正常关系，称为复位。

（2）外旋转：胎肩在盆腔内继续下降，前（右）肩向母体前方旋转45°，使胎儿双肩径转成与出口前后径相一致的方向，以适应出口前后径大于横径的特点。同时，胎头枕部需在外也继续向左旋转45°，以保持胎头矢状缝与胎肩呈垂直关系，称为外旋转。

7. 胎儿娩出 外旋转后，胎儿前（右）肩出现于耻骨联合下方，前肩娩出，继之，后（左）肩从会阴部娩出，然后胎儿腹部、臀部及下肢全部娩出。

（二）先兆临产

分娩发动前，出现的一系列提示即将临产的症状，称为先兆临产。

1. 子宫不规则收缩（假临产） 分娩前1~2周，出现的不规律的子宫收缩，常在夜间出现，白天消失；给予镇静剂可抑制子宫收缩。

2. 胎儿下降感 临产前胎先露下降进入骨盆入口使宫底下降，初产妇感到上腹部较前轻松，食欲好，食量增加，呼吸轻快；由于先露入盆，膀胱再次受压，患者出现尿频。

3. 见红 ★见红是分娩的一个较为可靠的征象，在分娩发动前24~48小时内。

（三）临产诊断

★规律且逐渐增强的子宫收缩，持续30秒或以上，间歇5~6分钟；进行性子宫颈管消失和子宫颈口扩张；胎先露下降。

（四）产程分期

1. 总产程 分娩全过程是从开始出现规律性宫缩至胎儿胎盘完全娩出为止，称为总产程。

2. 第一产程（子宫颈扩张期） ★第一产程是指从开始出现间歇5~6分钟的规律宫缩到宫口开全。初产妇需11~12小时；经产妇需6~8小时。

3. 第二产程（胎儿娩出期） ★第二产程是指从宫口开全到胎儿娩出。初产妇需1~2小时；经产妇需几分钟至1小时。

4. 第三产程（胎盘娩出期） ★第三产程是指从胎儿娩出到胎盘娩出。需5~15分钟，不应超过30分钟。

（五）产程护理

1. 第一产程妇女的观察和护理

（1）临床表现

1）规律宫缩：从临产的规律宫缩开始，逐渐增强的子宫收缩（宫缩持续期延长，间歇期缩短，宫缩强度增加）。

2）宫口扩张：宫口逐渐开大到10cm的过程。可分为潜伏期和活跃期。

潜伏期：★从规律宫缩开始至宫口扩张 3cm，约需 8 小时，超过 16 小时称潜伏期延长。

活跃期：★宫口扩张 3cm 至宫口开全，平均需 4 小时，超过 8 小时称活跃期延长。

3）胎先露下降：★胎头下降的程度以颅骨最低点与坐骨棘平面的关系为标志。颅骨最低点平坐骨棘平面时，以"0"表示；在坐骨棘平面上 1cm 时，以"-1"表示；在坐骨棘平面下 1cm 时，以"+1"表示，余依此类推。

4）胎膜破裂：多发生在宫口近开全时。正常羊水清，色淡黄。

（2）护理诊断/问题

焦虑　与知识缺乏，担心分娩能否顺利进行有关。

疼痛　与逐渐增强的子宫收缩有关。

（3）护理措施

1）入院护理：医护人员应热情接待，消除待产妇紧张、陌生的情绪。向待产妇讲解产程中各种注意事项。

2）心理护理：有条件的医院，可实行康乐待产，允许丈夫、家人在分娩过程中陪伴产妇，或提供家庭化分娩室，给予待产妇心理上的支持。

3）监测生命体征：★血压应每 4~6 小时测一次，若血压≥140/90mmHg，应警惕待产妇发生抽搐的可能。

4）观察产程进展

①胎心监测：★正常胎心率为 110~160 次/分。★潜伏期于宫缩间歇时每隔 1-2 小时听胎心一次，★进入活跃期后，宫缩频时应每 15~30 分钟听胎心一次，每次听诊 1 分钟。

②子宫收缩：★潜伏期应每隔 1~2 小时观察一次，活跃期应每隔 15~30 分钟观察一次，一般需连续观察至少 3 次收缩。

③子宫颈扩张和胎头下降程度：通过肛门检查宫口扩张和胎先露下降情况。临产初期检查次数不宜过多，★一般每隔 4 小时检查 1 次。若肛查不明，可在严密消毒外阴后行阴道检查。根据检查结果，绘制产程图。

④胎膜破裂和羊水观察：破膜后应立即卧床，听胎心音，记录破膜时间，观察羊水量及性状。★破膜时间超过 12 小时尚未分娩者，应用抗生素，预防感染。

5）促进产妇舒适

①保持产房安静。

②补充体液和能量：鼓励产妇少量多次进食，必要时静脉补液。

③活动和休息：如宫缩不强，未破膜，可在室内适当走动；若初产妇宫口开全或经产妇宫口扩张 4cm 时，取左侧卧位。

④清洁卫生：协助待产妇做好生活护理，保持外阴清洁。

⑤排尿与排便：临产后鼓励产妇每 2~4 小时排尿 1 次，以免充盈的膀胱影响胎先露下降及子宫收缩。排尿困难者，必要时导尿。

★肥皂水灌肠：

A. 适应证：初产妇宫口扩张小于 4cm，经产妇小于 2cm，无禁忌证时可行温肥皂水灌肠。

B. 禁忌证：胎膜早破、阴道异常流血、胎头未衔接、胎位异常、剖宫产史、胎头位置低，估计 1 小时内能结束分娩者；妊娠高血压疾病或心脏病患者等。

C. 灌肠液选择：0.2% 肥皂水 500~1000ml，温度 39~42℃。

D. 作用：刺激子宫收缩；清洁直肠，减少污染；排空直肠，避免阻碍先露下降。

⑥协助产妇减轻疼痛。

2. 第二产程妇女的观察和护理

（1）临床表现

1）子宫收缩增强：宫缩每次持续 1 分钟或以上，间歇期仅 1~2 分钟。

2）胎儿下降及娩出：宫口开全时，产妇有排便感，不自主地屏气用力。

①胎头拨露：胎头于宫缩时暴露于阴道口，当宫缩间歇时又缩回阴道内，称为胎头拨露。

②胎头着冠：胎头双顶径已越过骨盆出口，宫缩间歇时，胎头也不再回缩，称为胎头着冠。

（2）护理诊断/问题

疼痛　与宫缩及会阴部伤口有关。

有受伤的危险　与会阴裂伤及婴儿产伤等有关。

（3）护理措施

1）提供心理支持。

2）观察产程进展：★勤听胎心，通常每 5~10 分钟听胎心 1 次。若发现产程异常应迅速查找原因，并尽快结束分娩。

3）指导产妇屏气：宫口开全后指导产妇屏气用力，在宫缩时如解大便样向下用力，宫缩间歇时休息。

（4）接产准备

1）时间：★初产妇宫口开全，经产妇宫口开大 4cm 且宫缩强而有力时应将产妇送入产房，做好接生准备。

2）消毒顺序：大阴唇→小阴唇→阴阜→大腿内侧上 1/3→会阴及肛门周围。

3）接产人员准备：洗手、戴手套、穿手术衣、打开产包、消毒铺巾等。

（5）接产

1）评估会阴局部发育情况，识别会阴撕裂诱因，必要时行会阴切开术。

2）接产要领：保护会阴的同时协助胎头俯屈，让胎头以最小径线在宫缩间歇期缓慢通过阴道口，是预防会阴撕裂的关键。★保护会阴的时间为胎头拨露使阴唇后联合紧张时，直至胎儿双肩娩出后。

3）接产步骤（略）。

3. 第三产程妇女的观察和护理

（1）临床表现：子宫收缩再次出现、胎盘娩出及阴道流血。

（2）护理诊断/问题

有母子依恋关系改变的危险　与疲乏、会阴切口疼痛或新生儿性别不理想有关。

潜在并发症　新生儿窒息、产后出血等。

（3）护理措施

1）新生儿护理

①★清理呼吸道是新生儿娩出后的首要处理。

②Apgar 评分：★根据新生儿娩出后 1 分钟的心率、呼吸、肌张力、喉反射、皮肤颜色 5 项指标，对其进行评分。8~10 分为正常新生儿，4~7 分为轻度窒息，0~3 分为重度窒息，需紧急抢救（表 3-1）。

表 3-1　新生儿 Apgar 评分表★

体征	0 分	1 分	2 分
每分钟心率	0	<100 次	≥100 次
每分钟呼吸	0	浅、慢、不规则	佳
肌张力	松弛	四肢稍屈曲	四肢屈曲活动好
喉反射	无反射	有些动作	咳嗽、恶心
皮肤颜色	全身苍白	躯干红，四肢青紫	全身粉红

③处理脐带：用无菌纱布擦净脐带根部及其周围，进行脐带结扎，用力得当，松紧适宜，防止出血。★用 20% 的高锰酸钾或 5% 聚维酮碘溶液或 75% 乙醇消毒脐带断面，注意高锰酸钾不能直接接触新生儿皮肤。

④一般护理：★产后 30 分钟，指导产妇给正常新生儿进行第一次吸吮；出生后用抗生素眼药水滴双眼；进行新生儿体格检查，填写相关新生儿信息并协助母亲辨认。

2）母体的护理

①协助胎盘娩出：当出现胎盘剥离征象时，宫缩时以左手按摩子宫，右手轻拉脐带，协助胎盘娩出。

★胎盘剥离征象：子宫体变硬呈球形，胎盘剥离后降至子宫下段，下段被扩张，子宫体呈狭长形被推向上，子宫底升高达脐上；阴道少量流血；剥离的胎盘降至子宫下段，阴道口外露的一段脐带自行延长；用手掌尺侧在产妇耻骨联合上方轻压子宫下段，子宫体上升而外露的脐带不再回缩。

②检查胎盘、胎膜。

③检查软产道。

④预防和减少产后出血：★在胎儿前肩娩时静脉注射麦角新碱 0.2mg 或缩宫素 10U 加于 25% 葡萄糖溶液静脉注射，也可在胎儿娩出后立即经脐静脉注射生理盐水 20ml 内加缩宫素 10U，均能有效减少产后出血。

⑤产后观察：★产后 2 小时产房内留观，重点观察生命体征、子宫收缩情况、宫底高度、阴道出血量、膀胱充盈程度、会阴及阴道有无血肿等。

⑥提供舒适及情感支持。

模拟试题测试，提升应试能力

一、名词解释

1. 分娩

2. 胎头着冠

3. 分娩机制

二、填空题

1. 头先露可分为 _____、_____、_____ 和 _____，臀先露可分 _____、_____、_____ 和 _____。

2. 影响分娩的因素有 _____、_____、_____ 和 _____。

3. 子宫收缩力有 _____、_____、_____、_____ 的特点。

4. _____ 是胎体的最大部分，也是胎儿通过产道最困难的部分。

5. 初产妇子宫颈口扩张可分为两期，即 _____ 和 _____。

三、选择题

A_1 型题（每一道考试题下面有 A、B、C、D、E 五个备选答案，请从中选择一个最佳答案）

1. 子宫收缩起始于两侧宫角部，迅速向子宫底中线集中，再向子宫下段扩散，并均匀协调地遍及整个子宫。这种特性称为子宫收缩的
   A. 极性   B. 节律性
   C. 对称性   D. 缩复作用
   E. 间歇性

2. 第二产程新生儿娩出后，首先的护理措施为
   A. 保暖   B. Apgar 评分
   C. 系手圈   D. 清理呼吸道
   E. 体格检查

3. 关于临产后子宫颈的变化，正确的叙述是
   A. 经产妇的子宫颈管先消失，子宫颈口后扩张
   B. 经产妇的子宫颈管后消失，子宫颈口先扩张
   C. 初产妇的子宫颈管后消失，子宫颈口先扩张
   D. 初产妇的子宫颈管消失与子宫颈口扩张同时进行
   E. 经产妇的子宫颈管消失与子宫颈口扩张同时

进行

4. 在第二产程中，可协助胎先露在骨盆腔内完成内旋转及仰伸的力量是
   A. 子宫收缩力   B. 腹肌收缩力
   C. 膈肌收缩力   D. 肛提肌收缩力
   E. 盆底肌肉收缩力

5. 骨盆的出口横径是指
   A. 髂棘间径   B. 髂嵴间径
   C. 坐骨结节间径   D. 坐骨棘间径
   E. 骶耻外径

6. 潜伏期是指从临产出现规律宫缩至子宫颈扩张
   A. 1cm   B. 2cm
   C. 3cm   D. 4cm
   E. 5cm

7. 关于产妇送入产房准备接生的指征正确的是
   A. 初产妇、经产妇有规律宫缩时
   B. 初产妇宫口开至 3～4cm，经产妇宫口开大 10cm 且宫缩好
   C. 初产妇宫口开至 3～4cm，经产妇宫口开大 3～4cm 且宫缩好
   D. 初产妇宫口开至 10cm，经产妇宫口开大 10cm 且宫缩好
   E. 初产妇宫口开至 10cm，经产妇宫口开大 3～4cm 且宫缩好

8. 妇女直立时，骨盆入口平面与地面的夹角称骨盆倾斜度，正常值为
   A. 50°   B. 55°
   C. 60°   D. 65°
   E. 70°

9. 胎头衔接是指胎头最低点接近或达到坐骨棘水平，而进入骨盆入口的是
   A. 枕骨   B. 顶骨
   C. 双顶径   D. 双肩径
   E. 枕下前囟径

10. 最小的胎头径线是
   A. 枕下前囟径   B. 枕额径

C. 枕颏径　　　　　　D. 双顶径

E. 双肩径

11. 诊断临产开始的标志是

A. 见红

B. 胎膜破裂，羊水流出

C. 已到预产期，孕妇感到腰酸，胎动多

D. 规律而逐渐增强的宫缩，伴进行性子宫颈管消失，子宫颈扩张和胎先露下降

E. 不规律宫缩伴见红

12. 产程进展的标志

A. 宫缩强度

B. 宫缩频率

C. 胎头下降和宫口扩张

D. 产妇情况

E. 疼痛程度

13. 临产后肛查了解胎头下降程度的标志是

A. 骶岬　　　　　　　B. 坐骨结节

C. 坐骨棘　　　　　　D. 坐骨切迹

E. 耻骨联合

14. 正常分娩时，保护会阴的时间是

A. 初产妇胎先露拨露会使会阴后联合皮肤紧张时

B. 初产妇胎先露着冠

C. 初产妇宫口开全

D. 经产妇宫口开 4~5cm，宫缩规律有力时

E. 初产妇宫口开 4~5cm，宫缩规律有力时

15. 第一产程初产妇需要

A. 1~2 小时　　　　　B. 5~6 小时

C. 8~12 小时　　　　 D. 16~18 小时

E. 20~24 小时

16. 能确切判断进入第二产程征象的是

A. 产妇屏气向下用力　B. 子宫颈口开全

C. 肛门松弛　　　　　D. 胎膜已破

E. 先露下降

17. 产妇产后应在产房内观察时间

A. 30 分钟　　　　　　B. 1 小时

C. 1.5 小时　　　　　 D. 2 小时

E. 2.5 小时

18. 临产后下列不是灌肠禁忌证的是

A. 妊娠晚期阴道流血

B. 心脏病心功能 3 级

C. 臀位

D. 初产妇宫口开大 4cm，先露低

E. 轻度妊娠高血压综合征

19. 下列不是胎盘剥离征象的是

A. 宫底升高

B. 少量阴道流血

C. 外露的脐带自行延长

D. 于耻骨联合压子宫下段，脐带回缩

E. 宫体变硬

20. 胎盘剥离后有大量阴道流血，不正确的处理是

A. 检查软产道　　　　B. 检查胎盘

C. 立即探查宫腔　　　D. 使用宫缩剂

E. 按摩子宫

A₂型题（每题下设 A、B、C、D、E 五个备选答案，请从中选择一个最佳答案）

21. 一产妇，孕 1 产 1，孕 40 周，因羊水Ⅲ度粪染产钳分娩，新生儿出生 1 分钟时心率 90 次/分，呼吸 20 次/分、不规则，四肢屈肌张力略小，吸痰有喉反射，肤色青紫，正确的 Apgar 评分应是

A. 4 分　　　　　　　B. 5 分

C. 6 分　　　　　　　D. 7 分

E. 8 分

22. 产妇，29 岁，孕 39 周，头位，胎膜未破，宫口开全，S⁺²，胎心 120 次/分，宫缩 4~5 分钟一次，持续 30 秒，强度稍差，骨盆正常，胎儿估计 3200g，下列处理不恰当的是

A. 静脉滴注缩宫素　　B. 吸氧

C. 人工破膜　　　　　D. 肌内注射哌替啶

E. 胎心监护

23. 某产妇，第二胎，孕 40 周，第一胎因前置胎盘行剖宫产术。检查宫口开大 1cm，胎位为枕左前，胎心 132 次/分。制订的护理措施中错误的是

A. 清洁外阴　　　　　B. 灌肠

C. 鼓励少量多次进食　D. 严密观察产程

E. 勤听胎心音

24. 某产妇，26 岁。妊娠 40 周，规律宫缩 6 小时，宫口开大 2cm，胎心 136 次/分，宫缩每 4~5 分钟 1 次，每次持续 40 秒，产妇不断叫嚷痛得受不了，要求剖宫产。该产妇首先的护理是

A. 严密观察产程　　　B. 按时听胎心

C. 做好心理调适　　　D. 按时做肛查

E. 鼓励进食

A₃/A₄型题（共同选项/共同题干选择题，每题下设若干个相关问题，请从 A、B、C、D、E 五个备选答案中选择一个最佳答案）

(25~26 题共用题干)

某初产妇，30 岁，孕 38 周，因临产由急诊收入产房，护士为其做产前检查：宫口开大 10cm，胎心 140 次/分。

25. 该产妇应考虑为

    A. 未进入产程　　　　B. 进入第一产程

    C. 进入第二产程　　　D. 进入第三产程

    E. 进入第四产程

26. 针对该患者的护理，正确的是

    A. 导尿　　　　　　　B. 灌肠

    C. 做好接生准备　　　D. 协助产妇沐浴

    E. 每小时听胎心 1 次

(27~28 题共用题干)

某产妇，28 岁，孕 39 周。昨天下午出现腹部阵发性疼痛，每次持续 5~10 秒，间隔时间不定；晚上发现内裤上有红色分泌物。

27. 上述情况属于

    A. 先兆临产　　　　　B. 临产

    C. 进入第一产程　　　D. 进入第二产程

    E. 进入第三产程

28. 自今天中午开始，患者入院后感觉腹痛阵痛加剧，每次持续时间为 30~35 秒，间隔时间为 5~6 分钟，该情况应该属于

    A. 先兆临产　　　　　B. 未临产

    C. 进入第一产程　　　D. 进入第二产程

    E. 进入第三产程

四、简答题

1. 简述胎盘剥离征象。

2. 简述临产的诊断。

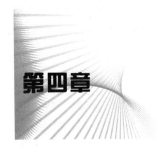

第四章

产褥期妇女的护理

浓缩教材精华，涵盖重点考点

第一节　产褥期母体的变化

（一）产褥期的定义

★产妇全身各器官除乳腺外从胎盘娩出至恢复或接近正常未孕状态的一段时间，称为产褥期。一般需 6 周。

（二）产褥期妇女的生理变化

1. 生殖系统变化

（1）子宫的变化：见表 4-1。

表 4-1　产褥期妇女子宫的变化 ★

部位	变化
子宫体肌纤维缩复	胎盘娩出后，随着肌纤维不断缩复，子宫体积逐渐缩小。产后 6 周，子宫恢复至正常非孕期大小
子宫内膜再生	约于产后第 3 周，除胎盘附着面外，子宫腔内膜基本由新生的内膜完成修复，胎盘附着处内膜修复需 6 周
子宫颈	于产后 7~10 日子宫颈内口关闭，产后 4 周时子宫颈完全恢复至正常状态。初产妇的子宫颈外口由产前的圆形（未产型）变为产后的"一"字形横裂（已产型）

（2）阴道及外阴：黏膜皱襞在产后 3 周左右开始复现。分娩后外阴有轻度水肿，产后 2~3 天自然消退。

2. 内分泌系统　不哺乳产妇于产后 6~10 周恢复月经。哺乳产妇月经复潮延迟，平均在产后 4~6 个月恢复排卵。产后较晚恢复月经者，首次月经来潮前多有排卵。

3. 乳房

（1）乳房的主要变化是分泌乳汁。

（2）初乳：产后 7 天内分泌的乳汁。初乳中含有较多蛋白质，较少的脂肪和乳糖, 易于消化吸收, 并有防御感染及排泄胎粪的作用, 是新生儿早期理想的天然食物。

（3）过渡乳：产后 7～14 天分泌的乳汁为。含蛋白质量逐渐减少, 脂肪和乳糖含量逐渐增多。

（4）成熟乳：产后 14 天以后所分泌的乳汁, 呈白色。

初乳和成熟乳中, 均含有大量免疫抗体。

4. 血液循环系统的变化　妊娠期血容量增加, 于产后 2～3 周恢复至未孕状态。产后 72 小时内, 由于子宫收缩, 胎盘循环停止, 大量血液从子宫进入体循环, 以及组织间液的回吸收, 使回心血量增加 15%～25%, 原有心脏病的产妇易发生心力衰竭。

5. 消化系统　产后胃肠肌张力及蠕动力减弱, 故易发生便秘。

6. 泌尿系统　妊娠期体内潴留的水分于产后迅速排出, 故产后 1 周尿量明显增多。在分娩过程中膀胱受压致使黏膜水肿充血及肌张力降低, 以及会阴伤口疼痛、不习惯卧床排尿等原因, 容易发生尿潴留。

（三）产褥期妇女的心理变化（表 4-2）

表 4-2　产褥期妇女的心理变化

阶段	时间	心理变化及对策
依赖期	产后 1～3 天	在这一时期, 产妇的很多需要是通过别人来满足, 丈夫和家人的关心帮助, 医务人员的关心指导都是极为重要的
依赖-独立期	产 3～14 天	这一时期表现出较为独立的行为, 改变依赖期中接受特别照顾和关心的状态。但这一时期也容易产生压抑, 及时护理和指导帮助能纠正这种压抑
独立期	产后 2 周至 1 个月	在这一时期, 新家庭形成并运作

第二节　产褥期妇女的护理

（一）产褥期妇女的临床表现

1. 体温、脉搏、呼吸、血压　产后体温多数在正常范围内, 产后 24 小时内恢复正常, 产后脉搏略慢, 1 周后恢复正常。产后呼吸以腹式呼吸为主, 呼吸深慢, 为 14～16 次/分。

2. 子宫复旧　产后第 1 天子宫底平脐。

3. 恶露　产后随子宫黏膜的脱落, 含有血液（表 4-3）。

4. 产后宫缩痛　在产褥早期宫缩引起下腹痛。

表 4-3　三种恶露的特点★

项目	血性恶露	浆液恶露	白色恶露
颜色	色鲜红	色淡红	色较白
主要成分	血液	坏死蜕膜组织	白细胞、坏死蜕膜组织
持续时间	产后 3～4 天	持续 10 天	持续 3 周

（二）护理措施

1. 一般护理

（1）环境：室温 22~24℃，湿度 55%~65%。空气新鲜，经常通风换气。保证室内有充足的光线。

（2）生命体征的观察。

（3）休息与活动：一般产后 12 小时内以卧床休息为主，24 小时可下床活动。鼓励产妇下床活动。早期下床活动有利于子宫复旧，恶露的引流，大小便通畅。由于产妇产后盆底肌肉松弛，应避免负重劳动或蹲位活动。

（4）营养：正常分娩后稍事休息，产妇即可进食易消化吸收的半流饮食，以后根据具体情况过渡到普食。指导产妇加强营养，以足够蛋白质、矿物质、维生素、热量食品为主，品种多样化，多食有催乳作用的汤类。

2. 生殖器官的观察与护理

（1）会阴护理

1）用消毒液擦洗会阴或行会阴冲洗，2 次/天，每次护理时更换消毒会阴垫。

2）会阴伤口水肿严重者，应以 95% 乙醇纱布湿敷或 50% 硫酸镁湿热敷，2 次/天或 3 次/天，每次 20 分钟。

3）会阴切口应单独擦洗。会阴伤口一般于产后 3~5 天拆线。

4）切口有分泌物时，可在产后 7~10 天后行坐浴。

5）伤口感染应提前拆线引流，并定时换药。

6）如有侧切伤口，产妇应采取健侧卧位。

（2）尿潴留和便秘的处理

1）产后 4~6 小时应鼓励、帮助产妇排尿。如使用便盆排尿或躺着排尿有困难，可帮助产妇做起来或下床排尿。用温开水冲洗外阴或听流水声诱导排尿，也可按摩膀胱或针刺三阴交、气海、关元等穴位，如上述方法均无效，应遵医嘱导尿。

2）对于便秘者，应劝其多食蔬菜、水果，尽早下床活动，同时遵医嘱给予酚酞等缓泻剂。

3. 健康指导

（1）出院指导：嘱产妇在产后 42 天到医院随访。

（2）性生活指导：一般应在产后 6 周检查完毕，恶露干净、生殖器官已复原情况下恢复性生活。

第三节　母乳喂养

（一）母乳喂养的定义

纯母乳喂养的概念：出生 4~6 个月，除母乳外，不给婴儿添加任何食物，包括水。但不包括维生素、矿物质等。

（二）母乳喂养的优点

（1）母乳所含营养应全面且易于消化吸收。

（2）母乳中含有丰富的抗感染物质，如大量的 IgA 等，因此能保护新生儿、婴儿少患疾病。

（3）具有轻泻的作用，减轻新生儿黄疸。

（4）母乳喂养的婴儿频繁与母亲接触，受到照顾，有利于其情绪、性格健康发育等。

（5）母乳喂养有利于母亲子宫的收缩，减少产后出血。

（6）母乳喂养可减少发生乳腺癌和卵巢癌的危险。

母乳喂养温度适宜，无污染，既经济又方便。

（三）母乳喂养的指导

1. 哺乳时间　★原则是按需哺乳。

2. 正确的哺乳姿势　母亲可采取坐位和卧位，无论何种姿势，重要的是让母亲和婴儿感到舒适。

3. 婴儿正确的含接姿势　婴儿的下颌接触到乳房，让乳头和大部分乳晕都含在婴儿口内。

（四）母乳喂养的护理

1. 乳头皲裂的护理　首先应有正确的含接姿势。喂奶结束应轻轻下压婴儿下颌，以免在口腔负压情况下拉出乳头引起局部皮肤损伤。发生皲裂后，症状轻者，可先喂哺健侧乳房，后喂哺患侧。每次哺乳后，再挤出数滴奶涂于皲裂的乳头、乳晕上，有利于伤口的愈合。

2. 乳房胀痛的护理　产后 3 天，因淋巴和静脉充盈，乳腺管不畅，乳房逐渐胀实、变硬，触之疼痛，可有轻度发热。

（1）尽早哺乳：产后半小时开始哺乳。

（2）外敷乳房：哺乳前热敷乳房，以促使乳腺管通畅。两次哺乳间外敷乳房，以减轻局部充血、肿胀。

（3）按摩乳房：哺乳前按摩乳房，方法为从乳房边缘向乳头中心按摩。

（4）配戴乳罩：穿戴合适的具有支托性的乳罩。

（5）生面饼外敷：可促使乳腺管通畅。

（6）服用药物：口服维生素 B_6 或散结通乳的中药，如木通、漏芦等。

（7）退乳护理：不哺乳者应及时退奶。分娩第 2 天肌内注射己烯雌酚 4mg，2 次/天，共 3 天，已有硬结者可用芒硝外敷。也可用生麦芽 60~90g 水煎当茶饮。

模拟试题测试，提升应试能力

一、名词解释

1. 产褥期

2. 恶露

3. 纯母乳喂养

二、填空题

1. 决定分娩的四要素是_____、_____、_____和_____。

2. 宫缩的特点为_____、_____、_____。

3. 分娩机转为 _____、_____、_____、_____、_____ 和 _____。

4. 子宫收缩力的作用是 _____。

三、选择题

A₁ 型题（每题下设 A、B、C、D、E 五个备选答案，请从中选择一个最佳答案）

1. 产褥期变化最大的器官是
    A. 输卵管　　　　　　B. 子宫
    C. 阴道　　　　　　　D. 会阴
    E. 盆底组织

2. 产后子宫颈内口关闭的时间是在产后
    A. 1~3 天　　　　　　B. 3~7 天
    C. 7~10 天　　　　　D. 10~13 天
    E. 13~15 天

3. 胎盘附着面的子宫内膜完全修复需到
    A. 产后 1 周　　　　　B. 产后 2 周
    C. 产后 4 周　　　　　D. 产后 6 周
    E. 产后 8 周

4. 关于产褥期血液系统变化，正确的是
    A. 产褥早期血液即转为低凝状态
    B. 血容量增加，于产后 3 天内降至正常
    C. 产褥早期，白细胞和血小板减少
    D. 红细胞计数及血红蛋白逐渐增多
    E. 红细胞沉降率于产后 1~2 周降至正常

5. 关于产后恶露下述正确的是
    A. 恶露中含有血液、绒毛、坏死的蜕膜
    B. 恶露的性状与量和子宫的复旧无关
    C. 红色恶露最早出现，可持续 9 天
    D. 恶露分红色、浆液、白色三个阶段
    E. 红色恶露中有绒毛组织，浆液性恶露中有较多的坏死蜕膜组织

6. 母乳喂养时，避免母亲乳头皲裂的主要措施是
    A. 喂哺前消毒乳头
    B. 喂哺后清洗乳头
    C. 苯甲酸雌二醇涂乳头以防皲裂
    D. 让新生儿早吸吮、多吸吮母乳
    E. 保持新生儿正确吸吮母乳的姿势

A₂ 型题（每题下设 A、B、C、D、E 五个备选答案，请从中选择一个最佳答案）

7. 初产妇，从分娩后第二天起，持续 3 天体温在 37.5℃ 左右，子宫收缩好，无压痛，会阴伤口红肿、疼痛，恶露淡红色，无臭味，双乳软，无硬结。发热的原因最可能是
    A. 会阴伤口感染　　　B. 乳腺炎
    C. 产褥感染　　　　　D. 上呼吸道感染
    E. 乳头皲裂

8. 某产妇会阴侧切伤口，术后 5 天拆线，用高锰酸钾溶液坐浴，每天的坐浴安排正确的是
    A. 每晚一次　　　　　B. 每晨一次
    C. 每天 2~3 次　　　　D. 每天大便后
    E. 每次小便后

A₃/A₄ 型题（共同选项/共同题干选择题，每题下设若干个相关问题，请从 A、B、C、D、E 五个备选答案中选择一个最佳答案）

（9~10 题共用题干）

李某，经产妇，昨日经阴道顺产一正常男婴，目前诉说乳房胀痛，下腹阵发性轻微疼痛。查乳房胀痛，无红肿，子宫硬，宫底在腹正中，脐下 2 指，阴道出血同月经量。

9. 该孕妇乳房胀痛首选的护理措施是
    A. 用吸奶器吸乳　　　B. 生麦芽煎汤喝
    C. 少喝汤水　　　　　D. 让新生儿多吸吮
    E. 皮硝敷乳房

10. 对该孕妇下腹疼痛问题，可以告知她
    A. 是产后宫缩痛
    B. 是不正常的子宫痛
    C. 一般一周后消失
    D. 需要用止痛药
    E. 与使用宫缩素无关

（11~13 题共用题干）

某产妇，产后 4 天，出现恶心、呕吐、四肢无力，头晕眼花，大汗淋漓，继之体温升高，呼吸急促，胸闷、烦躁，心率，120 次/分，体温 40℃。检查：子宫底在脐耻之间，软无压痛，反跳痛，恶露正常。

11. 该产妇可能的诊断为
    A. 急性腹膜炎　　　　B. 血栓性静脉炎
    C. 急性子宫内膜炎　　D. 急性心力衰竭
    E. 产褥中暑

12. 首选的处理方法是
    A. 补液纠正水电解质紊乱
    B. 迅速物理降温，置低温通风环境
    C. 药物降温，盐酸氯丙嗪加入 4℃ 葡萄糖盐水中静脉滴注

D. 抗生素预防感染

E. 硫酸镁镇静解痛

13. 对产褥中暑的护理正确的是

    A. 密切观察生命体征的变化

    B. 密切观察有无虚脱现象

    C. 给予高热量半流质饮食

    D. 保持空气新鲜，定时开窗通风

    E. 以上都正确

四、问答题

简述如何对产妇进行会阴护理？

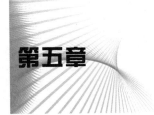

第五章

胎儿窘迫及新生儿窒息的护理

浓缩教材精华，涵盖重点考点

第一节　胎儿宫内窘迫的护理

（一）概述

概念★　胎儿窘迫是指胎儿在子宫内有缺氧现象，危及胎儿健康和生命者。可分为急性胎儿窘迫和慢性胎儿窘迫。前者多发生于分娩期，后者多发生于妊娠晚期。

（二）病因

1. 母体因素　妊娠合并心脏病、妊娠高血压综合征、中度贫血等导致母体血氧含量不足。子宫不协调性收缩、缩宫素使用不当等。

2. 胎盘、脐带因素　胎盘发育障碍、胎盘功能减退、前置胎盘、胎盘早剥、脐带异常等母胎常见交换障碍。

3. 胎儿因素　严重的先天性心血管病和颅内出血、胎儿畸形、母儿血型不合、胎儿宫内感染。

4. 分娩过程异常　产程延长、急产、不协调性子宫收缩，以及难产处理不当，麻醉剂或镇静剂使用不当。

（三）病理生理

轻度缺氧时，胎儿交感神经兴奋，致血压升高，胎心率加快。重度缺氧时，迷走神经兴奋导致失代偿，心率由快变慢，肛门括约肌松弛，胎粪排出污染了羊水。缺氧使肾血管收缩，胎儿尿形成减少，羊水量减少。妊娠期慢性缺氧使胎儿生长受限，分娩期急性缺氧可导致缺血缺氧性脑病及脑瘫等后遗症。

（四）临床表现及处理原则

1. 临床表现

（1）急性胎儿窘迫：主要发生在分娩期。

1）胎心率异常：是胎儿窘迫最早出现的临床征象，早期>160次/分，严重缺氧<120次/分。

2）胎动异常：早期缺氧胎动频繁，缺氧严重时胎动减少或消失。

3）羊水被胎粪污染：Ⅰ度，呈浅绿色，常见于胎儿慢性缺氧；Ⅱ度，呈黄绿色，提示胎儿急性缺氧；Ⅲ度，呈混浊、棕黄色，提示胎儿缺氧严重。

（2）慢性胎儿窘迫：常发生在妊娠晚期。

1）胎动减少：★为慢性缺氧最早的信号，妊娠 30 周以后胎动计数<10 次/12 小时，说明胎儿缺氧。

2）胎儿发育受限。

2. 辅助检查

（1）★胎心音听诊：胎心率>160 次/分或<120 次/分。

（2）★胎心电子监护仪监测胎心变化：宫缩应激试验（CST）出现频繁的晚期减速或变异减速。

（3）★胎盘功能检查：妊娠晚期连续多次测定尿 E_3<10mg/24 小时或急剧减少 30%以上。

（4）胎儿头皮血检查 pH<7.20（正常 7.25~7.35），提示胎儿酸中毒。

（5）羊膜镜检查：了解胎粪污染羊水的程度。

3. 处理原则★

（1）左侧卧位吸氧，纠正脱水和酸中毒。

（2）对因处理：如缩宫素静脉滴注过程中发生胎儿窘迫，应立即停用或减慢滴速。

（3）尽快结束分娩：宫口开全，胎头双顶径已达坐骨棘以下3cm者阴道助产，宫口开全，胎头双顶径已达坐骨棘以上、经处理缺氧症状不能改善者立即剖宫产。

（五）护理诊断/问题

1. 气体交换受损（胎儿）　与子宫、胎盘、脐带供血供氧不足有关。

2. 焦虑　与担心胎儿安全有关。

3. 预感性悲哀　与担心胎儿安危有关。

（六）护理措施

1. 一般护理

（1）保持环境清洁、注意室内通风及消毒。

（2）★左侧卧位，间断吸氧。

2. ★严密监测胎儿情况　每10~15分钟听1次胎心或进行胎心监护，慢性胎儿窘迫注意胎动计数，监测胎盘功能及胎心音。

3. 治疗配合★　根据孕产妇的情况做好阴道助产及剖宫产手术准备。同时做好抢救新生儿窒息的准备（人员、设施、氧气及药物等）。

4. 心理护理　向孕产妇提供相关信息：耐心解释胎儿目前情况，给予产妇精神安慰和身心护理。

（七）健康教育

（1）休息时宜左侧卧位。

（2）妊娠 30 周开始进行胎动计数，胎动计数<10 次/12 小时者应及时就诊。

（3）积极治疗各种合并症和并发症。

第二节　新生儿窒息的护理

（一）概述

★新生儿窒息指胎儿娩出后 1 分钟，仅有心跳而无呼吸或未建立规律呼吸的缺氧状态。

（二）病因

（1）胎儿宫内窘迫的延续。

（2）呼吸中枢受抑制或损伤。

（3）呼吸道阻塞。胎儿在通过产道时吸入羊水、黏液、胎粪等，未及时清除引起呼吸道阻塞，影响气体交换。

（4）各种先天性心肺疾病或早产。

（5）产时使用镇静剂或麻醉剂。

（三）病理生理

如新生儿的呼吸运动不能正常建立，就会引起缺氧，缺氧得不到及时纠正，存储糖原耗尽，心脏功能受损，生命器官供血减少，心率减慢，脑损害甚至死亡。

（四）临床表现及处理原则

1. 临床表现　★根据新生儿出生 1 分钟的呼吸、心率、肌张力、喉反射及皮肤颜色进行 Apgar 评分。新生儿窒息分为轻度和重度。

（1）轻度（青紫）窒息★：Apgar 评分为 4~7 分。新生儿面部与全身皮肤呈青紫色，呼吸表浅或不规律，心跳规则，心率常减慢（80~120 次/分），对外界刺激有反应；喉反射存在；肌张力正常，四肢稍屈。如果不及时抢救治疗，可转为重度窒息。

（2）重度（苍白）窒息★：Apgar 的评分为 0~3 分。皮肤苍白，口唇暗紫，无呼吸或仅有喘息样微弱呼吸，心跳不规则，心率<80 次/分且弱，对外界刺激已无反应；喉反射不存在；肌张力松弛。如果不及时抢救可致死亡。

2. 辅助检查　血气分析：$PaCO_2$ 升高，PaO_2 下降，pH 下降。

3. 处理原则

（1）预防和积极治疗母体疾病。

（2）早期预测：估计胎儿分娩后有窒息危险时，应充分做好准备工作。

（3）及时复苏★：按 A（清理呼吸道）、B（建立呼吸，增加通气）、C（维持正常循环）、D（药物治疗）、E（评价）步骤进行复苏。★其中，复苏首先要做的是清理呼吸道。

（五）护理诊断/问题

1. 气体交换受损（胎儿）　与羊水、气道分泌物吸入导致低氧血症和高镁血症有关。

2. 有受伤的危险。　与抢救操作、脑缺氧有关。

3. 预感性悲哀　与病情危重及预后不良有关。

（六）护理措施

1. 一般护理

（1）保暖★：抢救床温度为 30~32℃，维持体温 36.5~37℃。

（2）做好复苏准备。

2. 病情观察　保持呼吸道通畅，密切观察新生儿面色、呼吸、心率、体温的变化，评估对治疗的反应，详细记录病情及变化。

3. 治疗配合★　密切配合医生按 ABCDE 方案进行复苏，★A 是根本，B 是关键，心率、呼吸和皮肤颜色是评估复苏的三大重要指标。

A. 通畅呼吸道（15~20 秒完成）★

（1）保暖：断脐后将新生儿侧卧于辐射台上，温度调至 30~32℃，并立即擦干体表的羊水，减少体表散热。

（2）复苏体位：取仰卧位，肩部以布卷垫高 2~2.5cm，使颈部轻微伸仰，减少呼吸道弯曲度。

（3）清理呼吸道：胎头娩出后不急于娩肩，立即用手挤净口鼻黏液羊水。在娩出后立即用一次性吸管吸净口、咽、鼻黏液和羊水，若重度窒息，立即协助医师，在喉镜下进行气管插管，吸净羊水及黏液。

B. 建立自主呼吸

（1）触觉刺激。

（2）正压通气　★如无呼吸或心率 100<次/分，肤色青紫则可直接导管给氧或面罩正压给氧，频率：40~60 次/分。

（3）气管插管或人工呼吸。

C. 维护循环★

★气管插管正压通气 30 秒后心率 80<次/分者，不规则或暂停，可在正压给氧同时作体外心脏按压，★拇指法或双指法压迫胸骨体下 1/3 处，★按压深度为 1.5~2cm，★频率为 120 次/分，有效指征为可触及股动脉的搏动。

D. 药物治疗

（1）建立静脉通路。

（2）体外心脏按压 30 秒无好转，可遵医嘱给予 1∶10 000 肾上腺素0.1~0.3mg/kg 静脉或气管内注入。纠酸、扩容等治疗。

E. 评价　复苏过程中每 30 秒评价患儿情况，以确定进一步采取的抢救方法。

（七）健康教育

（1）指导产妇观察新生儿的面色、呼吸、哭声、大小便的变化。

（2）对于重度窒息患儿，应注重观察精神状态及远期表现，提防智力障碍发生。

（3）对出院的患儿，应定期复查。对有后遗症的患儿指导家长学会康复护理的方法。

模拟试题测试，提升应试能力

一、名词解释

1. 胎儿窘迫
2. 新生儿窒息

二、填空题

1. 胎动次数小于_____，则提示胎儿窘迫。
2. 根据胎儿窘迫的发生速度可分为_____及_____两类。
3. 胎儿窘迫的病因包括_____因素、_____因素和_____因素。
4. 急性胎儿窘迫多发生于_____期，慢性胎儿窘迫多发生于_____。
5. 胎动消失后，胎心在_____小时内也会消失。
6. _____的改变是急性胎儿窘迫的最明显的临床征象。
7. 新生儿窒息胸外按压和正压人工呼吸次数的比例是_____。

三、选择题

A 型题（每题下设 A、B、C、D、E 五个备选答案，请从中选择一个最佳答案）

1. 引起胎儿窘迫最常见的原因是
   A. 脐带先露　　　　　B. 妊娠高血压综合征
   C. 羊水过少　　　　　D. 羊水过多
   E. 胎盘功能不良

2. 胎儿窘迫的临床表现不包括
   A. 头先露时羊水中有胎粪
   B. 臀先露时羊水中有胎粪
   C. 胎心率小于 120 次/分
   D. 胎心率大于 160 次/分
   E. 胎动明显减少

3. 下列提示胎儿宫内窘迫的是
   A. 胎心率 130 次/分
   B. 头位，羊水Ⅲ度污染
   C. 胎心监护有早发减速
   D. 胎儿头皮血 pH 为 7.28
   E. 妊娠近足月时，胎动 30 次/12 小时

4. 急性胎儿窘迫最早出现的临床表现是
   A. 胎动异常
   B. 头位羊水颜色改变
   C. 臀位羊水中混有胎粪

D. 胎心变慢
E. 胎心变快

5. 下述哪项不是急性胎儿窘迫的临床表现
   A. 胎心 140 次/分　　B. 胎心 100 次/分
   C. 胎动频繁　　　　　D. 胎动减弱
   E. 胎心低弱而不规律

6. 胎儿急性缺氧早期胎动特点是
   A. 躁动　　　　　　　B. 减弱
   C. 消失　　　　　　　D. 不变
   E. 减少

7. 胎动消失后胎心在多少小时内也会消失
   A. 24 小时　　　　　B. 30 小时
   C. 48 小时　　　　　D. 50 小时
   E. 72 小时

8. 头先露的胎儿宫内窘迫时可存在的征象是
   A. 羊水过多　　　　　B. 羊水过少
   C. 羊水胎粪污染　　　D. 听胎心遥远
   E. 子宫收缩乏力

9. 引起新生儿窒息的因素不包括
   A. 母亲患糖尿病　　　B. 孕妇吸烟
   C. 手术产　　　　　　D. 早产儿
   E. 遗传

10. 有关新生儿窒息，下述正确的是
    A. 胎儿只有心跳无呼吸，称新生儿窒息
    B. 青紫窒息为重度窒息
    C. 产时使用麻醉剂不可能造成新生儿窒息
    D. 苍白窒息为轻度窒息
    E. 苍白窒息，全身皮肤苍白，仅口唇呈暗紫色

11. 新生儿窒息的抢救首先应该是
    A. 清理呼吸道　　　　B. 人工呼吸
    C. 使用呼吸兴奋剂　　D. 胸外心脏按压
    E. 使用肾上腺素

12. 关于新生儿青紫窒息的临床表现，错误的是
    A. 皮肤苍白，口唇青紫
    B. 呼吸浅或不规则
    C. 心率 80~120 次/分
    D. 肌张力好
    E. 对外界刺激有反应

13. 新生儿娩出后 1 分钟内，Apgar 评分为 3 分，该患儿为
    - A. 正常新生儿
    - B. 轻度窒息
    - C. 青紫窒息
    - D. 重度窒息
    - E. 急性窒息

14. 新生儿抢救过程中要注意保暖，肛温应该维持在
    - A. 30~32℃
    - B. 34~36℃
    - C. 36~36.5℃
    - D. 36.5~37℃
    - E. 37~38℃

15. 属于新生儿重度窒息表现的是
    - A. 对外界刺激轻微反应
    - B. 呼吸表浅
    - C. 全身皮肤苍白
    - D. 四肢稍屈
    - E. 心率 110 次/分

16. 关于新生儿窒息的护理措施，错误的是
    - A. 迅速清除呼吸道分泌物
    - B. 建立呼吸，增加通气
    - C. 胸外心脏按压的频率为 130 次/分
    - D. 立即给予药物治疗
    - E. 维持患儿肛温在 36.5~37℃

17. 关于新生儿窒息复苏后护理，下列错误的是
    - A. 保暖、静卧
    - B. 保持呼吸道通畅、继续给氧
    - C. 严密观察
    - D. 早期哺乳
    - E. 预防感染和颅内出血

A₂型题（每题下设 A、B、C、D、E 五个备选答案，请从中选择一个最佳答案）

18. 新生儿出生后无呼吸，心率<80 次/分，全身苍白、四肢瘫软，应首先采取的抢救措施是
    - A. 注射呼吸兴奋剂
    - B. 人工呼吸
    - C. 鼻导管给氧
    - D. 气管插管加压给氧
    - E. 清理呼吸道

19. 张女士，28 岁，第一胎，孕足月，今晨产钳助娩一男婴，体重 3.5kg，出生后 Apgar 评分 7 分，该新生儿护理措施中不妥的是
    - A. 严密观察面色、呼吸、哭声
    - B. 补充营养，必要时静脉补液
    - C. 保持清洁，每天淋浴
    - D. 常规使用维生素 K_1 肌内注射
    - E. 3 天后情况正常可以喂奶

20. 梁女士之子娩出后体检诊断"重度窒息"。得出这一诊断所采用最快捷、最简便的诊断方法是
    - A. 胎儿电子监护仪
    - B. 血清胎盘生乳素的测定
    - C. B 超
    - D. Apgar 评分法
    - E. 卵磷脂/鞘磷脂比值测定

四、简答题

1. 简述胎儿窘迫的身体评估及一般护理原则。
2. 轻度新生儿窒息抢救方法是什么？

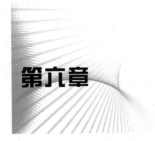

第六章

妊娠期并发症妇女的护理

浓缩教材精华，涵盖重点考点

第一节 自然流产

（一）概述

★概念 妊娠不足 28 周，胎儿体重不足 1000g 而终止妊娠者称为流产。

妊娠 12 周前终止者称为早期流产，妊娠满 12 周至不足 28 周终止者称为晚期流产。

流产分为自然流产和人工流产，自然流产多为早期流产。

（二）病因

1.★胚胎因素 染色体异常（遗传基因缺陷）是自然流产最常见的原因。

2.母体因素

（1）全身性疾病：妊娠期高热、细菌或病毒感染、孕妇严重贫血、心力衰竭、内分泌功能失调、身体或精神创伤等。

（2）免疫因素：妊娠类似同种异体移植，若母儿双方免疫不适应或母体内有抗体也可导致流产。

（3）生殖器官异常：子宫畸形、肿瘤、子宫颈损伤等均可引起流产。

（4）其他：不良生活习惯（酗酒、吸烟、过度劳累、吸毒等）、严重休克，子宫创伤（手术、孕期性交、腹部直接撞击等）均可导致流产。

3.胎盘因素 胎盘内梗死、前置胎盘、胎盘早剥等均可引起胎盘血流障碍导致流产。

4.环境因素 过多接触特别是孕早期接触有害化学物质（砷、苯、甲醛、铅、有机汞等）或物理因素（放射性物质、噪声、高温等）可引起流产。

（三）病理

1.★早期流产 多表现为先出现阴道流血，后有腹痛。

（1）孕 8 周以内：妊娠产物多数完整分离排出，出血不多。

（2）孕8~12周：胎盘绒毛发育茂盛，与母体底蜕膜联系较牢固，妊娠产物常部分残留于宫内，影响子宫收缩，出血较多且时间较长。

2.★晚期流产　则先出现腹痛，后出现阴道流血，随后排出胎儿、胎盘。

妊娠12周后，胎盘完全形成，流产类似分娩，先出现腹痛，随后排出胎儿及其附属物。

（四）临床表现及处理原则

1. 临床表现　★停经、腹痛及阴道流血是流产的主要症状。

2. 类型及发展过程

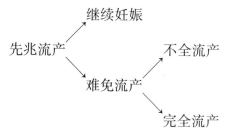

（1）先兆流产★：停经后少量阴道流血和轻微下腹疼痛。妇检：宫口未开，胎膜未破，子宫大小与孕周相符，妊娠物未排出。尿妊娠试验（+）性，B超可见胎心搏动。处理原则为卧床休息和对因治疗，必要时保胎治疗。

（2）难免流产★：阴道流血增多，腹痛加剧或出现阴道排液（破膜）。妇检：宫口已开，常有胚胎组织堵塞于宫口，子宫增大与孕周相符或略小。尿妊娠试验（+）性或（-）性，B超未见胎心搏动。处理原则为一经确诊立即尽早行清宫术清除子宫内容物，并及时送病检。

（3）不全流产★：妊娠物部分排出，部分残留于宫内，从而影响宫缩，导致阴道出血不止，甚至出现休克。妇检：宫口扩张，子宫增大小于孕周。处理原则为积极防治休克，立即行吸宫术或刮宫术，清除宫内残留组织，确保妊娠物完全排出。

（4）完全流产★：妊娠产物完全排出，阴道流血逐渐停止，腹痛随之消失，妇检：宫口闭合，子宫接近非孕正常子宫大小。若无感染，无需特殊处理。

（5）稽留流产★：又称过期流产，指胚胎或胎儿在宫内死亡并滞留在宫腔内未自然排出。妇检：宫口未开，子宫增大小于孕周。B超未见胎心搏动。处理原则为及时促使宫腔内容物排出，处理前完善相关凝血功能检查，积极防治凝血功能障碍及DIC。

（6）习惯性流产★：指自然流产连续发生3次或3次以上者。处理原则以预防为主，对因治疗。

（7）流产感染★：指流产过程中引起的宫腔内感染，甚至并发盆腔炎、腹膜炎、败血症及感染性休克。

3. 流产的类型和鉴别（表6-1）

★表6-1　各种类型流产的鉴别诊断

类型	出血量	下腹痛	有无组织排出	子宫增大（与孕周相比）	子宫颈口	妊娠试验	B超（胎心胎动波）	处理原则
先兆流产	少	轻	无	相符	未开	(+)	有	保胎
难免流产	增多	加剧	无	相符或略小	已开或有胚胎组织堵塞	(−)	多无	清宫
不全流产	多少不定或大出血	减轻	部分排出	小	已开	(−)	无	准备后清宫
完全流产	少量出血停止	消失	全部排出	与正常子宫大小相符	闭合	(−)	无	不需特殊处理
稽留流产	无或反复少量	有或无	无	小	闭合	(−)	无	准备后清宫
习惯性流产	可以发生上述各种类型的临床表现							病因治疗

（五）辅助检查

1. 妇科检查　了解宫口、子宫及双侧附件情况。

2. 实验室检查　测定血绒毛膜促性腺激素（β-hCG）、胎盘生乳素（HPL）、孕激素等，有助于诊断。

3. B超检查　检查胎囊、胎动及胎心等。

（六）护理诊断/问题

1. 有感染的危险　与阴道流血时间过长、宫腔内有残留组织有关。

2. 焦虑　与担心胎儿健康等因素有关。

（七）护理措施

1. 先兆流产的护理★　卧床休息，禁性生活，避免刺激，加强心理护理，遵医嘱给予适量的镇静剂、孕激素等。

2. 妊娠不能继续者的护理★　监测孕妇生命体征，积极配合医生，做好终止妊娠及预防休克的各种准备。

3. 预防感染★　监测体温、血象及阴道流血情况；观察阴道分泌物的性质及腹部情况；注意无菌操作；指导患者保持会阴部清洁；有感染征象及时报告，遵医嘱给予抗生素治疗；清宫术后1个月返院复查。

4. 心理护理　加强心理护理，安慰患者顺利度过悲伤期。

5. 健康指导　普及流产的相关知识；★妊娠3个月内禁性生活；病因明确者，积极接受对因治疗；有习惯性流产者治疗应超过以往妊娠月份；★宫口松弛者可于孕前作子宫颈内口松弛修补术，若已妊娠可于妊娠14~16周行子宫内口缝扎术。

第二节　异位妊娠

（一）概述

正常妊娠时，受精卵着床在子宫内膜。★受精卵在子宫体腔以外的部位着床发育，称为异位妊娠，习称宫外孕。★临床上最常见的异位妊娠类型是输卵管妊娠，输卵管妊娠以壶腹部妊娠最多见。输卵管妊娠是妇产科常见的急腹症之一，一旦发生妊娠流产或破裂，可引起严重的腹腔内出血而危及生命。

（二）病因

1. 输卵管炎症　★慢性输卵管炎是引起异位妊娠最主要的病因。

2. 输卵管发育不良或功能异常

3. 其他　输卵管手术、受精卵游走、放置宫内节育器、内分泌失调、神经精神功能紊乱及子宫内膜异位症等。

（三）病理

1. 输卵管妊娠流产　★见于停经8~12周左右的输卵管壶腹部妊娠，根据妊娠产物剥离排出情况可分为完全流产和不全流产。

2. 输卵管妊娠破裂　★见于停经6周左右的输卵管峡部妊娠，可在短时间内出现失血性休克而危及生命。

3. 陈旧性异位妊娠　输卵管妊娠流产或破裂后，若胚胎死亡，出血逐渐停止，血肿机化并与周围组织粘连形成。

4. 继发性腹腔妊娠　输卵管妊娠流产或破裂后，若胚胎仍然存活，绒毛组织可重新种植于腹腔的其他部位上，胚胎继续生长发育而形成。

5. 持续性异位妊娠　输卵管妊娠保守术中未完全清除妊娠物或残留存活滋养细胞而继续生长，致术后β-hCG不降反而上升，称为持续性异位妊娠。

输卵管妊娠和正常妊娠一样，合体滋养层细胞产生的hCG维持黄体的生长，甾体激素分泌增加，月经停止来潮，子宫在激素的影响下增大变软，★子宫内膜出现蜕膜反应，但子宫腔内没有绒毛和胚胎组织。

（四）临床表现

1. 症状　★停经、腹痛、阴道流血是主要症状。

（1）停经：多数患者有6~8周停经史。

（2）腹痛：★为患者最主要的就诊原因。输卵管妊娠若未破裂，表现为一侧下腹隐痛或酸胀感；若已经破裂者，患者出现一侧下腹撕裂样剧痛，伴肛门坠胀或恶心、呕吐。

（3）阴道出血：常有不规则、量少、暗红或深褐色出血，偶有蜕膜管型排出。

（4）晕厥与休克：严重者可出现失血性休克，★休克的严重程度与腹腔内出血量和速度成正比，但与阴道出血量不成正比。

（5）腹部包块。

2. 体征

（1）腹部检查：下腹部有压痛和反跳痛，以患侧为甚；出血量多时，叩诊有移动性浊音。

（2）妇科检查：★阴道后穹隆饱满，有触痛，子宫颈抬举痛；子宫增大质软，出血多时可有漂浮感；一侧附件可触及边界不清、触痛明显的包块。

（3）贫血休克征。

3. 辅助检查

（1）阴道后穹隆穿刺：★是一种最简单可靠的诊断方法。疑有腹腔内出血的患者，若抽出不凝固暗红色血液有助于诊断。

（2）妊娠试验：★放射免疫法测血中 hCG，尤其是动态观察血 β-hCG 的变化对诊断异位妊娠极为重要。

（3）超声检查：B 型超声显像有助于诊断异位妊娠。

（4）腹腔镜检查：用于输卵管妊娠尚未流产或破裂的早期病人和诊断有困难的病人，★腹腔内大量出血或伴有休克者，禁做腹腔镜检查。

（5）子宫内膜病理检查：仅见蜕膜，未见绒毛，有助于诊断。

（五）处理原则

★手术为主，其次是药物治疗。

（六）护理诊断/问题

1. 潜在并发症　出血性休克。

2. 恐惧　与担心手术失败有关。

（七）护理措施

1. 接受手术治疗病人的护理★

（1）监测患者的生命体征，开放静脉通道，做好输血输液准备，迅速做好急诊手术的术前准备。

（2）对休克患者，应取头低卧位、保暖、吸氧、迅速补充血容量等急救措施。

（3）遵医嘱用药，严密监测患者的病情变化。

（4）加强心理护理，进行卫生宣教。

2. 接受非手术治疗病人的护理★

（1）严密观察病情：注意阴道流血、腹痛、肛门坠胀等情况，监测病人的生命体征与病情变化。

（2）加强化学药物治疗的护理

1）常用化疗药物为甲氨蝶呤，可采用全身用药，也可局部用药。

2）用药期间用 B 超和 β-hCG 严密监护，及时了解疗效。

3）注意用药的毒副作用：消化道反应、骨髓抑制、肝功能异常、药物性皮疹等的发生。

4）定期复查血象及肝功能。

3. 健康指导　注意外阴清洁，禁性生活 1 个月；彻底治疗盆腔炎，消除诱因；下次妊娠时及时就诊。

第三节 早 产

（一）概述

★妊娠满 28 周至不满 37 周之间分娩者称为早产。此时娩出的新生儿称为早产儿，早产儿出生体重多小于 2.5kg，各器官发育不成熟。

（二）病因

1. 孕妇因素 ★合并感染性疾病（尤其是性传播疾病）、下生殖道及泌尿道感染、子宫畸形或肌瘤、各种不良刺激等。

2. 胎儿、胎盘因素 胎膜早破、绒毛膜炎、前置胎盘、胎盘早剥、多胎妊娠、羊水过多等。

（三）临床表现

1. 先兆早产 ★妊娠 28~37 周，出现规律宫缩（至少每 10 分钟一次），伴宫颈管缩短。

2. 早产临产 ★妊娠 28~37 周，出现 20 分钟 ≥4 次、每次持续时间 ≥30 秒的规律宫缩，伴有子宫颈管缩短 ≥75%，子宫颈进行性扩张 2cm 以上。

（四）处理原则

（1）先兆早产者，胎儿存活，无胎儿宫内窘迫，胎膜未破，应抑制宫缩，延长孕龄。

（2）胎膜已破，早产临产时，尽力提高早产儿的存活率，积极减少并发症。

（五）护理诊断/问题

1. 有新生儿受伤的危险 与早产儿发育不成熟有关。

2. 焦虑 与担心早产儿预后有关。

（六）护理措施

1. 预防早产★

（1）定期产前检查，加强孕期指导。

（2）加强对高危妊娠的管理，积极治疗妊娠合并症。

（3）积极治疗下生殖道感染。

（4）子宫颈口松弛者，于孕 14~16 周做子宫颈内口环扎术。

（5）避免刺激，禁性生活，慎做肛查和阴道检查，以免诱发宫缩。

2. 药物治疗的护理

（1）先兆早产的药物治疗原则为抑制宫缩，积极控制感染，积极处理合并症和并发症。

（2）常用的宫缩抑制剂有★：①β-肾上腺素受体激动剂，如利君托、沙丁胺醇等；②硫酸镁；③钙通道阻滞剂，如硝苯地平；④前列腺素合成酶抑制剂：如吲哚美辛及阿司匹林。

3. 预防新生儿合并症的发生★

（1）预防新生儿呼吸窘迫综合征：按医嘱给予地塞米松，促进胎肺成熟；临产后慎用吗啡、地西泮等镇静类药物。

（2）预防颅内出血：宫口开全后行会阴侧切，新生儿出生后注射维生素 K_1。

（3）预防感染：遵医嘱合理使用抗生素。

4. 为分娩做准备

5. 为孕妇提供心理支持

第四节　妊娠期高血压疾病

（一）概述

妊娠期高血压疾病是妊娠期特有的疾病，包括妊娠期高血压、子痫前期、子痫、慢性高血压并发子痫前期以及妊娠合并慢性高血压。其中，前三者统称为妊娠期高血压综合征。该病严重影响母儿健康，是孕产妇和围生儿病率及死亡率的主要原因之一。

（二）病因

1. 高危因素★　初产妇、年轻（≤20 岁）或高龄（≥35 岁）孕产妇、精神过分紧张或受刺激导致中枢神经系统功能紊乱者、寒冷季节或气温变化过大、有慢性高血压、慢性肾病、糖尿病等病史者、营养不良、体型矮胖者、子宫张力过高（双胎妊娠、羊水过多、巨大儿等）、家族中有重度妊娠高血压综合征史者。

2. 病因学说　免疫学说、子宫胎盘缺血缺氧学说、血管内皮功能障碍、营养缺乏及其他因素等。

（三）病理

★妊娠期高血压综合征的基本病理变化为全身小动脉痉挛。

（四）临床表现及分类

1. 临床表现　★高血压、水肿、蛋白尿是妊娠期高血压综合征的三大表现，严重者可出现抽搐、昏迷、心力衰竭，甚至母婴死亡。★最常见的死因是脑出血，其次是心力衰竭。

2. 分类

（1）妊娠高血压综合征：BP≥140/90mmHg，无蛋白尿，妊娠 20 周后首次出现，血压于产后 12 周内恢复正常。可伴有上腹部不适或血小板减少。产后方可确诊。

（2）子痫前期

★轻度：妊娠 20 周后出现 BP≥140/90mmHg；尿蛋白≥0.3g/24h 或随机蛋白尿（+）；可伴有上腹部不适、头痛、视力模糊等症状。

★重度：BP≥160/110mmHg；尿蛋白≥2.0g/24h 或随机蛋白尿（++）；血清肌酐>106μmol/L，血小板<$100×10^9$/L；出现微血管溶血（LDH升高）；血清 ALT、AST 升高；持续性头痛或其他脑神经或视觉障碍；持续性上腹不适。

（3）★子痫：在子痫前期的基础上出现抽搐发作或伴昏迷，称为子痫。子痫分为产前子痫（妊娠晚期或临产前）、产时子痫（分娩过程中）和产后子痫（产后24小时内），★其中产前子痫最多见。子痫的典型发作为眼球固定，瞳孔放大，头偏向一侧，牙关紧闭，口角及面部肌肉抽动，四肢强直，双手紧握，双臂伸直，继而强烈抽搐，抽搐时呼吸暂停，面色青紫，意识丧失，持续约1分钟。随后全身肌肉松弛，恢复呼吸。

（4）慢性高血压并发子痫前期：高血压孕妇于妊娠20周后出现蛋白尿0.3g/24h；或妊娠20周后突然出现蛋白尿增加、血压进一步升高，或血小板减少（<100×10^9/L）。

（5）妊娠合并慢性高血压：BP≥140/90mmHg，孕前或孕20周后确诊并持续到产后12周以后。

（五）辅助检查

1. 尿液检查　留取24小时尿液，测定尿中蛋白定量。

2. 血液检查　测定血红蛋白、血细胞比容、血浆黏度、全血黏度、相关凝血功能检查，了解有无凝血功能异常。

3. 肝肾功能检查　判断肝肾功能受损的程度。

4. 眼底检查　★眼底动脉是了解全身小动脉痉挛程度，判断疾病严重程度的窗口。眼底动静脉管径比例由正常的2∶3变成1∶2或1∶4，或视网膜肿、渗出、出血、剥离等。

（六）处理原则

★镇静、解痉，降压、合理扩容，必要时利尿，密切监测母儿状态，适时终止妊娠。

（七）护理诊断/问题

1. 体液过多　与静脉回流受阻或低蛋白血症有关。

2. 有受伤的危险　与子痫发作时发生的抽搐有关。

3. 潜在并发症　胎盘早剥。

（八）护理措施

1. 预防指导　加强孕期教育，坚持产前检查，及时发现异常并治疗；嘱孕妇左侧卧位休息，合理饮食，减少过量脂肪和盐的摄入，妊娠20周后适当补钙。

2. 一般护理

（1）保证每天休息不少于10小时；左侧卧位为宜。

（2）调整饮食：轻度妊娠期高血压患者应摄入足够的蛋白质、蔬菜，补充维生素、铁和钙剂，不必严格限制食盐的摄入。全身水肿者需限制食盐入量。

（3）严密监测母儿情况。

（4）间断吸氧。

3. 用药护理：★硫酸镁是目前治疗子痫前期和子痫的首选解痉药。

（1）用药方法：肌内注射和静脉注射两种方法。

（2）硫酸镁的毒性反应：治疗浓度和中毒浓度相近，因此需严密观察毒性反应，控制硫酸镁入量。★通常滴注速度为 1g/h 为宜，最快不能超过 2g/h。每天用量 15~20g。中毒反应★首先表现为膝反射减弱或消失，继之出现全身肌张力减退及呼吸抑制，严重者可出现心搏骤停。

（3）注意事项：在用药前及用药过程中应注意监测孕妇血压，同时还应密切注意以下事项：★膝反射必须始终存在；呼吸 ≥16 次/分；尿量 ≥600ml/24h 或 ≥25ml/h；★若出现中毒立即用 10% 葡萄糖酸钙 10ml 静脉注射，宜在 3 分钟以上注射完，必要时可每小时重复 1 次，但 24 小时不得超过 8 次。

4. 子痫病人的护理★

（1）协助医生控制抽搐：常用解痉药物为硫酸镁。

（2）专人护理，防止受伤：患者取头低侧卧位，保持呼吸道通畅，及时给氧；用压舌板防止唇舌咬伤；用舌钳防止舌根后坠阻塞呼吸道；及时清除口鼻内分泌物；嘱病人取出义齿；病床加用床挡，防止坠地损伤；昏迷及抽搐病人禁食禁饮，不给口服药物及食物。

（3）减少刺激，避免诱发抽搐：置于单人暗室，环境安静，避免声、光刺激，治疗及护理操作相对集中。

（4）严密监护：生命体征及病情变化，完善相关检查，了解疾病进展。

（5）为终止妊娠做好准备：终止妊娠的指征为★：①子痫前期患者经积极治疗 24~48 小时仍无好转者；②子痫控制后 6~12 小时可考虑终止妊娠。

5. 产时及产后护理

（1）经阴道分娩者，加强各产程护理。

第一产程：严密监测产程进展及病人的病情变化。

第二产程：尽量缩短，必要时行阴道助娩术，避免产妇用力。

第三产程：预防产后出血，在胎儿前肩娩出后立即静脉注射缩宫素，★禁用麦角新碱。

（2）开放静脉，监测血压：产后 48 小时内至少每 4 小时观察血压 1 次。

（3）产后 48 小时内继续硫酸镁治疗，加强用药护理。

6. 健康指导　出院后定期复查，有异常及时就诊；嘱血压正常 1~2 年后方可怀孕，并到高危门诊就诊，接受产前检查和孕期保健指导。

第五节　前置胎盘

（一）概述

正常胎盘附着于子宫体部的后壁、前壁和侧壁。★孕 28 周以后胎盘附着于子宫下段，甚至胎盘下缘达到或覆盖子宫颈内口，其位置低于胎先露时，称为前置胎盘。该疾病严重危害母儿健康，是妊娠晚期出血的主要原因之一，★多见于经产妇和多产妇。

（二）病因

子宫内膜发育不良、胎盘面积过大或胎盘形状异常、受精卵发育迟缓、宫腔形态异常、吸毒、吸烟等不良生活习惯等均可引起该病的发生。

（三）临床表现及分类

1. 临床表现

（1）★妊娠晚期或临产时突发性无痛性、无诱因反复阴道流血是前置胎盘典型的症状。出血时间和量取决于前置胎盘的类型。

（2）贫血、休克：贫血程度与阴道流血持续的时间成正比，出血严重者可导致休克，胎儿因缺血缺氧导致宫内窘迫甚至死亡。★出血时间和量与前置胎盘的类型有关。★完全性前置胎盘初次出血时间早，约在妊娠28周，出血次数频繁、量多；★边缘性前置胎盘出血时间晚，多在妊娠37~40周或临产后，量较少；部分性前置胎盘出血介于两者之间。

（3）胎位异常★：胎头高浮，常出现胎位异常，以臀位多见。

（4）其他：发生产后出血及产后感染的概率增高。

2. 分类　根据胎盘边缘与子宫颈内口的关系，可分为完全性（中央性）前置胎盘、部分性前置胎盘和边缘性前置胎盘三种类型。

（四）辅助检查

1. 产科检查★　子宫增大与孕周相符，质软无压痛，胎位清楚，先露高浮。胎盘附着于子宫前壁时，可在耻骨联合上方听到胎盘血流杂音。

2. B超检查　★B超检查是目前最安全、有效的首选方法，能判断胎盘附着位置并明确类型。

3. 阴道检查　★目前不主张采用，如确有必要需要在输血、输液和做好手术准备的情况下方可进行。★严禁肛查。

4. 产后检查胎盘胎膜　胎盘边缘或部分胎盘有陈旧性血块和压迹，★胎膜破口距胎盘边缘<7cm。

（五）处理原则

★制止出血、纠正贫血和预防感染。

1. 期待疗法　★妊娠不足36周或估计胎儿体重小于2.3kg，阴道出血不多，孕妇一般情况好，胎儿存活者。

2. 终止妊娠　剖宫产是处理前置胎盘最主要的手段。阴道分娩只适用于边缘性前置胎盘、头先露、估计短时间内能结束分娩者。

（六）护理诊断/问题

1. 潜在并发症　出血性休克。

2. 有感染的危险　与前置胎盘面靠近宫口，细菌容易经阴道上行感染有关。

（七）护理措施

1. 终止妊娠的护理措施　紧急情况下迅速建立静脉通道，去枕侧卧位，配血，作好输血准备；吸氧、保暖；做好术前准备，并做母儿监护及抢救新生儿的准备。

2. 期待疗法的护理措施★

（1）保证休息，减少刺激：绝对卧床休息，左侧卧位，定时间断吸氧，每天3

次，每次 1 小时；腹部检查动作轻柔，禁做阴道检查和肛查。

（2）纠正贫血：遵医嘱用药和输血，加强饮食营养指导，多食高蛋白及含铁丰富的食物。

（3）监测生命体征、阴道流血和胎儿宫内情况。

（4）预防产后出血和感染：观察生命体征和阴道流血情况；保持会阴清洁；胎儿娩出后尽早使用缩宫素预防产后出血；新生儿按高危儿护理。

（5）健康教育：加强孕期宣教及孕期保健；高危孕妇加强管理；指导孕妇自我监测，对妊娠期出血者无论出血多少均应及时就诊，正确处理。

第六节　胎盘早期剥离

（一）概述

★妊娠 20 周以后或分娩期，正常位置的胎盘在胎儿娩出前，部分或全部从子宫壁剥离，称为胎盘早期剥离。它是妊娠晚期严重的并发症，起病急、进展快，若处理不及时，可危及母儿生命。

（二）病因

★中重度妊娠高压综合征、慢性高血压、慢性肾病等引起的血管病变是最常见的诱因；机械性损伤或创伤；子宫腔内压力骤然下降或子宫静脉压突然升高等。

（三）病理

1. 基本病理变化　★底蜕膜出血，胎盘后血肿形成，胎盘自附着面剥离。

2. 病理分类　★显性剥离（外出血）、隐性剥离（内出血）和混合性剥离（内、外出血皆有）三类。

（四）临床表现

★主要表现为妊娠晚期突发腹部持续性剧烈疼痛，伴或不伴阴道出血。根据病情严重程度可分为轻型和重型两类（表6-2）。

★表 6-2　轻型胎盘早剥与重型胎盘早剥的区别

项目	轻型胎盘早剥	重型胎盘早剥
病理类型	显性剥离为主（外出血）	隐性剥离（内出血）和混合性出血
剥离面积	剥离面积<胎盘的 1/3	剥离面积>胎盘的 1/3
出血时间	分娩期	妊娠期
腹痛及伴随症状	轻度或无腹痛	突发持续性剧烈腹痛，可伴有全身中毒症状
阴道流血	大量阴道出血，色暗红	阴道出血不多
子宫	子宫软，宫缩有间歇	子宫硬如板状，宫缩无明显间歇期
胎位及胎儿情况	胎位清，胎心正常	胎位不清，剥离面>胎盘 1/2 者，胎心多消失

（五）辅助检查

1. 产科检查　判断胎方位、胎心、宫高变化及腹部压痛范围和程度等。

2. B超检查 可见胎盘与子宫壁间出现液性暗区或异常增厚。

3. 实验室检查 血常规、凝血功能、肾功能、二氧化碳结合力等检查了解病情的严重程度。

（六）鉴别诊断（表6-3）

表6-3 ★前置胎盘和胎盘早剥的区别

项目	前置胎盘	胎盘早剥
相关因素	经产妇多见	常伴发于妊娠高血压综合征或外伤史
腹痛	无腹痛	发病急，剧烈腹痛
阴道出血	以外出血为主	以内出血为主
子宫	软，与孕周相符	板样硬，有压痛，可比孕周大
胎位胎心	胎位清楚，胎心音一般正常	胎位不清，胎心弱或消失
阴道检查	于子宫口内可触及胎盘组织	无胎盘组织触及
B超检查	胎盘下缘低于胎先露部分	胎盘位置正常，胎盘后有时有后血肿
胎盘检查	无凝血块压迹	早剥部分有凝血块压迹

（七）处理原则

★纠正休克，及时终止妊娠，防治并发症。

（八）护理诊断/问题

1. 潜在并发症 弥散性血管内凝血。

2. 恐惧 与胎盘早剥起病急、进展快、危及母儿生命有关。

3. 预感性悲哀 与死产、切除子宫有关。

（九）护理措施★

1. 纠正休克 立即采取平卧位，注意保暖；迅速开放静脉通道，输血、补液、吸氧，积极补充血容量，改善微循环，防治休克。

2. 密切观察病情变化 及时了解有无凝血功能障碍、肾衰竭等并发症的出现。

3. 为终止妊娠做好准备 根据孕妇病情轻重、胎儿宫内情况、产程进展、胎产式、宫口开大的情况等因素选择分娩方式。

4. 预防产后出血

（1）分娩前配血备用。

（2）分娩时开放静脉通道。

（3）分娩后及时给予缩宫素并按摩子宫。

（4）必要时配合医生做好切除子宫的术前准备。

（5）产后加强监护，预防晚期产后出血的发生。

5. 产褥期护理 加强营养，纠正贫血；更换会阴垫，保持会阴清洁，防止感染；给予母乳喂养指导；对死产者，及时给予退乳措施，在分娩24小时内尽早使用退乳药物。

第七节　双胎妊娠及巨大儿

（一）双胎妊娠

1. 概述　一次妊娠子宫腔内同时有两个胎儿称为双胎妊娠。

2. 分类

（1）双卵双胎：★占 2/3，两个卵子分别受精形成，两个胎儿基因不同，其性别、血型、容貌可相同或不同。

（2）单卵双胎：占 1/3，一个受精卵分裂形成，胎儿性别、血型和基因相同，容貌相似。

3. 临床表现★

（1）早孕反应严重。

（2）子宫增大大于孕龄。

（3）孕晚期压迫症状明显，可出现呼吸困难、下肢水肿和静脉曲张等。

（4）腹部检查可触及 2 个胎头及多个肢体，孕妇自觉多处胎动。

（5）★在腹部不同部位听到两个胎心音，两个胎心率相差在 10 次/分以上，其间有无音区。

4. 辅助检查　可依据产前检查、B 超检查和多普勒胎心仪等。

5. 处理原则

（1）妊娠期：及早诊断；加强孕期管理，增加产前检查次数，加强营养，积极预防并发症。

（2）分娩期：密切观察产程和胎心变化，必要时采取阴道助产术，并注意防止胎头交锁导致的难产。

（3）产褥期：★第二胎娩出后立即肌内注射或静脉滴注缩宫素，防止产后出血；腹部放置沙袋，防止腹压骤降引起的休克；必要时应用抗生素预防感染。

6. 护理诊断/问题

有受伤的危险　与双胎妊娠引起的早产有关。

潜在并发症　早产、脐带脱垂或胎盘早剥。

7. 护理措施

（1）一般护理：增加产前检查次数，监测体重增长；注意休息，加强营养。

（2）心理护理。

（3）病情观察：★易并发妊娠期高血压疾病、羊水过多、前置胎盘、贫血等并发症，应加强病情观察，及时处理。

（4）症状护理。

（5）治疗配合★

1）严密观察产程和胎心变化，若出现宫缩乏力或产程延长，及时处理。

2）防失血：第一胎娩出后，立即断脐。

3）防胎位改变：第一胎娩出后，从腹部固定第二胎的胎方位为纵产式，勤听胎心。

4）防休克及产后出血：第二胎前肩娩出时，腹部放沙袋或用腹带，以防腹压骤降。

5）防感染：更换会阴垫，注意外阴清洁，遵医嘱合理使用抗生素。

6）防宫缩乏力和产后出血：第二胎娩出后立即肌内注射或静脉滴注缩宫素，产后观察宫缩和阴道流血情况，如有异常及时处理。

7）加强早产儿的观察和护理。

（6）健康教育：加强营养，科学喂养，按时进行母婴复诊，指导避孕。

（二）巨大儿

1. 概述　★体重达到或超过 4.0kg 的胎儿，称为巨大儿。分娩过程中由于胎儿过大发生分娩困难。

2. 高危因素　★高危因素包括糖尿病孕妇、孕妇营养过剩、肥胖、体重过重、身材高大父母、过期妊娠、羊水过多等。

3. 临床表现

（1）有相关高危因素者，孕期体重增长迅速。

（2）孕妇在妊娠后期出现呼吸困难，自觉腹部沉重及两肋胀痛。

4. 辅助检查

（1）腹部检查：★腹部明显膨隆，胎体大，宫底明显升高，子宫长度>35cm，先露高浮，胎心听诊位置过高，头先露者跨耻征（+）。

（2）B超检查：★双顶径>10cm、股骨长度≥8.0cm、胎儿腹围>33cm，3 项指标准确率达到80%以上。

5. 处理要点

6. 护理诊断/问题

有受伤的危险　与胎儿过大引起早产或难产有关。

潜在并发症　早产、脐带脱垂或胎盘早剥。

7. 护理措施

（1）密切监测产程进展：临产后由于胎头过大且不易变形，不宜试产过久。

（2）检查新生儿健康状况：检查有无产伤；若新生儿有低血糖表现，应尽早开奶，并于出生后 1~2 小时喂葡萄糖水。

（3）严密监测产妇情况：监测产妇生命体征、宫底高度及恶露的性质、量，积极预防产后出血。

（4）加强心理护理。

8. 健康教育　向家属解释新生儿健康相关的知识及照顾的方法。

第八节　羊水量异常

（一）羊水过多

1. 概述　★妊娠期间羊水量超过 2000ml 者，称为羊水过多。临床上分为急性羊水过多和慢性羊水过多两种。

2. 病因

（1）胎儿畸形：★以中枢神经系统和上消化道畸形最为常见。

（2）多胎妊娠。

（3）孕妇病患：妊娠期高血压疾病、急性肝炎、严重贫血、母儿血型不合、糖尿病等。

（4）胎盘脐带病变。

（5）特发性羊水过多。

3. 临床表现

（1）★急性羊水过多：少见。多发生于 20～24 周，起病急，数天内子宫急剧增大，孕妇出现呼吸困难，不能平卧，下肢及外阴部水肿及静脉曲张；胎心遥远，胎位不清。

（2）★慢性羊水过多：多见。发生于妊娠晚期，羊水在数周内逐渐增多，多数孕妇能适应，子宫大于妊娠月份，腹壁皮肤发亮、变薄，皮肤张力大，胎位不清，胎心遥远或听不清。

4. 辅助检查

（1）B 超：★是羊水过多的重要辅助检查方法，B 超提示羊水最大暗区垂直深度（AFV）>7cm，羊水指数（AFI）>18cm 诊断为羊水过多。

（2）其他：甲胎蛋白（AFP）测定对判断胎儿神经系统畸形有诊断价值；血糖、血型测定排除妊娠期糖尿病和母儿血型不合；胎儿染色体检查可了解染色体数目、结构有无异常。

5. 处理原则

（1）羊水过多合并胎儿畸形，及时终止妊娠。

（2）羊水过多胎儿正常者，应根据羊水过多的程度与胎龄决定处理办法。

6. 护理诊断/问题

有受伤的危险　与胎膜破裂时易并发胎盘早剥、脐带脱垂、早产有关。

焦虑　与胎儿可能有畸形的结果有关。

7. 护理措施

（1）一般护理：注意休息，低盐饮食，防止便秘，减少增加腹压的活动。

（2）病情观察：观察孕妇的生命体征，定期测量宫高、腹围及体重，判断病情进展，及时发现并发症；观察胎儿宫内情况，监测宫缩、胎心及胎动情况，及早发现胎儿宫内窘迫及早产征象。

（3）★做好羊膜腔穿刺放羊水的治疗配合。

1）配合医生在 B 超指导下进行操作，防止造成胎盘及胎儿的损伤。

2）严格消毒，防止感染，同时给予抗感染药物配合治疗。

3）★放羊水的速度不宜过快，每小时不超过 500ml，一次放羊水量不超过 1500ml，以防发生胎盘早剥或早产。

4）放羊水后，★腹部放置沙袋或加腹带包扎以防血压骤降而致休克。

5）操作过程中注意监测孕妇血压、脉搏和阴道流血情况，及时了解病情变化。

6）放羊水时协助医生从腹部固定胎位为纵产式，并配合酌情使用镇静保胎药，防止早产。

（4）心理护理。

（5）随访及预防：再次受孕前应进行遗传咨询和孕前检查，加强对高危孕妇的监护和管理。

（二）羊水过少

1. 概述　★妊娠晚期羊水量少于300ml者称为羊水过少。

2. 病因　病因包括孕妇脱水、胎儿畸形、胎盘退行性变、胎儿成熟过度或胎膜病变等因素。

3. 临床表现　孕妇于胎动时感觉腹痛，宫高和腹围小于孕周，子宫敏感度增高，宫缩多不协调，宫口扩张缓慢，产程延长。

4. 辅助检查

（1）B超：★羊水最大暗区垂直深度（AFV）≤2cm为羊水过少；AFV≤1cm为严重过少。羊水指数（AFI）≤8.0cm为可疑羊水过少；AFI≤5.0cm为羊水过少。

（2）产科检查：宫高、腹围增长缓慢。

（3）其他：直接测量羊水量、胎心电子监护等。

5. 处理原则　监测羊水量的变化，积极寻找病因，必要时及时终止妊娠。

6. 护理诊断/问题

有胎儿受伤的危险　与羊水过少导致的胎儿粘连或胎儿宫内发育迟缓等有关。

恐惧　与担心胎儿畸形有关。

7. 护理措施

（1）一般护理：指导孕妇自数胎动的方法，同时积极预防胎膜早破。

（2）病情观察：观察孕妇的生命体征，定期监测宫高、腹围和体重；监测胎儿宫内情况。

（3）积极配合治疗：做好阴道助产或剖宫产等终止妊娠的各项准备。

（4）心理护理。

第九节　过期妊娠

（一）概念

★凡平时月经周期规则，妊娠达到或超过42周尚未分娩者，称为过期妊娠。

（二）病因

可能与雌孕激素比例失调、胎儿畸形、头盆不称或遗传因素有关。

（三）分类★

1. 胎盘功能减退型　胎儿生长发育受限，形成"过熟儿"，易发生胎儿宫内窘迫、新生儿窒息、吸入性肺炎等。

2. 胎盘功能正常型 胎儿过期仍继续生长，形成巨大儿，易发生难产、滞产、宫缩乏力、产后出血、新生儿颅内出血等。

（四）处理原则

★一经确诊，尽快终止妊娠。

（五）护理诊断/问题

1. 知识缺乏 缺乏过期妊娠危害性的相关知识。

2. 有受伤的危险 与过期妊娠颅骨骨化不易变形有关。

3. 潜在并发症 胎儿窘迫、新生儿产伤。

（六）护理措施

1. 加强胎儿监护，降低受伤危险★

（1）指导孕妇自测胎动，左侧卧位，吸氧，每天 2~3 次，每次 1 小时，以增加胎儿血氧供应。

（2）引产者，遵医嘱给予普拉睾酮、缩宫素等药物。

（3）全产程胎心监护。

（4）需要引导助产术或剖宫产术终止妊娠者，及时做好术前准备。

（5）做好新生儿的抢救准备。

（6）新生儿娩出后及时清理呼吸道，防止吸入性肺炎的发生。

（7）产后及时给予缩宫素，检查软产道，预防产后出血。

重点是做好胎儿宫内监测及胎盘功能检查。

2. 健康指导

模拟试题测试，提升应试能力

一、名词解释

1. 流产

2. 异位妊娠

3. 前置胎盘

4. 胎盘早剥

5. 早产

6. 稽留流产

7. 过期妊娠

二、填空题

1. 流产最典型临床表现是_____、_____和_____。

2. 输卵管妊娠有五种病理结局，即_____、_____、_____、_____和_____。

3. 按胎盘边缘与子宫颈口的位置，前置胎盘可以分为_____、_____和_____三种类型。

4. 胎盘早剥分三种类型，即_____、_____和_____。

5. 胎盘早剥的主要处理原则是_____。

6. 妊娠高血压综合征患者的主要临床表现是_____、_____和_____。

7. 妊娠高血压综合征子痫前期的治疗原则是休息、_____、_____、_____、_____，适时_____。

8. 重度妊娠高血压综合征患者的 24 小时尿蛋白≥_____g。

9. 根据子痫发生的时间可分为_____、_____和_____三类，其中临床上最常见的是_____。

10. B 超诊断羊水过多的依据是最大羊水暗区的垂直深度（AFV）>_____cm 或羊水指数

（AFI）> _____cm。

11. 确诊多胎妊娠最常用的辅助检查是_____。

12. 可用于抑制宫缩、预防早产的药物主要有_____、_____、_____和_____四类。

13. 前置胎盘最常见的出血特点是_____。

14. 预防新生儿呼吸窘迫综合征可用_____；预防新生儿颅内出血可用_____。

15. 过期妊娠的处理原则是一经确诊，立即_____。

16. 妊娠期间孕妇血压高于_____或较基础血压升高_____视为异常。

17. 妊娠晚期有子宫规律性收缩（20分钟≥4次），伴有_____及进行性宫口扩张_____以上，可诊断为早产临产。

18. 根据胎盘情况可将过期妊娠分为两种类型，即_____和_____，过期妊娠的处理原则是_____。

19. 正常的胎动计数是每小时_____次，或12小时_____次。若胎动计数≤_____或低于平时规律胎动数的_____，则提示胎儿宫内缺氧。

20. 急性羊水过多一般发生在_____周，慢性羊水过多一般发生在_____周。

三、选择题

A_1型题（每题下设 A、B、C、D、E 五个备选答案，请从中选择一个最佳答案）

1. 习惯性流产是指自然流产连续发生的次数是
   A. 2次或2次以上　　　　　B. 3次或3次以上
   C. 4次或4次以上　　　　　D. 1次或1次以上
   E. 5次或5次以上

2. 导致流产最主要的原因是
   A. 妊娠期孕妇发生急性高热
   B. 胎盘早期剥离
   C. 母儿血型不合
   D. 接触外界的有毒有害化学物质
   E. 染色体异常

3. 与异位妊娠无关的临床表现是
   A. 停经　　　　　　　　B. 下腹痛
   C. 下肢水肿　　　　　　D. 晕厥与休克
   E. 阴道流血

4. 异位妊娠最常见的着床部位是
   A. 卵巢　　　　　　　　B. 输卵管

C. 子宫颈　　　　　　　D. 腹腔
E. 子宫角

5. 输卵管峡部妊娠破裂一般发生在妊娠
   A. 6周　　　　　　　　B. 8周
   C. 12周　　　　　　　D. 10周
   E. 20周

6. 确诊前置胎盘的辅助检查中能够确诊且最安全的检查是
   A. 阴道窥器检查子宫颈　B. 阴道内诊检查
   C. 肛查　　　　　　　　D. B超检查
   E. 腹部X线检查

7. 妊娠高血压综合征患者出现血压升高一般出现在
   A. 妊娠16周后　　　　　B. 妊娠18周后
   C. 妊娠20周后　　　　　D. 妊娠22周后
   E. 妊娠26周后

8. 妊娠高血压综合征的基本病理变化是
   A. 过度水钠潴留　　　　B. 全身小动脉痉挛
   C. 血液高度浓缩　　　　D. 凝血功能障碍
   E. 血管紧张素Ⅱ敏感性增高

9. 下列对前置胎盘阴道流血特点的描述中正确的是
   A. 无痛性反复阴道流血
   B. 宫缩时阴道出血量减少
   C. 出血量与前置胎盘的种类无关
   D. 出血量与贫血的程度无关
   E. 破膜后阴道流血增多

10. 妊娠期高血压疾病孕妇进行尿蛋白定量检查时留取的尿液是
    A. 48小时尿液　　　　　B. 24小时尿液
    C. 12小时尿液　　　　　D. 随机留取
    E. 晨尿

11. 妊娠水肿（++）是指
    A. 足部和小腿有轻度水肿，休息后能消退
    B. 足部和小腿有轻度水肿，休息后不消退
    C. 延及大腿
    D. 延及外阴和腹部
    E. 全身水肿或腹水

12. 胎盘早剥最常见于下列哪种孕妇
    A. 心脏病
    B. 妊娠期高血压综合征
    C. 肝炎

D. 慢性肾炎

E. 上呼吸道感染

13. 产后检查胎盘及胎膜，出现下列何种情况可诊断为前置胎盘
    A. 胎膜破口距离胎盘边缘<8.5cm
    B. 胎膜破口距离胎盘边缘<7.5cm
    C. 胎膜破口距离胎盘边缘<7cm
    D. 胎膜破口距离胎盘边缘<9cm
    E. 胎膜破口距离胎盘边缘<8cm

14. 关于重型胎盘早剥的描述，下列正确的是
    A. 多发生在分娩期
    B. 多见于中、重度妊娠高血压综合征患者
    C. 出现无痛性、无原因阴道流血
    D. 阴道流血量与贫血程度成正比
    E. 以外出血（显性出血）为主

15. 胎盘早剥最常见的临床表现是
    A. 无痛性阴道流血
    B. 血压升高，下肢水肿
    C. 宫底升高
    D. 腹痛伴阴道流血
    E. 胎心消失

16. 子痫患者最常见的死亡原因是
    A. 妊娠高血压综合征心脏病
    B. 重型胎盘早剥
    C. 脑出血
    D. 急性重型肝炎
    E. 急性肾衰竭

17. 胎盘早剥不会带来的变化是
    A. 子宫胎盘卒中　　　B. 凝血功能障碍
    C. 急性肾衰竭　　　　D. 胎盘前置
    E. 羊水栓塞

18. 羊水过多是指在妊娠任何时期内的羊水量超过
    A. 1000ml　　　　　B. 1600ml
    C. 2000ml　　　　　D. 2500ml
    E. 3000ml

19. 羊水过多最常见的病因是
    A. 双胎妊娠　　　　　B. 胎儿畸形
    C. 妊娠合并糖尿病　　D. 母儿血型不合
    E. 妊娠高血压综合征

20. 下列关于双卵双胎的描述错误的是
    A. 由两个卵子分别受精形成
    B. 两个胎儿在宫内的血液循环是相通的

C. 两个胎儿的遗传基因不同

D. 在双胎妊娠中多见

E. 两个胎儿的性别、血型不一定相同

21. 下列不属于早产原因的是
    A. 孕妇患有子宫肌瘤
    B. 孕妇患有慢性肾炎
    C. 羊水过多、多胎妊娠
    D. 胎膜早破
    E. 胎儿脑积水

22. 下列关于妊娠时限的概念叙述正确的是
    A. 妊娠26周以内分娩为流产
    B. 妊娠28周至37周分娩为早产
    C. 妊娠38周至40周分娩为足月产
    D. 妊娠40周之后分娩为过期产
    E. 在分娩过程中胎儿死亡称死产

23. 关于过期妊娠下列描述正确的是
    A. 妊娠过期越久，胎儿体重越大
    B. 凡超过预产期2周尚未分娩者均属于过期妊娠
    C. 过期妊娠容易发生胎儿宫内窘迫
    D. 过期妊娠若胎盘功能正常，容易出现"过熟儿"
    E. 过期妊娠若胎盘功能减退，容易出现巨大儿

24. 过期妊娠可出现下列并发症，除外
    A. 胎儿宫内窘迫　　　B. 难产
    C. 新生儿窒息　　　　D. 子宫收缩乏力
    E. 子宫破裂

25. 稽留流产的处理是
    A. 镇静，保胎与休息
    B. 立即行清宫手术
    C. 可不需要特殊处理
    D. 需做凝血功能检查后再做清宫处理
    E. 针对不同病因治疗

26. 不一定反映妊娠期高血压疾病的病情严重程度的指标是
    A. 水肿　　　　　　　B. 高血压
    C. 蛋白尿　　　　　　D. 头痛
    E. 肾功能损害

27. 双胎妊娠的并发症中不包括
    A. 早产　　　　　　　B. 胎盘早剥
    C. 前置胎盘　　　　　D. 胎儿生长受限

E. 子宫破裂

28. 前置胎盘的高危因素是
    A. 巨大儿　　　　　　B. ABO 血型不合
    C. 瘢痕子宫　　　　　D. 高龄初产妇
    E. 糖尿病

29. 巨大儿是指胎儿体重超过
    A. 3500g　　　　　　B. 3200g
    C. 4500g　　　　　　D. 5000g
    E. 4000g

30. 妊娠期高血压综合征的首要处理是
    A. 降压　　　　　　　B. 镇静
    C. 扩容　　　　　　　D. 解痉
    E. 强心

31. 硫酸镁治疗妊娠期高血压综合征时，最早出现的毒性反应是
    A. 呼吸减慢　　　　　B. 血压下降
    C. 心搏骤停　　　　　D. 膝反射减弱
    E. 尿量减少

32. 羊水过少是指妊娠晚期羊水量小于
    A. 200ml　　　　　　B. 300ml
    C. 400ml　　　　　　D. 500ml
    E. 600ml

A₂型题（每题下设 A、B、C、D、E 五个备选答案，请从中选择一个最佳答案）

33. 下列关于流产的护理中不恰当的是
    A. 先兆流产的患者应绝对卧床休息，进行保胎治疗，并为患者提供心理及良好的生活护理
    B. 需要及时终止妊娠者，护士应该积极配合医生做好各项准备，并协助完成手术过程
    C. 流产的患者一般术后 1 个月进行复查
    D. 先兆流产的患者应该反复多次进行妇科检查，以及时了解患者病情的变化并及时处理
    E. 稽留流产的患者入院后应先检查凝血功能

34. 对于不全流产孕妇，一经确诊，护士需
    A. 让孕妇卧床休息
    B. 及时做好清除宫内残留组织的准备
    C. 减少刺激
    D. 加强心理护理，增强保胎信心
    E. 一般不需要特殊处理，顺其自然发展

35. 先兆流产最为重要的护理是
    A. 定期查尿妊娠免疫试验
    B. B 超经常给予监护
    C. 绝对卧床休息，积极保胎治疗
    D. 清宫术
    E. 给予适当的心理护理和生活护理

36. 下列关于异位妊娠的描述中错误的是
    A. 异位妊娠未破裂或未流产前，与正常妊娠相似，一般无明显的临床表现
    B. 患者子宫内膜会出现蜕膜样变化，但宫腔内空虚无妊娠物
    C. 阴道流血量不多，说明腹腔内出血量也不多
    D. 异位妊娠未破裂或未流产时，可在严密监测病情变化下行药物治疗
    E. 输卵管壶腹部妊娠最为常见

37. 输卵管妊娠行非手术治疗时，下列哪项护理措施是正确的
    A. 患者自行自由活动
    B. 应暂时禁食
    C. 不必常规使用抗生素抗感染
    D. 无再出血危险时可不必严密监测生命体征和病情变化
    E. 应避免排便等增加腹压的动作

38. 关于输卵管妊娠的诊断中叙述错误的是
    A. 有时无明显停经史仍可诊断
    B. 阴道后穹隆穿刺抽不出血液就可排除该疾病
    C. 盆腔检查时子宫颈举痛明显
    D. 输卵管妊娠破裂时可出现失血性休克
    E. B 超检查可见输卵管处有孕卵着床，宫腔内空虚

39. 护士在对输卵管妊娠患者进行护理评估时，下列叙述正确的是
    A. 患者月经过期，说明患者有停经史
    B. 阴道后穹隆穿刺阴性说明不存在输卵管妊娠
    C. 阴道流血不多，说明腹腔内出血量也不多
    D. 腹腔内大量出血的患者需行腹腔镜进一步检查
    E. 出血增多、腹痛加剧、肛门坠胀感明显是

患者病情发展的指征

40. 下列均是异位妊娠的护理诊断，除外
    A. 组织灌注不足   B. 焦虑
    C. 疼痛   D. 舒适的改变
    E. 有感染的危险

41. 前置胎盘的处理中，下列叙述错误的是
    A. 绝对卧床休息   B. 右侧卧位
    C. 促进胎肺成熟   D. 抑制宫缩
    E. 纠正贫血

42. 孕妇，30岁，妊娠32周，突然出现阴道大量出血，无宫缩，胎心138次/分，先露胎头高浮，最可能的诊断是
    A. 子宫破裂   B. 异位妊娠
    C. 羊水栓塞   D. 前置胎盘
    E. 先兆子宫破裂

43. 对前置胎盘患者进行产科检查，下列叙述错误的是
    A. 胎方位清楚
    B. 先露高浮
    C. 子宫颈举痛明显
    D. 子宫大小与停经月份一致
    E. 出血量不多时胎心可正常

44. 30岁初产妇，现妊娠39周。妊娠中期产前检查未见异常。妊娠38周时自觉头痛、眼花。查血压160/110mmHg，尿蛋白（++），宫缩不规律，胎心134次/分。此时护士应该配合医生做的首要的处理是
    A. 建议患者门诊治疗并注意随访
    B. 按医嘱使用硫酸镁并严密监测
    C. 人工破膜并静脉滴注缩宫素
    D. 行剖宫产术
    E. 立刻使用降压药

45. 下列关于早产的预防措施中不恰当的是
    A. 定期产前检查，重视可能引起早产的因素
    B. 加强对高危妊娠的管理，积极治疗妊娠合并症
    C. 预防胎膜早破，预防亚临床感染
    D. 未到预产期，孕妇提前住院待产
    E. 子宫颈口松弛者，于孕14~16周做子宫颈内口环扎术

46. 下列关于早产的描述错误的是
    A. 早产属于高危妊娠范畴

B. 防止早产是降低围产儿死亡率的重要措施
C. 早产娩出的新生儿是早产儿，各器官发育不成熟，应加强护理
D. 一旦出现先兆早产，为确保胎儿成活应立即结束分娩，不必考虑孕龄
E. 肾上腺皮质激素地塞米松可促进胎肺成熟，预防新生儿呼吸窘迫综合征

47. 为促进胎儿肺成熟，可在终止妊娠前用
    A. 吸氧
    B. 左侧卧位
    C. 10%葡萄糖500ml加维生素C 2g静脉滴注
    D. 1：2000缩宫素静脉滴注
    E. 肾上腺皮质激素

48. 宫内妊娠12周，阴道流血较多，阵发性下腹痛加重，妇科检查：宫口已开，并可见胎囊堵塞于子宫颈口者为
    A. 先兆流产   B. 异位妊娠
    C. 难免流产   D. 稽留流产
    E. 完全流产

49. 宫内妊娠9周，排出肉样组织一块，阴道流血逐渐减少，下腹痛逐渐缓解。妇科检查：宫口闭合，子宫略大于正常子宫大小。一般不需要特殊处理
    A. 先兆流产   B. 异位妊娠
    C. 难免流产   D. 稽留流产
    E. 完全流产

50. 临产后阵痛剧烈，宫缩不协调，宫口扩张缓慢，产程延长，可见于
    A. 慢性羊水过多   B. 胎膜早破
    C. 急性胎儿宫内窘迫   D. 羊水过少
    E. 急性羊水过多

51. 输卵管妊娠时出现下列哪种情况需要立即进行手术
    A. 一侧附件包块
    B. 阴道后穹隆穿刺
    C. 阴道出血增多
    D. 内出血并失血性休克
    E. 出现腹痛

52. 先兆流产与难免流产主要的鉴别要点是
    A. 阴道流血时间   B. 子宫颈口是否已开
    C. 妊娠反应轻重   D. 下腹痛的程度
    E. 妊娠试验阴性还是阳性

53. 子宫颈内口松弛导致习惯性流产的患者，行子宫颈内口环扎术的时间为
   A. 11～13 周　　　　　B. 12～16 周
   C. 14～16 周　　　　　D. 21～24 周
   E. 25～28 周

54. 以下关于胎盘早剥概念的描述，正确的是
   A. 胎盘早剥多发生于妊娠 20 周后
   B. 前置胎盘在胎儿娩出后从子宫壁剥离
   C. 正常位置的胎盘在胎儿娩出前从子宫壁剥离
   D. 分娩期不会发生胎盘早剥
   E. 胎盘早剥对孕妇不会产生不良影响

55. 下列关于各种流产的临床特点，描述正确的是
   A. 完全流产：腹痛、阴道流血，宫口已开
   B. 先兆流产：宫口未开，阴道流血小于月经量
   C. 难免流产：阴道出血少，未破膜
   D. 稽留流产：流产连续发生 3 次或 3 次以上
   E. 不全流产：宫口未开，阴道出血量减少

56. 前置胎盘时，期待疗法适用于
   A. 妊娠不足 37 周或估计胎儿体重<2300g，阴道流血不多，孕妇情况良好，胎儿存活
   B. 妊娠不足 36 周或估计胎儿体重<2000g，阴道流血不多，孕妇情况良好，胎儿存活
   C. 妊娠不足 36 周或估计胎儿体重<3000g，阴道流血不多，孕妇情况良好，胎儿存活
   D. 妊娠不足 36 周或估计胎儿体重<2300g，阴道流血不多，孕妇情况良好，胎儿存活
   E. 妊娠不足 38 周或估计胎儿体重<2300g，阴道流血不多，孕妇情况良好，胎儿存活

A₃/A₄型题（共同选项/共同题干选择题，每题下设若干个相关问题，请从 A、B、C、D、E 五个备选答案中选择一个最佳答案）

（57～60 题共用题干）

患者，女性，22 岁。停经 45 天，不规则阴道出血 5 天，现小腹左侧剧痛 2 小时来诊，伴有头晕，面色苍白，脉搏 120 次/分，血压 80/50mmHg。尿妊娠试验（+）性。妇科检查：子宫颈光滑、有抬举痛，阴道后穹隆饱满，子宫略大于正常大小、有漂浮感。在左侧附件扪及一 5cm×5cm 大小的包块，压痛明显。腹部检查：下腹有明显的压痛及反跳痛，左侧明显，叩诊有移动性浊音。

57. 该患者最可能的医疗诊断是
   A. 子宫肌瘤　　　　　B. 宫颈糜烂
   C. 先兆流产　　　　　D. 异位妊娠
   E. 前置胎盘

58. 为进一步明确诊断，护士应首先做好哪项检查的准备工作
   A. 清宫术
   B. 阴道后穹隆穿刺术
   C. 腹部手术
   D. 宫腔排出物送病理检查
   E. 交叉配血

59. 护士首先应采取的护理措施是
   A. 吸氧　　　　　　　B. 腹部皮肤准备
   C. 建立静脉通路　　　D. 止血药物的使用
   E. 交叉配血及输血

60. 下列护理操作中不恰当的是
   A. 监测患者的生命体征和病情变化，及时了解病情的进展，为医生提供第一手资料
   B. 建立静脉通道，做好输血和输液准备
   C. 配合医生按医嘱给药，积极给予保胎治疗
   D. 加强患者的心理护理，减轻患者的紧张情绪
   E. 积极做好急诊手术的各项术前准备工作

（61～63 题共用题干）

患者，女性，28 岁，经产妇。妊娠 37 周，少量反复阴道流血 3 次入院。查体：血压 120/80mmHg，脉搏 85 次/分。无宫缩，子宫无压痛，宫底剑突下 2 横指，胎位 LOA，胎头浮，胎心 130 次/分，宫口未开，骨盆外测量正常。

61. 本病例最可能的诊断是
   A. 先兆临产　　　　　B. 正常产程
   C. 前置胎盘　　　　　D. 胎盘早剥
   E. 先兆子宫破裂

62. 本病例最恰当的处理是
   A. 期待疗法　　　　　B. 外倒转术
   C. 人工破膜　　　　　D. 立即剖宫产
   E. 立即阴道分娩

63. 在下列护理措施中不恰当的是
   A. 嘱患者绝对卧床休息，以左侧卧位为宜
   B. 严密监测患者的生命体征及胎儿在宫腔内的情况
   C. 定期阴道及肛门检查，以及时了解病情的

进展

　　D. 严格无菌操作规程，保持会阴部清洁，积极预防感染

　　E. 按医嘱给予止血、补血药物，纠正贫血

（64~65 题共用题干）

　　患者，女性，28 岁，经产妇。妊娠 37 周，阴道多量流血 5 小时入院。查体：血压 80/50mmHg，脉搏 102 次/分。无宫缩，宫底剑突下 2 横指，臀先露，胎心率 94 次/分，骨盆外测量正常。入院诊断为前置胎盘。

64. 本病例最恰当的处理是

　　A. 期待疗法　　　　　B. 外倒转术

　　C. 人工破膜　　　　　D. 立即剖宫产

　　E. 等待自然分娩

65. 下列护理措施中不正确的是

　　A. 做好腹部手术的准备工作

　　B. 建立静脉通道，做好输血及输液的准备

　　C. 监测患者的生命体征和病情变化，做好抢救准备

　　D. 按医嘱给予宫缩抑制剂，尽量延长胎龄

　　E. 做好新生儿的抢救准备

（66~68 题共用题干）

　　初孕妇，妊娠 39 周，剧烈持续腹痛 4 小时入院。贫血貌，血压 130/80mmHg，脉搏 105 次/分，子宫硬，不松弛，有局限性压痛，胎位不清，胎心 110 次/分，阴道少量流血，肛查宫口未开。

66. 该患者最可能的诊断是

　　A. 前置胎盘　　　　　B. 先兆子痫

　　C. 先兆子宫破裂　　　D. 异位妊娠

　　E. 胎盘早剥

67. 为明确诊断，最有价值的辅助检查是

　　A. 胎心监护

　　B. 阴道检查

　　C. B 超

　　D. 血红细胞计数及血红蛋白值

　　E. 血白细胞计数及分类

68. 此时最恰当的处理应是

　　A. 输血输液

　　B. 静脉滴注缩宫素引产

　　C. 给予镇静药等待产程发动

　　D. 剖宫产结束分娩

　　E. 以上都不是

（69~72 题共用题干）

　　患者，女性，28 岁。妊娠 32 周，自觉头痛、眼花 3 天，检查发现：血压 160/110mmHg，胎心、胎位正常，双下肢水肿，蛋白尿>0.5g/24h。

69. 该患者的诊断是

　　A. 原发性高血压

　　B. 慢性肾炎

　　C. 妊娠高血压综合征先兆子痫

　　D. 胎盘早剥

　　E. 早产

70. 患者出现上述临床表现的主要原因是

　　A. 水钠潴留　　　　　B. 静脉淤血

　　C. 全身小动脉痉挛　　D. 动脉硬化

　　E. 心力衰竭

71. 首选的治疗药物是

　　A. 地西泮　　　　　　B. 卡托普利

　　C. 呋塞米　　　　　　D. 硫酸镁

　　E. 止痛片

72. 针对该患者所采取的护理措施中不正确的是

　　A. 注意使用硫酸镁的毒性反应

　　B. 给患者听轻音乐舒缓情绪

　　C. 监测患者的血压变化

　　D. 适当限制食盐的摄入量

　　E. 注意胎心的变化

（73~75 题共用题干）

　　28 岁经产妇，妊娠 25 周以前基本正常，随后腹部迅速膨隆，出现腹部胀痛、呼吸困难和下肢水肿，于妊娠 29 周来院。查宫底在剑突下 3 横指，腹围 100cm，胎位触不清，胎心听不清。

73. 本病例腹部迅速膨隆的原因是

　　A. 急性羊水过多　　　B. 双胎妊娠

　　C. 巨大胎儿　　　　　D. 巨大卵巢囊肿

　　E. 慢性羊水过多

74. 估计在分娩过程中不会发生的产科异常情况是

　　A. 子宫收缩乏力　　　B. 胎位异常

　　C. 胎头交锁　　　　　D. 头盆不称

　　E. 胎盘早剥离

75. 若对孕妇进行羊膜腔穿刺减压抽羊水治疗，下列描述中不正确的是

　　A. 此方法适用于羊水过多且胎儿正常、局部压迫症状严重、孕周较小的孕妇

　　B. 在 B 超定位或引导下进行穿刺

C. 对于压迫症状特别严重的孕妇，为缓解压迫症状，抽取羊水的总量不必严格控制

D. 穿刺放羊水的过程中应该控制放液速度，以<500ml/h 为宜

E. 每次放羊水应该控制总量<1500ml，以免宫腔内压力骤然下降

（76~79 题共用题干）

患者，女性，25 岁。停经 32 周，腹胀，行动稍困难 2 周。检查见孕妇平卧位，腹部膨隆，宫底剑突下 2 横指，宫高 32cm，腹围 100cm，胎心 140 次/分，遥远，胎位不清。

76. 本例最可能的诊断是
   A. 羊水过少　　　　　B. 正常妊娠
   C. 双胎妊娠　　　　　D. 巨大儿
   E. 羊水过多

77. 为明确诊断，最重要的辅助检查方法是
   A. 电子胎心监护　　　B. B 超
   C. 胎动计数　　　　　D. 血液生化检查
   E. 羊膜腔穿刺抽羊水检查

78. 若诊断为羊水过多，对孕妇可能产生的影响是
   A. 产后出血发生率增加　B. 易发生心脏病
   C. 易发生糖尿病　　　　D. 易发生急产
   E. 无特殊影响

79. 若 B 超检查胎儿正常，护士应首先配合医生做好何种护理准备
   A. 人工破膜
   B. 尽量延长孕龄，做好羊膜腔穿刺减压的护理准备
   C. 剖宫产的术前准备
   D. 胎儿宫内输血
   E. 缩宫素静脉滴注引产

（80~83 题共用题干）

某孕妇，孕 35 周，不慎跌倒后出现轻微下腹疼痛，伴少量阴道流血，经休息后腹痛未消失，反而逐渐加重，急诊来院。体检：体温 36.8℃，脉搏 87 次/分，呼吸 17 次/分，血压 130/85mmHg，宫缩规律，平均为 12 分钟 1 次，伴有子宫颈管缩短。胎膜未破，胎位为 LOA，胎心 145 次/分。

80. 该患者目前的诊断是
   A. 前置胎盘　　　　　B. 妊娠高血压综合征
   C. 胎盘早剥　　　　　D. 先兆早产
   E. 先兆子宫破裂

81. 针对该病例，下列处理中不恰当的是
   A. 立即剖宫产结束分娩
   B. 用硫酸镁等宫缩抑制剂抑制宫缩，尽可能延长胎龄
   C. 嘱产妇左侧卧位休息，加强胎盘血供
   D. 加强胎儿宫内情况监测，及时掌握病情变化
   E. 合理使用抗生素防感染，以消除早产诱因

82. 若经过处理后，患者出现宫缩增强，约≥4 次/20 分钟，子宫颈管缩短≥75%，宫口扩张 2cm 以上，此时可以诊断为
   A. 正常产程进展　　　B. 早产临产
   C. 子宫破裂　　　　　D. 子宫收缩乏力
   E. 难免流产

83. 针对该患者的处理，下列不正确的是
   A. 可用肾上腺皮质激素促进胎肺成熟，预防新生儿呼吸窘迫综合征
   B. 产程进展中给产妇吸氧，改善缺氧状态
   C. 临产后可用吗啡、地西泮等药物缓解产妇的紧张情绪
   D. 宫口开全后可行会阴侧切，尽量缩短第二产程
   E. 做好新生儿抢救准备，加强早产儿的护理，指导产妇合理喂养

（84~86 题共用题干）

某孕妇，现妊娠 43 周尚未分娩，自数胎动数为 8 次/12 小时急诊入院。检查结果如下：子宫符合妊娠大小，子宫颈软，子宫颈管缩短略扩张；胎儿电子监护仪做缩宫素试验（OCT 试验）出现晚期减速。患者诊断为过期妊娠，胎儿宫内窘迫。

84. 目前最恰当的处理是
   A. 征求患者意见，顺其自然发展
   B. 加强胎心监护，继续观察病情变化
   C. 立即剖宫产
   D. 缩宫素引产
   E. 阴道分娩和人工助产

85. 针对该患者，下列护理措施中不正确的是
   A. 做好剖宫产的术前准备工作
   B. 产妇左侧卧位，吸氧
   C. 产程胎心监护，及时了解宫内胎儿变化情况
   D. 胎儿娩出后立刻清理呼吸道，防止发生新

生儿肺炎

E. 医嘱给予地塞米松促进胎肺成熟

86. 下列情况中不会出现的是

　　A. 新生儿脱水和低血糖症

　　B. 难产

　　C. 新生儿颅内出血

　　D. 产后出血

E. 子痫

四、简答题

1. 简述先兆流产的主要护理措施。

2. 简述前置胎盘期待疗法的主要护理要点。

3. 简述硫酸镁使用过程中的注意事项和毒性反应。

4. 简述子痫患者的主要护理措施。

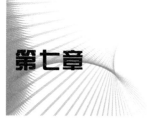

第七章

妊娠合并症妇女的护理

浓缩教材精华，涵盖重点考点

第一节　妊娠合并心脏病

（一）概述

妊娠合并心脏病是严重的妊娠合并症，妊娠 32~34 周血容量达到高峰。分娩期是心脏负担最重的时期，子宫收缩使子宫血窦内约 500ml 血液进入体循环。产后 3 天内，子宫收缩和缩复使大量血液进入体循环。

★妊娠 32~34 周、分娩期、产褥期的最初 3 天内，是患有心脏病孕产妇最危险的时期，极易发生心力衰竭。

（二）病因

★先天性心脏病最多见，风湿性心脏病、妊娠高血压综合征心脏病、围生期心肌病等。

（三）临床表现

1. 心功能分级★

心功能Ⅰ级：一般体力活动不受限制。

心功能Ⅱ级：一般体力活动略受限制，活动后感心悸气短，休息时无不适。

心功能Ⅲ级：一般体力活动显著受限，轻微活动即感心悸气急。

心功能Ⅳ级：不能胜任任何活动，休息时仍有心慌、呼吸困难等心力衰竭症状。

2. 早期心力衰竭的诊断★

轻微活动后即感心慌、气短、胸闷。

休息时心率超过 110 次/分，呼吸大于 20 次/分。

夜间常感胸闷、憋气而需要坐起或到窗口呼吸新鲜空气。

肺底部有少量持续性湿啰音，咳嗽后不消失。

（四）辅助检查

1. 心电图检查　显示严重的心律失常，超声心动图检查显示心腔扩大、心肌肥厚、瓣膜运动异常、心脏结构畸形、X 线检查等。

2. B 超、胎心电子监护仪等　了解胎儿宫内情况。

3. 超声心动图检查

（五）护理诊断/问题

1. 活动无耐力　与心脏负荷增加、心功能不全有关。

2. 潜在并发症　心力衰竭、胎儿窘迫。

3. 焦虑　与担心胎儿和自身安全有关。

（六）护理措施

★妊娠合并心脏病孕产妇的死亡原因主要是心力衰竭和严重感染。心功能Ⅰ级或Ⅱ级的病人，可以妊娠，可以哺乳；凡心脏病变较重，心功能Ⅲ级、Ⅳ级或有心衰史的病人，均不宜妊娠，若已受孕则应在孕 12 周前终止妊娠；如已有心衰，应在心衰控制后再终止妊娠。

1. 孕前指导　根据心脏病的种类、病情、心功能及是否手术矫正等具体情况，决定是否妊娠。不宜妊娠者，嘱其严格避孕或采取绝育措施。

2. 妊娠期

（1）★对不宜妊娠者，应于妊娠 12 周前终止妊娠。

（2）加强产前检查。

（3）减轻心脏负担。

1）保证病人每天 10 小时以上的睡眠，避免过度劳累、情绪激动。

2）高蛋白、高维生素、低盐、低脂饮食，多食新鲜蔬菜、水果。预防便秘，禁忌灌肠。

3）心功能Ⅰ、Ⅱ级者，★应在妊娠 36~38 周入院待产，心功能Ⅲ~Ⅳ级及以上，有心力衰竭征象者，应及时住院治疗。

3. 分娩期

（1）经阴道分娩者的护理

1）心功能Ⅰ级或Ⅱ级没有产科情况者可，密切观察产程进展，防止心衰发生。

2）★左侧卧位，抬高上半身。

3）★可采取阴道助娩术，缩短第二产程，避免产妇用力。

4）★胎儿娩出后，立即在产妇腹部放沙袋，持续 24 小时，以防腹压骤变诱发心衰。

5）★为防止产后出血，可静脉或肌内注射缩宫素，禁用麦角新碱。

6）给予心理及情感支持。

（2）剖宫产者的护理：对胎儿偏大、产道条件不佳及心功能Ⅲ~Ⅳ级、不能经阴道分娩者，做好剖宫产的术前准备、术中配合及抢救新生儿窒息的准备。

4. 产褥期

（1）★产后 3 天内尤其 24 小时内绝对卧床休息，密切监护生命体征，正确识别心衰征象。

（2）★产妇应半卧位或左侧卧位。

（3）★心功能Ⅲ级或以上者不宜哺乳，及时回奶，建议采取生麦芽回奶。

（4）★不宜再妊娠者于产后1周行绝育术。

（5）★未做绝育术者应落实避孕措施。

（6）★做好外阴护理，遵医嘱应用广谱抗生素预防感染，直至产后1周左右停药。

（七）健康教育

对心脏病患者进行孕期指导，可以妊娠者，告知加强产前检查的必要性及检查时间；对于不适宜妊娠者，应指导其采用有效的避孕措施。孕期合理饮食及休息，避免便秘、劳累、情绪激动，预防感冒，以免诱发心衰。

第二节　妊娠合并糖尿病

（一）概述

妊娠合并糖尿病包括两种情况，即妊娠前已有糖尿病及妊娠后才发生或首次发现的糖尿病。后者称妊娠期糖尿病（GDM），占糖尿病孕妇的80%。

（二）病因

糖尿病病史及糖尿病家族史。胰岛素分泌受限：妊娠中晚期，孕妇体内抗胰岛素样物质增加，胰岛素需求量相应增加，如不能代偿这一生理变化，则使血糖增高，继而出现原有糖尿病加重或出现GDM。

（三）糖尿病与妊娠的相互影响

★高血糖使妇女的受孕率低，流产、羊水过多、妊娠期高血压疾病、难产、产后出血发生率均明显增高。易合并感染，以泌尿系统感染最常见。还易发生低血糖、高血糖、酮症酸中毒。巨大儿、胎儿生长受限、早产、胎儿畸形发生率均明显增高。新生儿易发生低血糖、呼吸窘迫综合征，严重时危及新生儿生命。

（四）临床表现

★表现为"三多一少"症状，即多饮、多食、多尿、体重下降，经常感到全身乏力、外阴阴道瘙痒等。了解有无糖尿病病史及糖尿病家族史，肥胖、年龄>30岁，既往有无习惯性流产、胎死宫内、胎儿畸形、巨大儿、胎儿生长受限、新生儿死亡等情况。

（五）辅助检查

1. ★血糖测定　2次或2次以上空腹血糖≥5.8mmol/L，可确诊为糖尿病。

2. ★糖筛查试验　用于妊娠期糖尿病的筛查，于妊娠24~28周进行。50g葡萄糖溶入200ml水中，5分钟内服完，服后1小时测血糖≥7.8mmol/L。

3. ★葡萄糖耐量试验（OGTT）　禁食12小时后，口服葡萄糖75g，测空腹及服糖后1小时、2小时、3小时的血糖。其血糖异常的标准值分别是：空腹5.6mmol/L、1小时10.3mmol/L、2小时8.6mmol/L、3小时6.7mmol/L。若其中有2项或2项以上达到或超过标准值，即可诊断为妊娠期糖尿病。仅1项高于标准值，诊断为糖耐量异常。

4. 其他　胎儿监护、眼底检查、24小时尿蛋白定量测定、尿酮体及肝肾功能检查等。

（六）护理诊断/问题

1. 营养失调　低于或高于机体需要量，与糖代谢异常有关。

2. 知识缺乏　缺乏妊娠合并糖尿病的相关知识。

3. 有受伤的危险　与糖尿病引起的胎儿生长受限、巨大儿、胎儿畸形、新生儿低血糖等有关。

（七）护理措施

糖尿病妇女病情严重者应严格避孕，不宜妊娠，若已妊娠应及早终止。允许妊娠者，须在内科、产科医师的密切监护下将孕妇的血糖控制在正常或接近正常范围内，并选择终止妊娠的最佳时机和方式。

1. 严格控制血糖

（1）控制饮食：提倡多食绿叶蔬菜、豆类、谷物、低糖水果，纠正营养失调等，并坚持低盐饮食。

（2）适度运动：★整个妊娠期体重增加控制在10~12kg内较为理想。

（3）合理用药：对饮食、运动治疗不能控制的糖尿病孕妇，遵医嘱应用药物控制血糖，以避免低血糖、酮症酸中毒的发生。★胰岛素是主要的治疗药物。孕妇不宜口服降糖药物治疗。

（4）加强监护

1）妊娠期：①加强产检；②指导孕妇胎动计数，防止围生儿受伤；③胎盘功能检查；④胎儿电子监护。

2）分娩期：产程中应随时监测血糖、尿糖和尿酮体，防止发生低血糖。★避免产程延长，应在12小时内结束分娩，如果产程>16小时易发生酮症酸中毒。★分娩后24小时内胰岛素减至原用量的1/2，48小时减少到原用量的1/3。

3）新生儿护理：①新生儿出生时应取脐血检测血糖；②新生儿无论体重大小均按早产儿护理；③提早喂糖水，早开奶，★新生儿娩出后30分钟开始定时喂服25%葡萄糖溶液，防止低血糖的发生。

（八）健康教育

保持会阴清洁干燥，注意观察恶露情况，预防产褥感染及泌尿系统感染。鼓励母乳喂养，定期接受产科及内科复查。★产后应长期避孕，建议使用安全套或手术结扎，不宜采用药物避孕及宫内避孕器具。

第三节　妊娠合并贫血

（一）概述

贫血是妊娠期常见的合并症之一，★以缺铁性贫血最为常见，占妊娠期贫血的95%。另外有巨幼细胞性贫血和再生障碍性贫血等。

（二）病因

慢性失血性疾病如月经过多、寄生虫或消化道疾病史，再生障碍性贫血。无长期偏食、胃肠功能紊乱导致的营养不良病史。

（三）贫血与妊娠的相互影响

★贫血的孕妇抵抗力低下，对分娩、手术和麻醉的耐受能力降低，重度贫血可导致贫血性心脏病、胎盘缺氧导致妊娠期高血压疾病性心脏病、产妇易发生产后出血、失血性休克、产褥感染等并发症。★铁通过胎盘向胎儿单向运输，一般情况下胎儿缺铁程度不会太严重。孕妇患重度贫血时，胎儿生长发育所需的氧及营养物质供应不足，容易造成胎儿生长受限、胎儿窘迫、早产或死胎等不良后果。

（四）临床表现

轻度贫血者多无明显症状，严重贫血者可有乏力、头晕、心悸、气短、食欲缺乏、腹胀、水肿等表现。检查可见皮肤黏膜苍白、皮肤毛发干燥、脱发、指甲脆薄等，并可伴发口腔炎、舌炎等。

（五）辅助检查

★孕妇血红蛋白<100g/L，红细胞<$3.5×10^{12}$/L，血细胞比容<0.30 可诊断为妊娠期贫血；血清铁<6.5μmol/L（35μg/dl），可诊断为缺铁性贫血。

（六）护理诊断/问题

1. 活动无耐力　与贫血导致的疲倦有关。

2. 有感染的危险　与贫血导致机体抵抗力低下有关。

（七）护理措施

查明贫血原因，积极对因治疗，必要时输血，预防心衰。

1. 减轻疲乏

（1）指导正确补充铁剂纠正贫血：★以口服铁剂为主，硫酸亚铁同时服维生素 C 或 10% 稀盐酸以促进铁的吸收；铁剂应饭后服用。

（2）重度贫血、严重胃肠道反应不能口服铁剂者，可给予右旋糖酐铁或山梨醇铁深部肌内注射。

（3）保证充足睡眠，左侧卧位，避免劳累；严重贫血者避免因头晕、乏力晕倒而发生意外；重度贫血不宜哺乳者指导产妇及家属人工喂养的方法。

（4）重度贫血者，注意观察生命体征及胎儿宫内生长发育和胎心变化，以防贫血性心脏病、胎儿生长受限、胎儿窘迫等并发症。

2. 预防感染

（1）预防上呼吸道感染及泌尿系统感染。

（2）接产过程严格无菌操作，产后保持外阴清洁干燥，按医嘱给予抗生素，严密观察有无感染征象。

（八）健康教育

★孕前应积极治疗慢性失血性疾病如月经过多等。加强孕期营养，摄取高铁、高蛋白、富含维生素 C 的食物，纠正偏食、挑食等不良习惯。妊娠 4 个月起应常规补充铁剂预防妊娠期贫血；定期产前检查，及早发现贫血并纠正，指导正确服用铁剂的方法。

模拟试题测试，提升应试能力

一、名词解释

1. 葡萄糖耐量试验
2. 妊娠合并贫血

二、填空题

1. 妊娠合并心脏病最易发生心脏病的三个时期是_____、_____和_____。
2. 妊娠合并心脏病孕产妇的死亡原因主要是_____和_____。
3. 产妇应取_____或_____卧位，心功能_____者不宜哺乳，及时回奶。不宜再妊娠者于产后_____行绝育术。遵医嘱应用广谱抗生素预防感染，直至产后_____左右停药。
4. 分娩后 24 小时内胰岛素减至原用量的_____，48 小时减少到原用量的_____。
5. 妊娠合并贫血治疗以_____为主，硫酸亚铁同时服_____，以促进铁的吸收；铁剂应_____服用；重度贫血、严重胃肠道反应不能口服铁剂者，可给予右旋糖酐铁或山梨醇铁_____。

三、选择题

A_1 型题（每题下设 A、B、C、D、E 五个备选答案，请从中选择一个最佳答案）

1. 妊娠合并心脏病孕妇妊娠期最易发生心衰的时间是
   A. 妊娠 24~28 周　　　　B. 妊娠 28~30 周
   C. 妊娠 30~32 周　　　　D. 妊娠 32~34 周
   E. 妊娠 36~38 周
2. 妊娠合并心脏病的孕妇，死亡的主要原因是
   A. 产后出血　　　　　　B. 剖宫产术
   C. 羊水栓塞　　　　　　D. 感染与心力衰竭
   E. 合并妊娠高血压综合征
3. 妊娠合并心脏病孕妇不宜妊娠者，人工流产的时间是
   A. 妊娠 12 周前　　　　B. 妊娠 16 周前
   C. 妊娠 20 周前　　　　D. 妊娠 24 周前
   E. 妊娠 28 周前
4. 有关糖尿病对妊娠的影响，叙述错误的是
   A. 巨大儿发生率低
   B. 泌尿系统感染多见

C. 羊水过多发生率增加
D. 妊娠期高血压疾病发生率增加
E. 早产发生率明显增加

5. 妊娠合并糖尿病孕妇娩出胎儿 30 分钟后应给新生儿滴服
   A. 温开水　　　　　　　B. 5%的葡萄糖溶液
   C. 25%的葡萄糖溶液　　D. 牛奶
   E. 0.9%的生理盐水
6. 妊娠合并糖尿病孕妇分娩后 24 小时内胰岛素用量
   A. 减至原量的 1/2　　　B. 减至原量的 2/3
   C. 维持原量　　　　　　D. 增至原量的 2 倍
   E. 增至原量的 3 倍
7. 关于贫血与妊娠的相互影响，叙述错误的是
   A. 妊娠可使母亲贫血病情加重
   B. 重度贫血可导致母亲贫血性心脏病
   C. 一般情况下胎儿缺铁程度严重
   D. 母体缺铁严重可致重度贫血
   E. 贫血使孕妇妊娠风险增加
8. 关于妊娠合并心脏病的叙述不正确的是
   A. 妊娠合并心脏病是孕妇死亡的主要原因之一
   B. 分娩第二期比第一期心脏负担更重
   C. 产后 2~3 天心脏负担减轻
   D. 妊娠 32~34 周血容量增加达高峰
   E. 分娩第三期心脏负担很重
9. 妊娠合并心脏病孕妇出现心力衰竭的确切指征是
   A. 心界增大
   B. 活动时心率大于 110 次/分
   C. 咳泡沫痰，肺底有持续性湿啰音
   D. 足踝部出现凹陷性水肿
   E. 心尖部闻及 II 级收缩期杂音
10. 妊娠合并糖尿病对胎儿影响不大的是
    1. 巨大儿　　　　　　　B. 胎儿畸形
    C. 早产　　　　　　　　D. 胎儿生长受限
    E. 胎儿脐带过长
11. 某产妇，孕 1 产 0，孕 35 周，诊断为妊娠合并心脏病，在分娩中使用抗生素的原则是
    A. 无感染征象不一定用抗生素

B. 有胎膜早破时为预防感染才需给抗生素

C. 有感染征象才给抗生素

D. 产程开始应给抗生素，维持直至产后 1 周以预防亚急性心内膜炎

E. 以上都不对

12. 孕妇，28 岁，妊娠 20 周后被诊断为缺铁性贫血，现需口服硫酸亚铁，补充铁剂，正确的服药时间是

A. 餐前　　　　　　　B. 餐后

C. 晨起　　　　　　　D. 睡前

E. 空腹时

13. 某孕妇，孕 16 周，自觉乏力，食欲缺乏，诊断为妊娠期贫血，下列叙述不正确的是

A. 妊娠期贫血可由缺铁引起

B. 产妇对重度贫血的耐受性好，不易发生失血性休克

C. 轻度的贫血对妊娠期孕妇及胎儿的影响不大

D. 重度贫血可导致胎儿宫内发育迟缓、早产或死胎

E. 贫血可降低产妇的抵抗力，易并发产褥感染

14. 某产妇，孕 1 产 0，孕 25 周，自觉口渴、多尿，要求做糖尿病筛查试验，口服葡萄糖的量是

A. 30g　　　　　　　B. 40g

C. 50g　　　　　　　D. 60g

E. 70g

15. 患者，女性，29 岁。妊娠合并心脏病入院，对其的护理措施叙述错误的是

A. 孕期经过顺利者，亦应在妊娠 36~38 周提前入院待产

B. 妊娠 16 周后，每天食盐量不超过 4~5g

C. 预防各种感染，尤其是上呼吸道感染

D. 为防止产后出血，可静脉注射麦角新碱

E. 心功能 Ⅰ~Ⅱ 级者可以母乳喂养

16. 下列与妊娠合并糖尿病无关的是

A. 羊水过多　　　　　B. 真菌性阴道炎

C. 妊娠剧吐　　　　　D. 胎儿畸形

E. 新生儿呼吸窘迫综合征

17. 关于妊娠合并心脏病孕妇的治疗原则，叙述错误的是

A. 不宜妊娠者在妊娠 24 周前行人工流产术

B. 心功能 Ⅰ~Ⅱ 级在严密监护下经阴道分娩

C. 心功能 Ⅲ~Ⅳ 级合并其他并发症者应选择剖宫产终止妊娠

D. 产后 24 小时内需严密监护

E. 心功能 Ⅲ 级或以上者不宜哺乳

18. 妊娠早期心脏病患者，决定是否继续妊娠，主要依据是

A. 心脏病种类　　　　B. 心功能分级

C. 病变发生部位　　　D. 胎儿大小

E. 患者年龄

19. 母亲缺铁严重，不会导致胎儿

A. 早产　　　　　　　B. 巨大儿

C. 胎儿生长受限　　　D. 死胎

E. 胎儿宫内窘迫

20. 下列心脏病患者可以妊娠的是

A. 心功能 Ⅲ 级

B. 肺动脉高压

C. 心功能 Ⅰ 级

D. 右向左分流型先天性心脏病

E. 围生期心肌病遗留有心脏扩大

21. 妊娠合并心脏病患者的分娩期处理，不正确的是

A. 使用抗生素预防感染

B. 严密观察产妇的生命体征

C. 减少手术助产

D. 减少产妇屏气

E. 密切观察产程进展，防止心力衰竭的发生

22. 糖尿病孕妇不易发生下列哪种合并症

A. 前置胎盘　　　　　B. 胎盘早剥

C. 急性肾盂肾炎　　　D. 羊水过多

E. 肩难产

23. 糖尿病母亲的围产儿，不会发生下列哪项合并症

A. 巨大儿

B. 新生儿呼吸窘迫综合征

C. 胎死宫中

D. 新生儿低血糖

E. 母儿血型不合

24. 在妊娠合并心脏病产后的护理措施中，叙述错误的是

A. 产后 24 小时绝对卧床休息

B. 产后 3 天内应严密观察心功能情况

C. 产后住院期间与正常分娩者同护理

D. 心功能Ⅰ～Ⅱ级者可以哺乳，但应避免过度劳累及乳房胀痛

E. 做计划生育指导

A₂型题（每题下设 A、B、C、D、E 五个备选答案，请从中选择一个最佳答案）

25. 某产妇，孕 1 产 0，孕 20 周，自觉头晕、乏力，诊断为缺铁性贫血，其测得的血清铁的值为
    A. <5.5μmol/L　　　　B. <6.5μmol/L
    C. <7.5μmol/L　　　　D. <8.5μmol/L
    E. <9.5μmol/L

26. 初产妇，27 岁，患有糖尿病，产后护士对其进行健康教育，正确的是
    A. 若接受胰岛素治疗，哺乳会对新生儿产生不良影响
    B. 产后胰岛素的需要量无需重新评估
    C. 指导产妇定期接受产科和内科复查
    D. 建议产妇采用宫内避孕器具
    E. 产妇无需制订长期避孕措施

27. 某孕妇，患有风湿性心脏病，妊娠 36 周入院待产。查体：宫口开全，心功能Ⅱ级。此时护士首先采取的护理措施是
    A. 准备包被　　　　B. 准备器械助产
    C. 准备沙袋　　　　D. 准备缩宫素
    E. 吸氧

28. 孕妇，36 岁，妊娠 10 周，休息时仍感胸闷、气急。查体：脉搏 120 次/分，呼吸 22 次/分，心界向左侧扩大，心尖区有Ⅱ级收缩期杂音，肺底有湿啰音，应采取的处理措施是
    A. 加强产前监护
    B. 立即终止妊娠
    C. 限制钠盐摄入
    D. 控制心衰后继续妊娠
    E. 控制心衰后终止妊娠

29. 某产妇，孕 1 产 0，孕 28 周，自觉多食、口渴、多尿，经检查诊断为妊娠期糖尿病，患者控制血糖的方法不妥的是
    A. 饮食控制　　　　B. 运动治疗
    C. 血糖监测　　　　D. 胰岛素治疗
    E. 服用磺脲类药物

30. 某产妇，30 岁，孕 35 周，有风湿性心脏病病史，无心力衰竭史，诉昨天受凉后出现胸闷、

气急、咳嗽，夜间不能平卧，检查心率 120 次/分，下肢水肿处理应是
    A. 控制心力衰竭后静脉滴注缩宫素
    B. 立即行剖宫流产术
    C. 控制心力衰竭后行剖宫产术
    D. 积极控制心力衰竭，继续妊娠
    E. 静脉滴注缩宫素引产

31. 某产妇，孕 1 产 1，妊娠合并心脏病，顺产一男婴，其产褥期的处理错误的是
    A. 产后 1 周内仍易产生心力衰竭
    B. 产后应继续使用抗生素预防感染
    C. 凡不宜再妊娠者，应在产后第 3 天施行输卵管结扎术
    D. 产前待产时，曾有过心力衰竭的产妇，产后仍需使用强心药物
    E. 心功能Ⅲ～Ⅳ级者不宜哺乳

32. 某产妇妊娠合并心脏病，其分娩后 24 小时应
    A. 做适量室内活动　　B. 绝对卧床休息
    C. 给新生儿按需哺乳　　D. 自己护理新生儿
    E. 按产褥期的常规进行护理

A₃/A₄型题（共同选项/共同题干选择题，每题下设若干个相关问题，请从 A、B、C、D、E 五个备选答案中选择一个最佳答案）

（33～35 共用题干）

初产妇，28 岁。患有心脏病，妊娠 38 周入院待产。查体：产科情况未见异常，心功能Ⅱ级。

33. 针对该产妇的护理措施错误的是
    A. 半卧位　　　　B. 必要时注射哌替啶
    C. 灌肠　　　　　D. 吸氧
    E. 观察早期心衰征象

34. 该产妇宫口接近开全时，心功能仍为Ⅱ级，首先应准备好
    A. 阴道助产手术物品　　B. 抢救新生儿物品
    C. 产后压腹部的沙袋　　D. 缩宫素
    E. 镇静剂

35. 胎儿、胎盘娩出后，产妇异常兴奋。此时护士首先采取的护理措施是
    A. 测量血压、心率
    B. 评估心功能
    C. 让产妇绝对静卧休息
    D. 让母婴身体皮肤接触
    E. 记录病情

（36～37 共用题干）

孕妇，26 岁，妊娠 8 周，早孕反应严重，恶心、呕吐，皮肤黏膜苍白，无力、头晕、气短。实验室检查：Hb<100g/L，血细胞比容<0.30，血清铁 6.0μmol/L。

36. 该患者最可能的诊断是
    A. 再生障碍性贫血　　　B. 贫血性心脏病
    C. 特发性血小板性紫癜　D. 缺铁性贫血
    E. 巨幼红细胞性贫血

37. 针对该患者的护理措施，错误的是
    A. 加强产前检查和母儿监护
    B. 补充铁剂首选口服
    C. 指导孕妇餐前服用铁剂
    D. 服用铁剂同时服用维生素 C
    E. 摄取高铁、高蛋白、高维生素 C 的食物

（38～39 共用题干）

患者，女性，32 岁。初次怀孕，孕 16 周后出现心慌、气短，经检查发现心功能Ⅱ级。经过增加产前检查次数、严密监测孕期等，目前孕 37 周，自然临产。

38. 该产妇休息时宜取
    A. 左侧半卧位　　　B. 右侧半卧位
    C. 平卧位　　　　　D. 俯卧位
    E. 头高脚底位

39. 该患者分娩时，护士采取的护理措施中错误的是
    A. 常规吸氧
    B. 注意保暖
    C. 采取产钳助产
    D. 第二产程不能嘱产妇屏气用力
    E. 胎盘娩出后腹部放置沙袋 24 小时

（40～41 共用题干）

34 岁初孕妇，孕 28 周时，主诉休息时的心率超过 126 次/分，呼吸 24 次/分，夜间常因胸闷、憋气而到窗口呼吸新鲜空气。听诊有舒张期杂音，确诊为早期心衰。

40. 为预防妊娠期间发生心力衰竭，应避免的事项是
    A. 按时产前检查
    B. 避免情绪激动
    C. 妊娠 4 个月后，限制食盐食入
    D. 临产后入院

E. 预防感染，避免去人多的地方

41. 为预防分娩期间发生心力衰竭，应避免的事项是
    A. 密切观察产程进展
    B. 指导产妇屏气用力缩短产程
    C. 取半卧位
    D. 吸氧
    E. 胎儿娩出后腹部立即放置沙袋

（42～43 共用题干）

患者，女性，26 岁。妊娠 7 个月，孕期检查发现：尿糖（+++），空腹血糖 7.8mmol/L，餐后 2 小时血糖 16.7mmol/L，诊断为妊娠期糖尿病。

42. 该患者最适宜的治疗是
    A. 单纯饮食控制治疗
    B. 运动治疗
    C. 综合生活方式干预治疗
    D. 口服降糖药治疗
    E. 胰岛素注射治疗

43. 治疗过程中，如果患者出现乏力，头昏，心悸，多汗等，应考虑孕妇发生
    A. 上呼吸道感染　　　B. 饥饿
    C. 高血糖反应　　　　D. 低血糖反应
    E. 糖尿病酮症酸中毒

（44～45 共用题干）

产妇，34 岁，初次怀孕，孕 16 周出现心慌、气短，检查时发现心功能Ⅱ级。

44. 对于该患者，下列护理措施错误的是
    A. 每天至少睡眠 10 小时
    B. 给予低盐、易消化、无刺激的饮食
    C. 输液速度 40～60 滴/分
    D. 避免劳累
    E. 防止受凉

45. 下列哪项不属于早期心衰的体征
    A. 休息时心率大于 110 次/分
    B. 休息时呼吸大于 20 次/分
    C. 肝脾大，有压痛
    D. 阵发性夜间呼吸困难
    E. 轻微活动后感胸闷

四、简答题

1. 心功能分级分为哪几级？
2. 简述妊娠合并心脏病分娩期孕妇的护理措施。
3. 简述妊娠合并糖尿病的新生儿的护理措施。
4. 对妊娠合并贫血的孕妇如何进行健康教育？

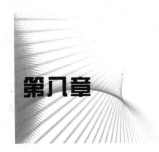

第八章

异常分娩产妇的护理

浓缩教材精华，涵盖重点考点

第一节 产力异常

（一）概述

★产力包括子宫收缩力、腹肌和膈肌收缩力、肛提肌收缩力，其中以子宫收缩力为主。子宫收缩的节律性、对称性及极性不正常或强度、频率有改变，称为子宫收缩力异常。

（二）分类及病因

1. 分类

$$
子宫收缩力异常
\begin{cases}
宫缩乏力
\begin{cases}
协调性（低张性）宫缩乏力
\begin{cases}
原属性宫缩乏力 \\
继发性宫缩乏力
\end{cases} \\
不协调性（高张性）宫缩乏力
\end{cases} \\
宫缩过强
\begin{cases}
协调性宫缩过强
\begin{cases}
急产（产道无梗阻时）\\
病理性缩复环（产道梗阻时）
\end{cases} \\
不协调性宫缩过强
\begin{cases}
强直性子宫收缩 \\
子宫痉挛性狭窄环
\end{cases}
\end{cases}
\end{cases}
$$

2. 病因

（1）子宫收缩乏力

1）★头盆不称或胎位异常。

2）子宫局部因素：子宫发育异常、子宫壁过度膨胀（如双胎妊娠、巨大儿、羊水过多等）、子宫肌瘤等。

3）心理因素：初产妇（尤其是高龄初产妇），精神过度紧张。

4）内分泌失调：产妇体内雌激素、缩宫素、前列腺素、乙酰胆碱等分泌不足，孕激素下降缓慢。

5）药物：临产后使用大剂量镇静剂与镇痛剂。

6）其他因素：营养不良、贫血；进食与睡眠不足；膀胱、直肠充盈；过早使用腹压等。

（2）子宫收缩过强

1）急产：经产妇多见，其主要原因是软产道阻力小。

2）缩宫素使用不当：剂量过大或使用不当。

3）待产妇极度疲劳、精神过于紧张。

4）阴道内操作过多或不当。

（三）临床表现

1. 子宫收缩乏力

（1）协调性子宫收缩乏力：★宫缩具有正常的节律性、对称性和极性，但收缩力弱、持续时间短。子宫收缩<2次/10分钟。子宫体软，宫腔内压低，造成产程延长或停滞。

（2）不协调性子宫收缩乏力：★子宫收缩失去正常的极性、对称性和节律性。产妇持续腹痛、拒按、烦躁不安，宫腔内压持续升高，产程无进展，易致胎儿宫内窘迫。

（3）产程异常曲线★

1）潜伏期延长：指初产妇潜伏期超过16小时。

2）活跃期延长：指初产妇活跃期超过8小时。

3）活跃期停滞：指活跃期内子宫颈口不再扩张达2小时以上。

4）第二产程延长：宫口开全后，初产妇超过2小时，经产妇超过1小时尚未分娩者。

5）第二产程停滞：第二产程中胎头下降无进展达1小时。

6）胎头下降延缓：活跃期晚期及第二产程胎头下降速度<1cm/h。

7）胎头下降停滞：活跃期晚期胎头停留在原处不下降达1小时以上。

8）滞产：总产程超过24小时。

2. 子宫收缩过强

（1）协调性子宫收缩过强：★表现为子宫收缩的节律性、对称性、极性均正常，仅子宫收缩力过强。分娩在短时间内结束，★总产程不足3小时者为急产，多见于经产妇。

（2）不协调性子宫收缩过强

1）强直性子宫收缩：★产妇持续腹痛、拒按、烦躁不安。胎位触诊不清楚，胎心音听不清。有时可在脐下或平脐处见一环状凹陷，即病理性缩复环。

2）子宫痉挛性狭窄环：★产妇出现持续腹痛、烦躁、胎心改变、产程可停滞，阴道检查可触及狭窄环，此环特点是不随宫缩上升。

（四）对母儿的影响

1. 子宫收缩乏力

（1）对产妇的影响：影响进食、休息，严重时可脱水、酸中毒；盆底受压形成生殖道瘘；产后出血、感染机会增多。

（2）对胎儿的影响：增加手术机会，产伤增加，易发生胎儿窘迫。

2. 子宫收缩过强

（1）对产妇的影响：可致产妇软产道裂伤，子宫破裂，产褥感染，胎盘滞留或产后出血。

（2）对胎儿的影响：易发生胎儿窘迫、新生儿窒息或死亡。新生儿颅内出血，新生儿坠地摔伤、感染等。

（五）处理原则

1. 子宫收缩乏力

（1）协调性子宫收缩乏力

1）一般处理：鼓励进食、处理酸中毒，改善全身状况，给镇静剂。

2）加强子宫收缩：人工破膜、针刺穴位、刺激乳头、静脉滴注缩宫素等措施。其中★静脉滴注缩宫素需由专人监护。

3）第二产程：无头盆不称，可加强宫缩，双顶径已通过坐骨棘平面，行产钳助产术或胎头吸引术。

4）第三产程：预防产后出血及产后感染。

（2）不协调性子宫收缩乏力：抑制不协调子宫收缩，恢复子宫收缩的协调性。可酌情给镇静剂，禁用缩宫素。

2. 子宫收缩过强

（1）协调性子宫收缩过强：注意预防急产和发生急产后进行抢救。

（2）不协调性子宫收缩过强

1）强直性子宫收缩：及时给予宫缩抑制剂，若属梗阻性原因，立即行剖宫产。

2）子宫痉挛性狭窄环：及时给予纠正；使用镇静剂消除异常宫缩，若不能缓解，宫口未开全，胎先露高或伴胎儿窘迫，应行剖宫产。

（六）护理诊断/问题

1. 疲乏　与产程延长、产妇体力消耗、水电解质紊乱有关。

2. 有体液不足的危险　与产程延长、过度疲乏影响摄入有关。

3. 急性疼痛　与过频过强的子宫收缩有关。

4. 焦虑　与担心自身及胎儿安危有关。

（七）护理措施

1. 子宫收缩乏力

（1）提供心理支持。

（2）一般护理：鼓励进食，检查有无头盆不称，排空直肠、膀胱。

（3）提供减轻疼痛的支持措施，有条件者可选择镇痛分娩。

（4）缩宫素的使用：★2.5U 缩宫素加入 5% 葡萄糖溶液（有妊娠期糖尿病者改用林格溶液）500ml 内，静脉滴注，8~10 滴/分开始，不超过 40 滴/分。维持持续 40~60 秒、间歇 2~4 分钟的有效宫缩。出现宫缩>5 次/10 分、宫缩持续>60 秒、胎心率异常时应立即停药。

2. 子宫收缩过强

（1）预防母儿损伤，有急产史的孕妇在预产期前 1~2 周不宜外出，★提前 1~2 周住院待产。

（2）密切观察宫缩与产程进展，嘱产妇不要向下屏气用力。

（3）分娩时做会阴侧切术，新生儿按医嘱给予维生素 K_1 肌内注射，预防颅内出血。

（4）做好产后护理。

（5）心理护理：提供交谈分散产妇的注意力，减轻焦虑与紧张。

（八）健康指导

（1）加强产前教育，让孕妇及家属了解分娩过程，认识到过多镇静剂的使用会影响子宫收缩。

（2）临产后，指导产妇休息、饮食、排尿及排便。

（3）产后，嘱产妇观察子宫复旧、会阴伤口、阴道出血、生命体征等情况。加强营养，保持外阴部清洁，注意恶露的量、颜色及气味。指导母乳喂养。

（4）如新生儿发生意外，协助产妇及家属平衡度过悲伤期，为产妇提供出院后的避孕和今后的生育指导。

第二节　产道异常

（一）骨产道异常的分类和临床表现

1. 扁平骨盆★

（1）入口平面前后径狭窄。

（2）骶耻外径<18cm，骨盆入口前后径<10cm，对角径<11.5cm。

（3）可表现为胎头衔接受阻，跨耻征阳性或可疑阳性。

2. 漏斗骨盆★

（1）入口平面正常，中骨盆和出口平面狭窄。

（2）坐骨棘间径<10cm，坐骨结节间径<8cm，耻骨弓角度<90°，出口横径和后矢状径之和<15cm。

（3）胎头受阻于中骨盆，产痛较大，可出现第二产程停滞，继发性宫缩乏力。

3. 均小骨盆★

（1）骨盆形态正常，各平面径线均小于正常2cm或以上。

（2）孕妇矮小，身高<145cm。易头盆不称。

（3）畸形骨盆：骨盆形态异常，可有致骨盆畸形的外伤或疾病史，米氏菱形窝不对称或脊柱、髂关节畸形等。

（二）软产道异常分类

1. 会阴异常　会阴水肿、瘢痕。

2. 阴道异常　阴道横隔、纵隔、狭窄、尖锐湿疣。

3. 子宫颈异常　子宫颈水肿、外口黏合、坚韧、瘢痕、肿瘤。

（三）护理诊断/问题

1. 有感染的危险　与胎膜早破、产程延长、手术操作有关。

2. 有新生儿窒息的危险　与产道异常、产程延长有关。

3. 潜在并发症　子宫破裂，胎儿窘迫。

（四）护理措施

1. 临产后密切观察胎儿情况及产程进展，做好手术准备。

2. 骨盆轻度狭窄、头位者，协助医生试产。

3. 试产护理要点★

（1）专人守护，少肛查、禁灌肠。

（2）试产中一般不用镇静、镇痛药。

（3）严密监测产程进展及胎儿宫内情况，注意观察有无脐带脱垂及先兆子宫破裂征象，有异常立即告知医生。

（4）试产 2~4 小时，胎头仍未入盆，并伴胎儿窘迫，停止试产。

4. 减少新生儿受伤　仔细检查新生儿有无产伤并重点监护。

5. 预防感染

（1）防止产程延长和滞产，肛查次数不宜过多，须作阴道检查时应严格消毒。

（2）观察生命体征，及时发现其他感染现象。

（3）保持外阴清洁干燥，防止感染。

（4）加强营养，增强抵抗力。

（五）健康指导

（1）产前检查发现骨盆狭窄，及早进行产前指导，让孕妇和家属了解骨盆狭窄对母儿的影响和处理措施，提前 1~2 周入院待产。

（2）对助产术后重度窒息、复苏时间较长的新生儿，应保持安静，延迟哺乳；指导产妇和家属注意其精神状态和运动功能，警惕智力障碍、瘫痪等远期后遗症的发生，出院后定期随访。

第三节　胎儿异常

胎儿异常分胎位异常和胎儿发育异常。

（一）临床表现

1. 胎位异常

（1）持续性枕横位、枕后位：由于临产后胎头俯屈不良造成的，★产妇自觉肛门坠胀及排便感，宫口未开全而过早屏气用力。子宫颈水肿，产妇疲劳，产程延长。胎儿宫内窘迫，产后出血和感染。

（2）臀先露（臀位）：★最常见的胎位异常。孕妇常感肋下有圆而硬的胎头。

（3）肩先露（横位）：★对母亲最不利的胎位。

2. 胎儿发育异常　胎儿发育异常包括胎儿过大及胎儿畸形，可致难产。

（1）巨大儿：★胎儿体重>4000g者。

（2）脑积水、连体儿及其他局部体积增大的胎儿畸形。

（二）辅助检查

1. B超检查　确定胎位及胎儿发育。

2. 实验室检查　做尿糖、血糖及甲胎蛋白测定。

（三）处理原则

1. 持续性枕横位、枕后位　阴道手术助产或剖宫产。

2. 臀先露（臀位）　★孕30～34周纠正胎位，方法：胸膝卧位，艾灸至阴穴。无效者提前1周住院以决定分娩方式。

3. 肩先露（横位）　行剖宫产术。

4. 胎儿发育异常　包括胎儿过大及胎儿畸形，行剖宫产术。

（四）护理诊断/问题

1. 潜在并发症　胎儿宫内窘迫。

2. 恐惧　与难产及胎儿发育异常有关。

（五）护理措施

（1）临产后密切观察胎儿情况及产程进展，★有明显头盆不称，胎位异常，胎儿巨大的孕妇，提前住院，按医嘱做好剖宫产术前准备与护理。

（2）骨盆轻度狭窄，头位者，协助医生做好试产的护理配合。

（3）选择阴道分娩产妇的护理：鼓励进食，指导合理用力；协助做好阴道助产和新生儿抢救的准备；预防产后出血及产后感染。

（4）心理护理。

（六）健康指导

（1）加强孕期保健，定期产前检查；产程中指导产妇保持轻松愉快的心情，积极配合医护人员的工作；妊娠30周后发现臀位或横位应及时矫正，未能矫正者，应提前入院待产。

（2）指导产妇和家属注意观察手术产新生儿的面色、呼吸和精神状态。

（3）对重度窒息的新生儿，指导产妇和家属注意严重脑缺氧可能导致的智力减退、瘫痪等远期后遗症的观察，嘱其出院后定期随访。

模拟试题测试，提升应试能力

一、名词解释

1. 子宫收缩力异常

2. 潜伏期延长

3. 均小骨盆

4. 巨大儿

二、填空题

1. 子宫收缩力异常可分为_____和_____两类。

2. 总产程超过_____小时称滞产；总产程不足_____小时称急产。

3. 骨盆入口前后径短，横径正常者，属于＿＿＿＿＿。

4. 胎儿异常包括＿＿＿＿＿异常和＿＿＿＿＿异常。

5. 对母体最不利的胎位是＿＿＿＿＿。

三、选择题

A_1 型题（每题下设 A、B、C、D、E 五个备选答案，请从中选择一个最佳答案）

1. 协调性子宫收缩乏力的子宫收缩特点不包括
   - A. 有正常的节律性和对称性
   - B. 极性倒置
   - C. 持续时间短
   - D. 间歇期长且不规律
   - E. 收缩力弱

2. 活跃期延长是指产妇活跃期超过
   - A. 16 小时
   - B. 8 小时
   - C. 4 小时
   - D. 2 小时
   - E. 24 小时

3. 下列需立即进行剖宫产的是
   - A. 痉挛性狭窄环
   - B. 病理性缩复环
   - C. 生理缩复环
   - D. 协调性宫缩乏力
   - E. 不协调性宫缩乏力

4. 不协调性子宫收缩乏力的子宫收缩特点不包括
   - A. 兴奋点来自子宫下段
   - B. 极性倒置
   - C. 节律不协调
   - D. 宫缩间歇期子宫壁完全松弛
   - E. 宫腔内压力高，但宫底部不强

5. 子宫收缩乏力对母儿的影响不包括
   - A. 形成生殖道瘘
   - B. 产后出血
   - C. 感染机会增多
   - D. 软产道裂伤
   - E. 胎儿宫内窘迫

6. 子宫收缩过强对母儿的影响不包括
   - A. 子宫破裂
   - B. 产后出血
   - C. 软产道组织受压缺血坏死
   - D. 软产道裂伤
   - E. 新生儿颅内出血

7. 难产最基本的临床表现是
   - A. 胎儿窘迫
   - B. 胎膜早破
   - C. 产程延长
   - D. 会阴裂伤
   - E. 新生儿损伤

8. 骨盆入口前后径短，横径正常者，属于
   - A. 漏斗骨盆
   - B. 均小骨盆
   - C. 男性骨盆
   - D. 扁平骨盆
   - E. 畸形骨盆

9. 可疑头盆不称者试产时间为
   - A. 2～4 小时
   - B. 4～6 小时
   - C. 6～8 小时
   - D. 8～10 小时
   - E. 12～24 小时

10. 下列哪种情况可行试产
    - A. 漏斗骨盆
    - B. 畸形骨盆
    - C. 骨盆入口平面轻度狭窄
    - D. 横位
    - E. 子宫颈瘢痕

11. 下列关于漏斗骨盆的描述，错误的是
    - A. 坐骨棘间径小于 10cm
    - B. 坐骨结节间径小于 8cm
    - C. 临产后先露入盆困难
    - D. 坐骨结节径与出口后矢状径之和小于 15cm
    - E. 容易形成持续性枕横位或枕后位

12. 最常见的胎位异常是
    - A. 头先露
    - B. 枕后位
    - C. 肩先露
    - D. 枕横位
    - E. 臀先露

13. 下列关于臀先露对母儿的影响，叙述错误的是
    - A. 导致胎儿窘迫甚至死亡
    - B. 不易导致软产道裂伤
    - C. 分娩时易发生脐带脱垂
    - D. 增加了产褥感染和产后出血的机会
    - E. 分娩时易发生胎膜早破

A_2 型题（每题下设 A、B、C、D、E 五个备选答案，请从中选择一个最佳答案）

14. 初产妇，28 岁，妊娠 38 周。临产 5 小时，子宫收缩乏力，膀胱稍胀，宫口开大 2cm，头先露，已入盆，前羊水囊饱满。下一步应如何处理
    - A. 宫缩时按摩宫体
    - B. 静脉滴注缩宫素
    - C. 排空膀胱及人工破膜
    - D. 静脉输液补充营养与能量
    - E. 劝导产妇在宫缩间歇时休息

15. 某孕妇身体矮小，匀称。骨盆测量数值如下：髂前上棘间径 21cm，骶耻外径 16cm，出口横径 7cm，此孕妇骨盆为
    - A. 扁平盆骨
    - B. 畸形骨盆

C. 漏斗骨盆   D. 横径狭小骨盆

E. 均小骨盆

16. 患者，女性，28 岁。孕 3 产 0，LOA。产时宫缩乏力，产后要特别注意观察的情况是

A. 会阴裂伤情况   B. 进食

C. 阴道出血情况   D. 休息

E. 体温

17. 孕妇，28 岁，妊娠 38 周入院待产。入院后出现规律性宫缩 18 小时，宫口开大 2cm，查体：协调性子宫收缩乏力，无头盆不称，最佳的处理措施是

A. 静脉滴注缩宫素   B. 产钳助产

C. 暂不处理，密切观察   D. 剖宫产

E. 使用镇静剂

18. 患者，女性，孕 38 周临产，因宫缩乏力静脉滴注缩宫素，滴速通常应不超过

A. 20 滴/分   B. 30 滴/分

C. 40 滴/分   D. 50 滴/分

E. 60 滴/分

19. 初产妇，孕 39 周，规律宫缩 16 小时，肛查宫口开大 6cm，宫缩转弱，每 5~6 分钟 1 次，每次持续 25~30 秒，2 小时后，肛查宫口仍开大 6cm，该产程曲线属于

A. 潜伏期延长   B. 活跃期延长

C. 活跃期停滞   D. 胎头下降延缓

E. 第二产程停滞

20. 初产妇，30 岁，妊娠 38 周，臀位，入住产科病房。产妇在床边排尿突然阴道流水，量多，护理措施中错误的是

A. 安置产妇卧床休息，抬高臀部

B. 立即听胎心

C. 协助 CT 检查

D. 观察羊水的量和性状

E. 记录破膜时间，听胎心，观察羊水性状

21. 患者，女性，28 岁。初产妇，妊娠 39 周，宫缩过强，以下处理错误的是

A. 预产期前 1~2 周住院待产

B. 见红后即入产房待产

C. 接生准备按经产妇处理

D. 潜伏期灌肠

E. 仔细观察产程进展和听胎心

22. 患者，女性，25 岁。经产妇，孕 39 周，见红

20 小时，孕 3 产 0，阵发性腹痛 4 小时入院。入院时宫口开大 1cm，宫口开全 1 小时后胎儿娩出，10 分钟后胎盘娩出。该患者可诊断为

A. 潜伏期延长   B. 活跃期延长

C. 活跃期停滞   D. 第二产程延长

E. 滞产

23. 患者，女性，26 岁。孕 38 周，骨盆异常，常见的并发症不包括

A. 产后出血   B. 前置胎盘

C. 胎位异常   D. 胎膜早破

E. 脐带脱垂

A₃/A₄ 型题（共同选项/共同题干选择题，每题下设若干个相关问题，请从 A、B、C、D、E 五个备选答案中选择一个最佳答案）

（24~26 题共用题干）

初产妇，妊娠 37 周入院待产。查体：枕左前位，胎心 140 次/分，规律宫缩达 18 小时，宫口开大 2cm，宫缩间歇期长，宫缩持续时间短，宫缩达高峰时子宫体不隆起和变硬，无头盆不称。

24. 应考虑该产妇

A. 潜伏期延长   B. 活跃期延长

C. 活跃期停滞   D. 胎头下降延缓

E. 第二产程停滞

25. 针对上述情况，应采取的处理措施是

A. 静脉滴注缩宫素   B. 产钳助产

C. 使用镇静剂   D. 行胎头吸引术

E. 立即行剖宫产

26. 针对该产妇的护理措施，错误的是

A. 鼓励产妇进食

B. 指导产妇 6~8 小时排尿一次

C. 提供心理支持

D. 加强胎心监测

E. 避免过多使用镇静药物

（27~28 题共用题干）

初产妇，28 岁，足月妊娠，巨大儿，临产 20 小时胎头到达棘下 1cm，宫口开全，尾骨前翘，耻骨弓角度低，出口横径加后矢状径小于 15cm。

27. 该产妇最可能的诊断是

A. 骨盆入口狭小   B. 中骨盆平面狭窄

C. 骨盆出口平面狭窄   D. 胎儿过大

E. 子宫收缩乏力

28. 应采取的处理措施是

A. 再观察　　　　　B. 胎心监护

C. 立即剖宫产　　　D. 心理护理

E. 缩宫素引产

　　　　　　　　C. 吸氧，准备行产钳助产术

　　　　　　　　D. 吸氧，应用止痛药物

　　　　　　　　E. 静脉滴注缩宫素，加速分娩

（29~31 题共用题干）

　　患者，女性，28 岁。初产妇，妊娠 41 周，规律宫缩 10 小时入院。检查：髂棘间径 25cm，骶耻外径 20cm，坐骨结节间径 7cm。枕右前位，胎心率 134 次/分。阴道检查：双侧坐骨棘内突，宫口开大 4cm，S^0；2 小时后产妇呼叫腹痛难忍，检查宫缩 1~2 分钟一次，持续 60 秒，胎心 99 次/分，脐下有明显环状凹陷，子宫下段膨胀，压痛明显，宫口开大 4cm，胎头 S^0。

29. 此时产程受阻的原因是

A. 宫缩乏力

B. 胎位异常

C. 胎儿过大

D. 入口和中骨盆狭小

E. 中骨盆和出口狭小

30. 临床诊断不包括

A. 子宫痉挛性狭窄环　　B. 漏斗骨盆

C. 先兆子宫破裂　　　　D. 活跃期停滞

E. 胎儿窘迫

31. 立即采取的护理措施是

A. 吸氧，准备行剖宫产术

B. 吸氧，准备行会阴切开术

（32~34 题共用题干）

　　患者，28 岁，初产妇，妊娠 40 周。规律宫缩 16 小时，宫口开大 6cm，宫缩转弱，25~30 秒/5~6 分钟。2 小时后肛查宫口开大 6cm，S^{-1}。电子胎心监护 OCT：出现频繁的晚期减速，羊水 Ⅱ 度污染。

32. 产程曲线异常属于

A. 第二产程延长　　　B. 活跃期延长

C. 活跃期停滞　　　　D. 潜伏期延长

E. 潜伏期缩短

33. 此种异常，最可能的原因是

A. 宫缩乏力　　　　　B. 子宫颈水肿

C. 胎儿过大　　　　　D. 入口平面狭窄

E. 中骨盆狭窄

34. 首选的处理措施是

A. 剖宫手术　　　　　B. 胎头吸引术

C. 待其自然分娩　　　D. 缩宫素静脉滴注

E. 肌内注射哌替啶

四、简答题

1. 协调性子宫收缩乏力无头盆不称时，应如何使用缩宫素？

2. 简述轻度骨盆狭窄试产时的护理要点。

第九章

分娩期并发症妇女的护理

浓缩教材精华，涵盖重点考点

第一节 胎膜早破

（一）概述

★临产前发生胎膜自然破裂，称为胎膜早破。

（二）病因

1. 生殖道感染 病原微生物上行性感染，可引起胎膜炎，细菌可以产生蛋白酶、胶质酶和弹性蛋白酶，这些酶可以直接降解胎膜的基质，使胎膜局部抗张力下降而破裂。

2. 羊膜腔压力升高 双胎妊娠、羊水过多、巨大儿宫内压力增加，覆盖于子宫颈内口处的胎膜自然成为薄弱环节而容易发生破裂。

3. 胎膜受力不均 头盆不称、胎位异常使胎先露部不能衔接，前羊膜囊所受压力不均，导致胎膜破裂。因手术创伤或先天性子宫颈组织结构薄弱，子宫颈内口松弛，前羊膜囊楔入，受压不均；子宫颈过短（<25mm）或子宫颈功能不全，子宫颈锥形切除，胎膜接近阴道，缺乏子宫颈黏液保护，易受病原微生物感染，导致胎膜早破。

4. 营养因素 缺乏维生素 C、锌及铜，可使胎膜抗张能力下降，易引起胎膜早破。

5. 其他 细胞因子 IL-6、IL-8、TNF-α 升高，可激活溶酶体酶，破坏羊膜组织导致胎膜早破；羊膜穿刺不当、人工剥膜、妊娠晚期性生活频繁等均有可能导致胎膜早破。

（三）临床表现及处理原则

1. 临床表现★ 孕妇突感到较多液体从阴道流出，继而少量间断性排出，咳嗽、打喷嚏、负重等腹压增加时阴道流液增加。

2. 胎膜早破的常用诊断方法

（1）肛诊：将胎儿先露部上推时见到阴道流液量增多。

（2）阴道流液 pH 测定：★阴道流液 pH≥7.0，用石蕊试纸检测阴道流液，可使试纸变为蓝色。

（3）阴道流液涂片：镜检可见羊齿植物状结晶，涂片后，可见毳毛、脂肪滴和胎儿皮肤脱落细胞。

（4）羊膜镜：看不到前羊水囊。

3. 处理原则★　依据孕周、胎儿情况和有无临产先兆做出相应处理。

（1）期待疗法★：妊娠28~35周不伴感染且破膜者，应尽量延长孕期。保守治疗期间绝对卧床，左侧卧位；预防感染，破膜超过12小时应用抗生素；观察羊水量、性状，早期诊断，适时终止妊娠。

（2）终止妊娠：孕期达35周以上分娩发动，可自然分娩；有剖宫产指征者，可行剖宫产术。

（四）护理诊断/问题

1. 有胎儿受伤的危险　与脐带脱垂和早产儿肺部发育不成熟有关。

2. 有感染的危险　与破膜后下生殖道宫腔感染机会增加有关。

3. 焦虑　与担心自身及胎儿安危有关。

（五）护理措施★

（1）嘱孕妇绝对卧床休息，左侧卧位，抬高臀部。

（2）密切观察，及时听取胎心。注意观察体温变化、羊水性状及气味，查血常规。

（3）外阴护理：1‰苯扎溴铵擦洗，每日2次。

（4）遵医嘱用药：破膜超过12小时应预防性使用抗生素。给予地塞米松静脉滴注10mg，每日1次，共2次，促进胎儿肺成熟。

（5）掌握终止妊娠的指征。

（六）健康教育

（1）积极预防和治疗下生殖道感染。

（2）妊娠后期禁止性交，避免负重及腹部受伤。

（3）★及时治疗子宫颈松弛，于妊娠14~16周行子宫颈环扎术。

（4）补充微量元素。

（5）一旦破膜尽快住院待产。

第二节　产后出血

（一）概述

概念★　胎儿娩出后24小时内出血量超过500ml者称产后出血。

70%~80%发生在产后2小时内，是目前我国孕产妇死亡的重要原因。

（二）病因

1. 子宫收缩乏力★　是产后出血的主要原因。

（1）产妇全身因素多见于产妇精神过度紧张，产程延长，过多使用镇静剂。

（2）子宫局部因素如前置胎盘、胎盘早剥等均可影响产后子宫收缩和缩复作用。

2. 胎盘因素★　胎儿娩出后 30 分钟，胎盘尚未娩出称胎盘滞留。有胎盘剥离不全、胎盘剥离后滞留、胎盘粘连、胎盘嵌顿、胎盘植入、胎盘或胎膜残留等，均可影响子宫收缩而出血。

3. 软产道损伤　常因胎儿过大、胎儿娩出过快、保护会阴或助产手术不当，使会阴、阴道、子宫颈甚至子宫下段裂伤而引起出血。

4. 凝血功能障碍　较少见，可由孕妇本身的出血性疾病和产科原因引起的凝血功能障碍疾病而致。

（三）临床表现及处理原则

1. 临床表现★　主要表现为阴道大出血或隐性出血，继发出血性休克或感染。

（1）宫缩乏力：胎盘娩出后阴道多量出血，多为间歇性，有血凝块。子宫软如袋状、轮廓不清、柔软、按摩宫底有积血流出，使用缩宫剂后子宫变硬，流血减少。

（2）软产道裂伤：胎儿娩出后立即出现持续阴道出血，呈鲜红色，能自凝。可见子宫颈、阴道、会阴不同程度裂伤。

（3）胎盘因素：胎儿娩出后 30 分钟胎盘仍未娩出，胎盘娩出前阴道出血，出血呈间歇性，有血凝块。

（4）凝血功能障碍：胎盘娩出前、后持续阴道流血，血液不凝固，常伴有全身出血倾向。

2. 辅助检查　检查血常规、血型及凝血功能。

3. 处理原则★　针对病因，立即采用止血、扩容、抗休克、抗感染治疗。

（1）对于宫缩乏力者★：可以根据具体情况通过按摩子宫、宫缩剂、宫腔内填塞纱布条或结扎血管等方法止血。

（2）胎盘因素导致的出血，应检查胎盘胎膜有无缺损，以除外胎盘因素。需及时将胎盘取出。

（3）软产道撕裂伤造成的出血：要及时缝合或切开血肿引流。若为子宫破裂，须通过腹部手术的方式，修补裂口或做子宫切除术。

（4）对于凝血功能障碍者：给予促凝药物，积极纠正休克，补充凝血因子和血容量；失血量多的产妇，给予输新鲜血或扩容治疗。应用大剂量抗生素、输液、输血或扩容药物，积极防治感染和休克。

（四）护理诊断/问题

1. 恐惧　与担心出血危及生命有关。

2. 组织灌注量改变　与大量出血有关。

3. 有感染的危险　与大量出血机体抵抗力下降有关。

4. 潜在并发症　失血性休克。

（五）护理措施

1. 预防产后出血★

（1）产前预防：对高危孕产妇，如贫血、妊娠高血压综合征应加强监护，积极治疗。

（2）产时：正确处理各产程。

1）当胎肩娩出后立即肌内注射缩宫素以加强宫缩、减少出血。

2）正确处理第三产程，在胎盘娩出前不应过早揉挤子宫或牵拉脐带，以免干扰正常宫缩。

（3）产后：产妇应继续留在产房观察 2 小时，严密观察宫缩、阴道出血情况及生命体征，一旦发生产后出血，应立即查明病因，以迅速止血、补充血容量、纠正失血性休克及控制感染为原则。

2. 迅速止血，纠正失血性休克

（1）失血性休克的护理

1）对产后出血的产妇，嘱产妇取平卧位，给予保暖、吸氧。严密观察面色、血压、脉搏、呼吸。估计阴道出血量，检查宫底高度、硬度及膀胱充盈情况。遵医嘱输液、输血，补充血容量，纠正酸中毒，协助医生抢救。

2）在抢救过程中，尽量陪伴在产妇身旁，并给予安慰，以增加安全感。向产妇及家属解释有关病情，采用各种措施积极抢救，及时治疗，待产妇病情稳定后，鼓励产妇配合康复治疗。

（2）针对病因迅速止血★

1）对宫缩乏力产妇，协助医生按摩子宫，在按摩子宫同时遵医嘱立即静脉、肌内或宫体注射缩宫素，必要时可用麦角新碱以加强宫缩，心脏病患者慎用。在无手术条件情况下，配合医生采用宫腔填塞纱条压迫止血，填塞后应严密观察血压、脉搏等生命体征，注意宫底高度及子宫大小变化。

2）对胎盘剥离不全，胎盘粘连或胎盘残留的产妇，协助医生在无菌条件下立即行人工剥离胎盘术，取出胎盘。对胎盘植入不易剥离的产妇，应配合医生做好切除子宫术前准备。

3）对软产道损伤的产妇，配合医生检查软产道裂伤处，调整灯光照明以便暴露裂伤部位，查明解剖层次，逐层缝合，防止血肿产生。

4）对凝血功能障碍的产妇，配合医生找出病因，遵医嘱使用改善凝血功能的药物，输入新鲜血液或成分输血。

（3）保持环境清洁，注意室内消毒，在抢救过程中，如人工剥离胎盘、宫腔内填塞纱条时，应严格执行无菌操作。

（4）术后护理★：每日测体温 4 次，做好会阴伤口护理，保持伤口清洁，用消毒液冲洗会阴，每日 2 次，用会阴垫。观察恶露量、颜色、气味，必要时遵医嘱给予抗生素。

（六）健康教育

（1）产后鼓励产妇排空膀胱，尽早哺乳，以刺激宫缩，减少阴道出血量。

（2）指导产妇增加营养，纠正贫血，增强抵抗力。合理安排休息，逐步增加活动量，不要过早下床，以免晕倒。

（3）指导家属及产妇继续观察恶露情况，如有异常及时就诊。

第三节　子宫破裂

（一）概述

概念★　宫体部或子宫下段于妊娠晚期或分娩期发生的破裂，称为子宫破裂。

子宫破裂按发生的原因可分为自然破裂和创伤性破裂；按发生时间分为妊娠期破裂和分娩期破裂；按破裂程度可分为完全性破裂和不完全性破裂；按发生部位分为宫体部破裂和子宫下段破裂。

（二）病因

1. 先露下降受阻★　如骨盆狭窄、头盆不称、横位、胎位不正或胎儿畸形。

2. 瘢痕子宫　如曾行剖宫产、子宫肌瘤挖除术、输卵管间质部挖除或子宫穿孔后修补术等。

3. 宫缩剂使用不当

4. 粗暴或不恰当的产科处理

5. 创伤

（三）临床表现及处理原则

1. 临床表现★　子宫破裂多发生在分娩期，分为先兆破裂和破裂2个阶段。

（1）先兆子宫破裂★

1）子宫强直性收缩，导致产妇疼痛难忍，烦躁不安。

2）子宫下段压痛明显。

3）产妇排尿困难，甚至可有血尿。

4）胎心率异常或听不清。

5）出现病理性缩复环★：强有力的宫缩使子宫下段变薄而宫体更加增厚变短，两者间形成环形凹陷，此凹陷随着子宫收缩逐渐上升近达脐部或达脐水平以上，称为病理性缩复环，是先兆子宫破裂最可靠的征象。

（2）子宫破裂★：孕妇突感撕裂样剧痛后，腹痛缓解，子宫收缩消失，片刻后腹部持续疼痛，出现休克、腹膜刺激征，胎动、胎心消失。可在腹部清楚触到胎体，其旁有缩小了的子宫。产妇脉搏加快，微弱，呼吸急促，血压下降；阴道检查：胎先露上升，已扩张的宫口回缩，阴道可能有鲜血流出，量可多可少。

2. 处理原则★

（1）先兆子宫破裂：立即抑制宫缩，行剖宫产术。

（2）子宫破裂的处理：应尽快剖腹取胎，清洗腹腔内羊水和胎便。

1）若破裂时间短，感染不严重，需要生育者，行裂口修补缝合术，应注意检查膀胱、输尿管、子宫颈及阴道，有损伤及时修补。

2）感染严重者行全子宫切除术，术中、术后给予大剂量抗生素控制感染。

（四）护理诊断/问题

1. 疼痛　与强烈宫缩及内出血刺激腹膜引起的腹痛有关。

2. 恐惧   与剧烈腹痛、胎儿死亡、子宫切除有关。

3. 组织灌流量改变   与大量内出血有关。

4. 潜在并发症   感染、贫血。

（五）护理措施

1. 预防子宫破裂

（1）加强产前检查，及时纠正异常胎位，有剖宫产史或子宫手术史的产妇，应提前2周住院待产。

（2）密切观察产程进展，严格掌握缩宫素引产指征和使用方法，缩宫素引产应有专人监护。

2. 积极配合治疗

（1）一般护理★

1）休克患者取头低足高位或中凹位，吸氧、保暖、迅速建立静脉通路。

2）帮助术后患者制订合理的膳食计划，给高蛋白、高热量、高维生素、高铁饮食，促进其尽快恢复。

3）术后患者每日擦洗外阴2次，保持外阴清洁预防感染。

（2）病情观察及治疗配合

1）密切观察产妇腹痛情况，对先兆子宫破裂产妇，立即通知医生，遵医嘱停止静脉滴注缩宫素，并给予抑制宫缩药物，如肌内注射哌替啶100mg，以减弱宫缩。

2）向产妇及家属讲明病情，让产妇保持安静，不要躁动，配合抢救。对胎儿死亡或子宫切除产妇和家属的悲伤情绪，给予精神安慰和同情理解，告知产妇回奶，保持乐观情绪，有利于产后恢复。对子宫修补术产妇，告知产后避孕2年后方可怀孕，以便子宫更好恢复。一般可选用药物和避孕套避孕。

3）对子宫破裂大出血产妇，迅速建立静脉输液通道，补充血容量，测血型、备血、尽快输血，给予氧气吸入，协助医生做好剖腹探查或子宫切除术的术前准备。术后遵医嘱给予抗生素预防感染。

（六）健康教育

（1）加强产检，及时纠正胎位异常，对有可能发生子宫破裂的高危妊娠者，引导其正确认识异常妊娠，制订分娩计划，进行择期手术，防止子宫破裂。

（2）帮助拟定产褥期修养计划，指导胎儿死亡的产妇退乳。

第四节   羊水栓塞

（一）概述

概述★在分娩过程中羊水进入母体血循环引起的肺栓塞导致出血、休克、弥散性血管内凝血和急性肾衰竭等一系列病理改变，称为羊水栓塞。

（二）病因

羊水进入母体血液循环需具备三个条件：胎膜破裂、母体子宫壁血窦开放、强烈的宫缩。

（1）★子宫收缩过强是羊水栓塞的好发因素。

（2）子宫有开放的血窦：如急产、胎膜早破、前置胎盘、胎盘早剥、子宫破裂、子宫颈裂伤或子宫胎盘有开放血管等是羊水栓塞的常见病因。

（3）中期妊娠引产、剖宫产术等则是发生羊水栓塞的诱因。

（三）临床表现及处理原则

1. 临床表现　临床表现与妊娠月份、羊水进入量和速度有关。羊水栓塞临床经过分 3 个阶段。

（1）急期休克期：发生在宫缩较强时，产妇开始出现烦躁不安、恶心、呕吐、气急等先兆症状，继而出现呛咳、呼吸困难、发绀，肺底部出现湿啰音，心率加快，面色苍白，四肢厥冷，血压下降等，严重者产妇多于数分钟内迅速死亡。

（2）出血期：病人度过第一阶段，继之发生 DIC，出现难以控制的全身广泛性出血，大量阴道出血，切口渗血，全身皮肤黏膜出血，甚至出现消化道大出血。

（3）急性肾衰竭期：羊水栓塞后期病人出现少尿或无尿和尿毒症的表现。本病起病急，病情发展快，产妇恐惧，家属也毫无精神准备，感到焦虑不安，担心产妇生命安全，如抢救无效，家属通常无法接受这样的结果，在情绪上会比较激动，甚至否认、愤怒。

2. 辅助检查

（1）实验室检查：痰液涂片可查羊水内容物，下腔静脉取血镜检可见羊水的有形物质。血液检查 DIC 的各项指标指示呈阳性。

（2）X 线检查：可见双侧肺部弥散性点状、片状浸润影，沿肺门周围分布，伴轻度肺不张。

（3）心电图：提示右侧心房、心室扩大。

3. 处理原则

（1）最初阶段是抗休克、抗过敏、解除肺动脉高压、纠正缺氧和心力衰竭。

（2）DIC 阶段应早期抗凝、补充凝血因子。

（3）少尿无尿阶段要同时预防和治疗肾衰竭。

（四）护理诊断/问题

1. 气体交换受损　与肺动脉高压、肺水肿有关。

2. 恐惧　与病情险恶有关。

3. 组织灌流量改变　与弥散性血管内凝血有关。

4. 潜在并发症　产后出血。

（五）护理措施

1. 预防羊水栓塞

（1）加强产前检查，注意诱发因素，及时发现前置胎盘、胎盘早剥等并发症并及时处理。

（2）严密观察产程进展，正确掌握缩宫素的使用方法，防止宫缩过强。

（3）严格掌握破膜时间，★人工破膜宜在宫缩的间歇期，破口要小并注意控制羊水的流出速度。

（4）★中期引产者，羊膜穿刺次数不应超过 3 次。钳刮时应先刺破胎膜，使羊水流出后再钳夹胎块。

2. 急救护理★

（1）就地抢救，嘱产妇取半卧位或抬高头肩部卧位，加压吸氧，必要时协助医生行气管插管和气管切开，以维持有效呼吸，防止肺水肿，改善脑缺氧。

（2）快速建立静脉通道，使用静脉留置针，并接上三通管，至少建立三条静脉通道，确保快速输入药物及各种抢救药品。

（3）向产妇及家属讲解和分析此次发病的可能因素，尽量给予解释并陪伴在旁，帮助其度过哀伤，消除思想忧虑，提供情绪上的安慰和支持。

3. 治疗配合

（1）★最初阶段首先是纠正缺氧，解除肺动脉高压，防止心衰，抗过敏，抗休克。

1）★吸氧取半卧位，加压给氧，必要时行气管插管或气管切开，保证供氧，减轻肺水肿，改善脑缺氧。

2）抗过敏：遵医嘱立即静脉注射糖皮质激素，如地塞米松或氢化可的松。

3）解除痉挛：①阿托品：心率慢时应用，直至患者面色潮红，微循环改善；②盐酸罂粟碱：与阿托品合用扩张肺小动脉效果更佳，能解除支气管平滑肌及血管平滑肌痉挛，扩张肺、脑血管及冠状动脉。

4）纠正心衰，消除肺水肿：毛花苷丙纠正心衰，呋塞米等利尿剂消除肺水肿，防治急性肾衰竭。

5）抗休克，纠正酸中毒：遵医嘱给低分子右旋糖酐补充血容量以纠正休克，5%碳酸氢钠 250ml 静脉滴注纠正酸中毒。

6）防治感染：遵医嘱使用对肾脏毒性小的广谱抗生素以防治感染。

（2）防治 DIC：观察阴道出血、全身皮肤出血、穿刺部位出血等情况。遵医嘱应用肝素、抗纤溶药物及凝血因子。

（3）少尿或无尿阶段要及时应用利尿剂，预防与治疗肾衰竭。

4. 产科处理　原则上应在产妇呼吸循环功能得到明显改善，并已纠正凝血功能障碍后再处理分娩。

（1）临产者监测产程进展、宫缩强度与胎儿情况。在第一产程发病者应立即考虑行剖宫产结束分娩以去除病因；在第二产程发病者可根据情况经阴道助产结束分娩；并密切观察出血量、血凝情况，如子宫出血不止，应及时报告医生做好子宫切除术的术前准备。

（2）中期妊娠钳刮术中或于羊膜腔穿刺时发生者应立即终止手术，进行抢救。

（3）发生羊水栓塞时如正在滴注缩宫素者应立即停止。同时严密监测患者的生命体征变化。定时测量并记录，同时做好出入量记录。

（六）健康教育

（1）产后 42 天复查尿常规及凝血功能，防止并发症的发生。

（2）若保留子宫并有生育愿望的 1 年后身心状态良好时再怀孕。

模拟试题测试，提升应试能力

一、名词解释

1. 胎膜早破

2. 产后出血

3. 病理性缩复环

4. 羊水栓塞

二、填空题

1. 胎膜早破对母儿的影响包括诱发_____，增加_____和_____机会。

2. 阴道液 pH 为_____，以石蕊试纸测试阴道流出液，pH_____时，胎膜早破可能性大。

3. 阴道液涂片干燥后检查，见_____为羊水。

4. 破膜_____小时以上应预防性应用抗生素。

5. 胎膜早破期待疗法适用于孕_____周，羊水池深度≥_____cm 的孕妇。

6. 产后出血的原因为_____、_____、_____及_____。

7. 子宫破裂多数可分为_____和_____两个阶段。

8. 羊水栓塞临床经过分为_____、_____和_____三个阶段。

三、选择题

A₁ 型题（每题下设 A、B、C、D、E 五个备选答案，请从中选择一个最佳答案）

1. 胎膜早破是指

   A. 胎膜破裂发生在第一产程末

   B. 胎膜在潜伏期破裂

   C. 胎膜破裂发生在第二产程

   D. 胎膜在临产前破裂

   E. 胎膜破裂发生在活跃期

2. 关于胎膜早破的病因叙述正确的是

   A. 创伤　　　　　　B. 孕后期性交

   C. 下生殖道感染　　D. 羊膜腔内压力升高

   E. 以上说法均正确

3. 下述不支持胎膜早破诊断的是

   A. 阴道持续性流液

   B. 宫缩时肛查触不到前羊膜囊

   C. 羊水涂片镜检可见羊齿状结晶

   D. 石蕊试纸测定阴道排液呈弱酸性

   E. 羊水涂片染色可见毳毛

4. 关于胎膜早破患者阴道液的 pH 说法正确的是

   A. pH≤4.5　　　　　B. pH 为 4.5~5.5

   C. pH 为 5.5~6.0　　D. pH 为 6.0~6.5

   E. pH≥7.0

5. 对胎膜早破患者的护理措施，应除外

   A. 立即听胎心，记录破膜时间

   B. 每天会阴护理 2 次

   C. 注意羊水的性状和颜色，若出现胎儿宫内缺氧表现，应及时给予吸氧

   D. 超过 12 小时尚未临产，遵医嘱给予抗生素

   E. 一旦脐带脱垂，可等待自然分娩

6. 产后出血是指

   A. 胎儿娩出 4 小时内，阴道出血量>500ml 者

   B. 胎儿娩出 8 小时内，阴道出血量>500ml 者

   C. 胎儿娩出 24 小时内，阴道出血量>500ml 者

   D. 胎儿娩出 16 小时内，阴道出血量>800ml 者

   E. 胎儿娩出 24 小时内，阴道出血量>1000ml 者

7. 产后出血与下列哪项无关

   A. 宫缩乏力　　　　B. 胎盘滞留

   C. 早产　　　　　　D. 产后感染

   E. 双胎妊娠

8. 产后出血最重要的预防措施是

   A. 适度做会阴侧切

   B. 胎儿前肩娩出后立即肌内注射缩宫素 10U

   C. 督促产妇及时排尿

   D. 产后 24 小时内观察阴道出血情况及宫缩情况

   E. 产后尽早哺乳

9. 产后出血的处理原则是

   A. 输血、抗凝、抗感染、抗休克

   B. 纠酸、扩容、抗感染

   C. 切除子宫、扩容、抗感染

   D. 止血、扩容、抗休克、抗感染

E. 观察病情，不急于处理

10. 子宫收缩乏力引起的产后出血可采取的止血措施是
    A. 按摩子宫　　　　　B. 缝合止血
    C. 刮去宫内残留组织　D. 子宫切除
    E. 麻醉剂松弛狭窄环

11. 胎盘部分残留引起的产后出血可采取的止血措施是
    A. 按摩子宫　　　　　B. 缝合止血
    C. 刮去宫内残留组织　D. 子宫切除
    E. 麻醉剂松弛狭窄环

12. 胎盘嵌顿引起的大出血可采取的止血措施是
    A. 按摩子宫　　　　　B. 缝合止血
    C. 刮去宫内残留组织　D. 子宫切除
    E. 麻醉剂松弛狭窄环

13. 导致子宫破裂的原因下述错误的是
    A. 胎先露下降受阻　　B. 子宫壁有瘢痕
    C. 过多使用宫缩剂　　D. 手术创伤
    E. 急性羊水过多

14. 与子宫破裂无关的是
    A. 子宫收缩剂使用不当　B. 子宫有瘢痕
    C. 横位　　　　　　　　D. 头盆不称
    E. 协调性宫缩乏力

15. 不属于先兆子宫破裂的临床表现为
    A. 子宫收缩力过强　　B. 子宫病理性缩复环
    C. 子宫下段压痛　　　D. 胎心率100次/分
    E. 扩大的宫口回缩，下降的先露上升

16. 病理性缩复环可见于
    A. 前置胎盘　　　　　B. 胎盘早剥
    C. 先兆子宫破裂　　　D. 羊水栓塞
    E. 羊水过少

17. 关于子宫破裂，下列描述不正确的是
    A. 先兆子宫破裂时应立即给予抑制子宫收缩的药物，之后行剖宫产术
    B. 术后遵医嘱给予抗生素控制感染
    C. 药物抑制宫缩
    D. 子宫破裂行子宫修补术的患者至少避孕半年
    E. 分娩期不正确的使用缩宫素可导致子宫破裂

18. 羊水栓塞最早出现的是
    A. 弥散性血管内凝血　B. 急性肾衰竭

C. 急性呼吸衰竭　　　D. 急性心力衰竭
E. 过敏性休克

19. 产妇发生羊水栓塞时，首要的处理是
    A. 纠正酸中毒　　　　B. 解除肺动脉高压
    C. 加压给氧　　　　　D. 抗休克
    E. 抗过敏

20. 产妇发生羊水栓塞时，首要的护理问题是
    A. 组织灌流不足　　　B. 恐惧
    C. 气体交换受损　　　D. 知识缺乏
    E. 潜在并发症：DIC

A₂型题（每题下设 A、B、C、D、E 五个备选答案，请从中选择一个最佳答案）

21. 孕妇，25岁，妊娠足月临产，胎盘娩出后，产妇出现持续性阴道流血达600ml。查体：子宫体柔软。出血的原因是
    A. 子宫收缩乏力　　　B. 软产道裂伤
    C. 胎盘剥离不全　　　D. 子宫破裂
    E. 凝血功能障碍

22. 孕妇，28岁，妊娠足月，巨大儿。当胎儿娩出后，产妇阴道出现大量鲜红色血液，很快凝集成血块。查体：子宫收缩良好，胎盘、胎膜剥离完整。该产妇出血的主要原因是
    A. 子宫收缩乏力　　　B. 软产道裂伤
    C. 胎盘剥离不全　　　D. 子宫破裂
    E. 凝血功能障碍

23. 产妇，28岁，双胎妊娠，37周分娩。产后1小时出血量达到200ml。查体：子宫轮廓不清，血压100/60mmHg，首要的处理措施是
    A. 快速止血　　　　　B. 检查软产道
    C. 阴道填塞纱布条　　D. 应用子宫收缩剂
    E. 查血小板及凝血时间

24. 产妇，32岁，孕40周，待产过程中出现烦躁不安，呼吸、心率加快，下腹疼痛难忍。查体：下腹压痛明显，有病理性缩复环。应考虑为
    A. 潜伏期延长　　　　B. 活跃期停滞
    C. 先兆子宫破裂　　　D. 子宫收缩乏力
    E. 子宫强直性收缩

25. 某产妇，26岁，宫口开全，胎膜破裂后出现呛咳、烦躁、呼吸困难，随即昏迷，血压50/30mmHg，应考虑为
    A. 胎膜早破　　　　　B. 子宫破裂
    C. 产时子痫　　　　　D. 胎儿宫内窘迫

E. 羊水栓塞

26. 33 岁，初孕妇，宫内妊娠 38 周，凌晨 6 点下床时自觉阴道流出大量阴道稀水样液体，于当日上午 10 点入院，正确的护理措施是
    A. 以轮椅送入病房
    B. 病人可自由活动
    C. 患者取头低足高位，以平车送入院
    D. 患者可沐浴
    E. 患者取头高足低位，以平车送入院

27. 28 岁，初孕妇，孕 37^{+4} 周，规律宫缩 4 小时，阴道流水 1 小时入院。查：宫口开大 6cm，pH 试纸由红变蓝，胎头尚未入盆。正确的护理措施是
    A. 温肥皂水灌肠
    B. 每 3 小时观察宫缩 1 次
    C. 每 2 小时听胎心 1 次
    D. 注意观察羊水的性状
    E. 让产妇沐浴

28. 某产妇，经阴道助产手术娩出一男婴，体重 3200g。胎盘娩出后阴道持续出血约 800ml，下列护理措施中正确的是
    A. 不能按摩子宫，以免再出血
    B. 检查胎盘、胎膜是否完整
    C. 会阴垫不必保留
    D. 不可使用抗生素
    E. 不可使用缩宫素

29. 初产妇，产程延长行产钳助产，胎儿娩出后阴道持续出血不止，色鲜红。检查：胎盘完整，子宫底脐下 2 指，质硬，阴道不断有鲜红色血液流出，有凝血块。首要的护理措施是
    A. 补充血容量　　　B. 检查软产道
    C. 注射止血药　　　D. 记录出血情况
    E. 静脉滴注缩宫素

30. 初产妇，顺产后阴道大出血，色暗红。检查发现子宫体软。护士采取的首要护理措施是
    A. 检查胎盘是否完整
    B. 检查软产道有无损伤
    C. 抽血检查凝血功能
    D. 按摩子宫
    E. 做好输血准备

31. 初产妇，孕 38 周，临产 10 小时，产妇突感腹部撕裂样剧痛，随即出现面色苍白，出冷汗，呼吸急促。查体：全腹压痛和反跳痛，腹壁可触及胎儿，胎动及胎心消失。应首选哪种处理
    A. 肥皂水灌肠
    B. 人工破膜
    C. 静脉滴注小剂量缩宫素
    D. 肌内注射哌替啶
    E. 立即开腹探查

32. 初产妇，孕 40 周后临产，宫口开大 9cm 时自然破膜。不久产妇出现呛咳、呼吸困难、发绀、血压 50/30mmHg。护士应采取的护理措施是
    A. 平卧位，头偏向一侧　B. 头低足高位
    C. 左侧卧位　　　　　　D. 半卧位
    E. 持续高流量给氧

A$_3$/A$_4$ 型题（共同选项/共同题干选择题，每题下设若干个相关问题，请从 A、B、C、D、E 五个备选答案中选择一个最佳答案）

（33~35 题共用题干）

初产妇，25 岁，孕足月出现规律性宫缩，1 小时后来院，由于宫缩过强，立即将产妇放在产床上，未来得及消毒及保护会阴，胎儿急速娩出，正处理婴儿时，见阴道有较多量血流出，腹部检查，子宫收缩良好。

33. 本病例出血原因可能是
    A. 会阴阴道裂伤　　　B. 尿道、膀胱损伤
    C. 子宫收缩良好　　　D. 子宫破裂
    E. 凝血功能障碍

34. 采取以下哪项措施，可以预防上述产后出血
    A. 胎儿娩出后肌内注射缩宫素
    B. 胎盘娩出后，立即肌内注射缩宫素
    C. 胎儿娩出后，迅速徒手取出胎盘
    D. 注意保护会阴
    E. 胎头娩出后，即可给予缩宫素，加强宫缩

35. 此产妇于胎盘娩出后持续阴道出血，检查发现胎盘不完整，首选措施为
    A. 按摩子宫，止住出血
    B. 按摩子宫及时肌内注射宫缩剂
    C. 监视生命体征，注意尿量
    D. 宫腔探查
    E. 阴道内堵塞纱布止血

（36~37 题共用题干）

某初产妇，28 岁，妊娠 34 周，睡眠中突然出

现大量阴道流液，此后起床活动时有持续性流液，因胎膜早破收入院。

36. 胎膜早破的诊断方法有

    A. 阴道检查

    B. 肛门检查

    C. 阴道 pH 不变

    D. 取阴道后穹隆黏液涂片见到羊齿状结晶

    E. B 超观察羊水池深度

37. 此时最重要的处理是

    A. 卧床休息　　　　B. 注意预防感染

    C. 吸氧，左侧卧位　D. 剖宫产结束妊娠

    E. B 超观察胎儿大小

（38～39 题共用题干）

初产妇，26 岁，妊娠 39 周顺产一男婴，体重 3500g，Apgar 评分 10 分，胎盘娩出后 5 小时，阵发性阴道流血，量多，色暗红。检查：子宫底高度脐上 3 横指，质软，膀胱较膨胀。曾经有 1 次流产史。

38. 首先的诊断是

    A. 凝血功能障碍　　B. 软产道损伤

    C. 胎盘残留　　　　D. 子宫收缩乏力

    E. 阴道炎

39. 经处理后阴道流血减少，但仍持续有少量血液

流出。进一步的处理是

    A. 刮宫术　　　　　B. 腹壁按摩子宫

    C. 静脉滴注缩宫素　D. 检查软产道

    E. 准备行子宫切除

（40～41 题共用题干）

36 岁初产妇在家中经阴道分娩，当胎儿及胎盘娩出后，出现时多时少的阴道持续流血已 2 小时，送来急诊。

40. 为确定诊断，需追问对本例有价值的病史是

    A. 贫血　　　　　　B. 高龄初产妇

    C. 滞产　　　　　　D. 臀先露经阴道分娩

    E. 新生儿体重 3200g

41. 仔细检查见产妇流出的血液有凝血块。此时首选处置应是

    A. 输液输血，补充血容量

    B. 静脉注射麦角新碱

    C. 静脉滴注缩宫素

    D. 迅速补给纤维蛋白原

    E. 消毒纱条填塞宫腔

四、简答题

1. 胎膜早破的护理措施有哪些？

2. 简述产后出血的原因及处理原则。

第十章

产后并发症产妇的护理

浓缩教材精华，涵盖重点考点

第一节 产 褥 感 染

（一）概念

★产褥感染是指分娩时及产褥期生殖道受病原体侵袭引起局部或全身的炎症变化。产褥感染是最常见的产褥期并发症，是产妇死亡的四大死因之一。

（二）病因

（1）妊娠期和分娩降低或破坏生殖道的防御功能与自净作用，增加病原体侵入生殖道的机会。产妇体质虚弱、孕期贫血、胎膜早破、产科手术操作、产程延长、产后出血过多等。

（2）★以厌氧菌为主，感染以混合感染多见。其他还有需氧性链球菌、厌氧性链球菌、大肠埃希菌、葡萄球菌、厌氧类杆菌。

（三）临床表现

★发热、疼痛、异常恶露是三大主要症状。

1. 急性外阴、阴道、子宫颈炎　分娩时外阴裂伤或会阴切开后感染所致。

2. 急性子宫内膜炎、子宫肌炎　★最为常见，常在产后 3~5 天发病，表现为下腹疼痛，子宫复旧缓慢，有压痛，恶露增多，可有臭味或呈脓性，体温>38℃，严重者可达40℃，并伴有寒战等全身症状。

3. 急性盆腔结缔组织炎、急性输卵管炎　病变严重者炎症波及整个盆腔，形成"冰冻骨盆"典型体征。

4. 急性盆腔腹膜炎与弥漫性腹膜炎

5. 血栓性静脉炎★

（1）盆腔血栓性静脉炎：产后 1~2 周出现弛张热、下腹疼痛和压痛。

（2）下肢血栓性静脉炎：常在产后 2~3 周出现下肢持续性疼痛，水肿发白，又称"股白肿"。

6. 脓毒血症与败血症

（四）辅助检查

1. 血液检查　白细胞升高，以中性粒细胞明显；红细胞沉降率加快；血液细菌培养可查出致病菌。

2. 子宫颈、宫腔分泌物培养　有助于诊断子宫内膜炎。

3. 血清　C-反应蛋白>8mg/L，有助于早期诊断感染。

4. CT、B 超检查

（五）护理诊断/问题

1. 体温过高　与生殖道创面及全身感染有关。

2. 急性疼痛　与盆腔炎及伤口炎症刺激有关。

3. 体液不足、营养失调　与发热消耗、摄入降低有关。

4. 知识缺乏　缺乏有关产褥感染的预防措施。

（六）治疗原则

1. 支持疗法　增加蛋白质及维生素的摄入，纠正贫血和水、电解质紊乱。

2. 应用抗生素　★根据细菌培养结果和药敏试验选用抗生素。严重者首选广谱高效抗生素综合治疗，必要时短期加用肾上腺糖皮质激素。

3. 局部病灶处理　★清除宫腔残留物，脓肿切开引流等。

4. 血栓性静脉炎　加用肝素、双香豆素等。

5. 严重病例有感染者　积极抢救中毒性休克、肾衰竭等。

（七）护理措施

1. 增加抗病能力　★给予高蛋白、高热量、高维生素饮食。每天多饮水。★补充水分每天不少于 2000ml；体温超过 39℃者给予物理降温；病情严重应停止哺乳。

2. 控制感染

（1）★协助或指导产妇采取健侧半卧位，使炎症局限在直肠子宫陷凹。必要时使用宫缩剂。

（2）遵医嘱正确应用抗生素，做好局部护理。

（3）必要时配合医生做好清宫术、脓肿局部切开引流术的术前准备及术后护理。

（4）注意恶露及伤口愈合情况，若有异常及时报告医生并协助处理。

（5）鼓励产妇多饮水，必要时静脉补液。

（6）血栓性静脉炎应用大量抗生素的同时，加用肝素、尿激酶等溶栓药。

3. 缓解疼痛

（1）★每日擦洗或冲洗外阴 2 次，每次大小便后随时擦洗。

（2）★会阴水肿者，局部用 50% 硫酸镁湿热敷或用红外线照射会阴。

（3）★下肢血栓性静脉炎者，嘱其抬高患肢，局部保暖并给予热敷，以促进血液循环、减轻肿胀。

（八）健康指导

（1）指导产妇产后休息，增加营养和适当运动、服药及定期复查。

（2）保持会阴部清洁，勤换会阴垫，有异常及时就诊。

（3）指导正确的母乳喂养方法，吸奶前先热敷乳房，防止乳汁淤积，保持乳管通畅。

第二节 晚期产后出血

（一）概念

★产妇分娩24小时后，在产褥期内发生的子宫大量出血，也称产褥期出血。以产后1~2周发病常见，也有迟至产后6周发病者。

（二）病因

1. 胎盘、胎膜残留 ★为最常见的原因，多发生在产后10天左右。

2. 蜕膜残留

3. 子宫胎盘附着部位复旧不全 ★多发生在产后2周左右。

4. 剖宫产术后子宫伤口裂开 如子宫切口感染、横切口选择过低或过高、缝合技术不当。

5. 感染 以子宫内膜炎多见。

6. 肿瘤 如产后滋养细胞肿瘤。

（三）临床表现

1. 胎盘、胎膜残留 ★表现为血性恶露持续时间延长，以后反复出血或突然大量流血，检查发现子宫复旧不全，宫口松弛，有时可触及残留组织。

2. 蜕膜残留 宫腔刮出物病理检查可见坏死蜕膜，混以纤维素、玻璃样变的蜕膜细胞和红细胞，但不见绒毛。

3. 子宫胎盘附着面感染或复旧不全 ★表现为突然大量阴道流血，检查发现子宫大而软，宫口松弛，阴道及宫口有血块堵塞。

4. 剖宫产术后子宫伤口裂开 ★多发生在术后2~3周，出现大量阴道流血，甚至引起休克。

5. 感染 恶露量多且有臭味。

6. 肿瘤 多为不规则出血。

（四）辅助检查

行血β-hCG、B超、血尿常规检查、病原菌及药敏实验。

（五）处理原则

1. 药物治疗 少量或中量阴道流血，应给予足量、广谱、高效的抗生素，子宫收缩剂以及支持疗法和中药治疗。

2. 手术治疗

（1）产后应仔细检查胎盘、胎膜，如有残缺，应及时刮宫，刮出物送病理检查。

（2）剖宫产术后子宫伤口裂开者做好腹部手术准备。

（六）护理诊断/问题

1. 体液不足 与出血过多有关。

2. 有感染的危险　与阴道流血时间长、侵入性操作、贫血易造成感染有关。

3. 潜在并发症　与失血性休克有关。

4. 焦虑、恐惧　与大出血危及产妇生命有关。

（七）护理措施

1. 预防　术前预防、产后检查、预防感染。

2. 做好失血性休克患者的护理　卧床休息，严密观察生命体征；严密观察阴道流血，协助医生采取止血措施；遵医嘱用药或输血。

3. 心理护理　耐心向患者及家属讲解。

模拟试题测试，提升应试能力

一、名词解释

1. 产褥感染

2. 晚期产后出血

3. "股白肿"

二、填空题

1. 产褥感染以_____为主。

2. 协助或指导产褥感染的产妇采取_____，使炎症局限在_____。

3. 晚期产后出血蜕膜残留时宫腔刮出物病理检查可见_____，混以纤维素、玻璃样变的蜕膜细胞和红细胞，但不见_____。

4. 晚期产后出血控制感染应给予_____、_____和_____的抗生素。

三、选择题

A₁型题（每题下设 A、B、C、D、E 五个备选答案，请从中选择一个最佳答案）

1. 引起产褥感染最常见的病原菌是

　　A. 产气荚膜杆菌　　　B. 阴道杆菌

　　C. 金黄色葡萄球菌　　D. 厌氧性链球菌

　　E. 大肠埃希菌

2. 产褥感染的诱因不包括

　　A. 产道损伤　　　　　B. 产程延长

　　C. 器械助产　　　　　D. 使用缩宫素

　　E. 生殖系统的自然防御能力降低

3. 急性子宫内膜炎、子宫肌炎

　　A. 又称"股白肿"

　　B. 出现严重全身症状及感染性休克症状

　　C. 产后出现高热、恶心、呕吐、腹胀，腹部压痛、反跳痛

　　D. 产后出现下腹压痛、低热、恶露增多伴臭

味，子宫复旧不良

　　E. 严重者形成"冰冻骨盆"

4. 产后患子宫内膜炎的产妇宜取

　　A. 平卧位　　　　　　B. 半卧位

　　C. 左侧卧位　　　　　D. 右侧卧位

　　E. 中凹卧位

5. 晚期产后出血多发生在产后

　　A. 24 小时　　　　　B. 48 小时

　　C. 1~2 周　　　　　 D. 2~3 周

　　E. 3~4 周

6. 晚期产后出血多发生在产后 2~3 周的原因是

　　A. 胎盘、胎膜残留

　　B. 蜕膜残留

　　C. 剖宫产术后子宫伤口裂开

　　D. 感染

　　E. 子宫胎盘附着部分复旧不全

7. 血栓性静脉炎

　　A. 又称"股白肿"，常见于产后 2~3 周

　　B. 出现严重全身症状及感染性休克症状

　　C. 产后出现高热、恶心、呕吐、腹胀，腹部压痛、反跳痛

　　D. 产后出现下腹压痛、低热、恶露增多伴臭味，子宫复旧不良

　　E. 严重者形成"冰冻骨盆"

8. 关于产褥感染，下列正确的是

　　A. 盆腔内血栓性静脉炎，多于产后 3 天发病

　　B. 股白肿，常见于产后 2~3 周

　　C. 急性盆腔炎不会发展为弥漫性腹膜炎

　　D. 血栓性静脉炎，为最常见的产褥感染类型

　　E. 子宫内膜炎，可使子宫增大、变硬、不活动

9. 下列产褥期疾病属于产褥感染的是
   A. 急性乳腺炎 　　　B. 腹泻
   C. 上呼吸道感染　　D. 急性膀胱炎
   E. 急性子宫内膜炎

10. 晚期产后出血最常见的原因是
    A. 胎盘、胎膜残留
    B. 蜕膜残留
    C. 剖宫产术后子宫伤口裂开
    D. 感染
    E. 子宫胎盘附着部分复旧不全

11. 关于晚期产后出血不正确的是
    A. 胎盘胎膜残留，多发生产后 1~2 周
    B. 宫腔刮出物送病理检查见坏死蜕膜和绒毛组织，考虑蜕膜残留
    C. 剖宫产切口裂，多发生于产后 2~3 周
    D. 产褥期子宫内膜炎可以导致晚期产后出血
    E. 产褥期不规则出血应考虑肿瘤因素

12. 关于产褥期护理叙述错误的是
    A. 情况正常者 24 小时后下床活动
    B. 保证充分休息和睡眠
    C. 饮食应富于营养，注意多吃蔬菜
    D. 衣着温暖适宜
    E. 产后 10 小时内排尿

13. 关于产褥感染的防治，下述不妥的是
    A. 加强孕期保健
    B. 产时尽量少做肛诊
    C. 产前、产时常规用抗生素
    D. 产褥期保持外阴清洁
    E. 掌握阴道检查的适应证

14. 关于产褥感染体温高的护理措施，错误的是
    A. 嘱患者卧床休息
    B. 体温超过 39℃ 不予物理降温
    C. 鼓励患者多饮水
    D. 病房要定时通风
    E. 给予易消化的半流质饮食

15. 关于产褥感染的类型与主要症状叙述不正确的是
    A. 急性外阴炎，会阴阴道口红、肿、痛
    B. 急性子宫内膜炎，恶露多、臭，下腹压痛
    C. 急性盆腔结缔组织炎，下腹痛，盆腔包块
    D. 急性子宫颈炎，子宫颈充血、脓性分泌物
    E. 血栓性静脉炎，下肢皮肤红、肿但无痛

16. 下列关于产褥感染护理措施叙述错误的是
    A. 出现高热时给予物理降温
    B. 保证充分休息和睡眠
    C. 给予高蛋白、高热量、高维生素饮食
    D. 及时更换清洁会阴垫
    E. 取平卧位

17. 晚期产后出血临床表现的特点不包括
    A. 产后 2~3 周，剖宫产切口裂开
    B. 胎盘残留，血性恶露延长且反复出血
    C. 胎盘附着面复旧不全或感染
    D. 宫腔刮出物病理检查可见坏死蜕膜
    E. 蜕膜残留，检查见绒毛组织

A_2 型题（每题下设 A、B、C、D、E 五个备选答案，请从中选择一个最佳答案）

18. 产妇，32 岁，顺产一女婴，产后 10 天发生晚期产后出血。最常见的原因是
    A. 胎盘、胎膜残留　　B. 蜕膜残留
    C. 剖宫产切口裂开　　D. 产褥感染
    E. 产后滋养细胞肿瘤

19. 某产妇，20 岁。5 天前在家由产婆助产后分娩一个女婴，今日体温 39℃，子宫体轻压痛，血性恶露量多且臭，诊断为产褥感染，护士为其讲解产褥感染的来源，下列哪项是
    A. 阴道内致病菌如厌氧菌类
    B. 阴道内大肠埃希菌
    C. 孕晚期性交及盆浴带入的细菌
    D. 产程延长、胎膜残留或产科手术引起
    E. 产褥期乳腺炎及脓肿

20. 患者，女性，28 岁。分娩后第 2 天起，连续 3 天体温持续在 38.5℃ 左右。查体：子宫硬，无压痛，会阴切口红肿、疼痛，恶露淡红色，无臭味，双乳软，无红肿。该产妇发热的原因可能是
    A. 产褥感染 　　　B. 急性子宫内膜炎
    C. 上呼吸道感染　D. 急性乳腺炎
    E. 急性输卵管炎

21. 某产妇足月妊娠，因头盆不称行剖宫产术，术后第 3 天突然发生大量阴道流血，下列出血原因中，没有考虑价值的是
    A. 子宫创口缝合不良
    B. 胎盘附着面复旧不全
    C. 凝血功能障碍

　　D. 胎盘残留

　　E. 子宫颈裂伤

22. 某产妇，21 岁，产后 1 周出现寒战、弛张热，下肢持续性疼痛、水肿，皮肤发白。最可能的诊断是

　　A. 子宫内膜炎　　　　B. 下肢血栓性静脉炎

　　C. 急性子宫颈　　　　D. 急性盆腔腹膜炎

　　E. 急性盆腔结缔组织炎

23. 某产妇，28 岁，产后 3 天出现低热，下腹痛，恶露增多伴臭味。查体：子宫体软，有压痛，子宫底脐上 1 指。应考虑为

　　A. 子宫内膜炎

　　B. 下肢血栓性静脉炎

　　C. 急性盆腔结缔组织炎

　　D. 败血症

　　E. 急性盆腔腹膜炎

24. 某产妇，31 岁，产后第 3 天出现畏寒、高热，体温高达 40℃，伴有恶心、呕吐，下腹部压痛、反跳痛明显。最可能的诊断是

　　A. 子宫内膜炎　　　　B. 下肢血栓性静脉炎

　　C. 急性子宫颈炎　　　D. 急性盆腔腹膜炎

　　E. 急性盆腔结缔组织炎

25. 某产妇，产后 2 周出现阴道大量出血，护理人员进行健康评估时与之无关的项目是

　　A. 生命体征　　　　　B. 阴道流血情况

　　C. 了解分娩史　　　　D. 子宫收缩情况

　　E. 母乳喂养情况

26. 患者，女性，30 岁。剖宫产后 35 天，以晚期产后出血入院，采取保守治疗，护理措施不正确的是

　　A. 密切观察生命体征

　　B. 密切观察阴道出血情况

　　C. 保持外阴清洁

　　D. 协助做相关检查

　　E. 取坐位

27. 某产妇，产后第 6 天发热达 40℃，恶露多而浑浊，有臭味，子宫复旧不佳，有压痛。下述哪一项护理不妥

　　A. 半卧位　　　　　　B. 床边隔离

　　C. 物理降温　　　　　D. 抗感染治疗

　　E. 坐浴 1~2 次/日

28. 张女士，顺产 1 天，接受产褥期保健知识宣教

后，向护士复述预防产褥感染的内容中，错误的是

　　A. 妊娠晚期避免盆浴及性生活

　　B. 接产中严格遵守无菌操作规程

　　C. 产褥期应保持外阴清洁

　　D. 凡临产者均应给予抗生素

　　E. 治疗妊娠期的各种并发症，如贫血、慢性感染病灶等

29. 某产妇，孕 39 周。因胎膜早破临产 15 小时，行剖宫产术，术后 5 天体温持续 38~39℃，符合产褥感染诊断的临床表现是

　　A. 宫底平脐有压痛，血性恶露，有臭味

　　B. 乳腺肿胀，有压痛，可触及硬结

　　C. 伤口红肿，有压痛

　　D. 咳嗽，双肺可闻及干湿啰音

　　E. 尿频尿痛，一侧肾区叩击痛

30. 某产妇，32 岁。顺产一男婴，产后 2 周，阴道突然大量流血。检查发现子宫复旧不全，宫口松弛，触及残留组织。最可能的诊断是

　　A. 产后出血　　　　　B. 晚期产后出血

　　C. 产褥感染　　　　　D. 急性盆腔结缔组织炎

　　E. 血栓性静脉炎

31. 某产妇，产后血性恶露持续 6 天，产后 10 天左右突然出现阴道大量流血，同时有凝血块排出，伴有寒战、高热，宫腔刮出物送病理检查可见绒毛。该孕妇晚期产后出血的原因可能是

　　A. 蜕膜残留

　　B. 胎盘、胎膜残留

　　C. 子宫胎盘附着面感染

　　D. 子宫复旧不全

　　E. 产后子宫滋养细胞肿瘤

32. 王女士，24 岁，孕 1 产 0，孕 39 周。胎膜早破 1 天临产入院，产程延长，产钳助产，产后出血 300ml，产后第 3 天高热，体温 39.5℃，宫底平脐，左宫旁压痛明显，恶露血性混浊有味，白细胞计数 $23×10^9$/L，中性粒细胞 0.90，下列处理不妥的是

　　A. 入院后臀下放置无菌垫，保持外阴清洁

　　B. 助产后仔细检查软产道

　　C. 为了解产程，多次行阴道检查

　　D. 预防产后出血

　　E. 产后使用广谱抗生素

33. 某产妇，30 岁，剖宫产一男婴。产后 1 周，出现寒战、高热，左下肢持续性疼痛，恶露增多，头晕、乏力，T 39.5℃，P 120 次/分，BP 110/70mmHg，此患者考虑为
　　A. 子宫肌炎　　　　B. 盆腔结缔组织炎
　　C. 急性腹膜炎　　　D. 急性输卵管炎
　　E. 血栓性静脉炎

A₃/A₄型题（共同选项/共同题干选择题，每题下设若干个相关问题，请从 A、B、C、D、E 五个备选答案中选择一个最佳答案）

（34~35 题共用题干）

　　某产妇，32 岁，产后第 3 天出现高热，体温达 39℃，下腹压痛，恶露增多，有臭味。查体：子宫体软，子宫底脐上 1 指，余无明显异常。

34. 应考虑该产妇为
　　A. 急性子宫内膜炎
　　B. 下肢血栓性静脉炎
　　C. 急性盆腔结缔组织炎
　　D. 急性盆腔腹膜炎
　　E. 急性子宫颈炎

35. 针对该产妇的护理措施，错误的是
　　A. 取半卧位　　　　B. 给予物理降温
　　C. 盆浴　　　　　　D. 遵医嘱给予抗生素
　　E. 及时更换会阴垫，保持会阴清洁

（36~38 题共用题干）

　　第一胎，产钳助产，产后 4 天，产妇自述发热，下腹微痛。查体：体温 38℃，双乳稍胀，无明显压痛，子宫脐下 2 指，轻压痛，恶露多而浑浊，有臭味。余无异常发现。

36. 首先考虑的疾病为
　　A. 乳腺炎　　　　　B. 慢性盆腔炎
　　C. 急性胃肠炎　　　D. 肾盂肾炎
　　E. 急性子宫内膜炎

37. 在护理中，告知产妇取哪种卧位为恰当
　　A. 俯卧位　　　　　B. 平卧位
　　C. 半卧位　　　　　D. 头低足高位
　　E. 侧卧位

38. 在护理中，应采取哪种隔离
　　A. 保护隔离　　　　B. 床边隔离
　　C. 呼吸道隔离　　　D. 严密隔离
　　E. 消化道隔离

（39~40 题共用题干）

　　某产妇，产后 3 天，高热，体温 39.3℃，宫底平脐，子宫右侧压痛明显，恶露血性、浑浊、有臭味，白细胞计数 $23×10^9$/L。

39. 该产妇的诊断为
　　A. 产褥病率　　　　B. 产褥感染
　　C. 急性膀胱炎　　　D. 上呼吸道感染
　　E. 急性乳腺炎

40. 该产妇的护理措施正确的是
　　A. 应避免母婴接触
　　B. 平卧位利于引流
　　C. 及时合理使用广谱抗生素
　　D. 多次行阴道检查
　　E. 让产妇自我观察体温、恶露、腹痛等变化

四、简答题

1. 产褥感染的类型与临床表现有哪些？
2. 简述晚期产后出血常见的病因？

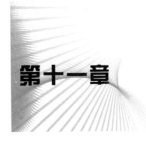

第十一章

妇科护理病历

浓缩教材精华，涵盖重点考点

(一) 病史采集方法

采集妇科护理病史是护士对患者进行护理评估的首要步骤。

1. 方法　通过观察、会谈及对患者进行身体检查、相关的实验室检查及相应的物理学诊断、心理测试等方法获得妇女生理、心理、社会等各方面的资料。

2. 注意事项

(1) 由于女性生殖系统疾病常常涉及患者的隐私，患者会感到害羞和不适，因此在病史采集的过程中要做到态度和蔼、语言亲切、关心体贴和尊重患者，力求得到患者的真实病史。

(2) 在可能的情况下，避免第三者在场，并给以保密承诺。

(3) 对不愿说出真情者，应耐心启发。

(4) 对未婚患者，有的需行直肠-腹部检查及相应的实验室检查，明确病情后再补充询问与性生活有关的问题。

(二) 病史内容

1. 一般项目　★询问病人姓名、年龄、籍贯、职业、民族、婚姻状况、受教育程度、宗教信仰、家庭住址、入院日期、入院方式、病史陈述者及可靠程度。

2. 主诉　了解病人入院的主要症状及发生的时间和应对方式。★妇科患者常见的症状有外阴瘙痒、阴道流血、白带异常、闭经、下腹痛、下腹部包块及不孕等。

3. 现病史　指围绕主诉详细了解病情发展及就医经过，采取的治疗、护理措施及效果。此外按时间顺序详细询问患者相应的心理反应、饮食、大小便、体重变化、活动能力、睡眠、自我感觉、角色关系、应激能力的变化。

4. 月经史

(1) 月经史：★询问初潮年龄、月经周期及经期持续时间、经量、有无痛经等伴随症状，询问末次月经日期 (LMP) 或绝经年龄。如 14 岁初潮，每 28～30 天来一次月经，每次持续 6~7 天，50 岁绝经，可简写为 $14\dfrac{6\sim7}{28\sim30}50$。

（2）月经异常者需了解患者前次月经日期。

（3）绝经后患者应询问绝经年龄、绝经后有无阴道出血、白带异常及其他不适。

5. 婚育史

（1）包括结婚年龄、婚次、是否近亲结婚、同居情况、性病史等。

（2）★足月产、早产、流产、现存子女数：可简写为足月产数-早产数-流产数-现存子女数。如足月产 1 次，无早产，流产 2 次，现有子女 1 人，可用 1-0-2-1 表示。

（3）分娩方式、有无难产史、产后或流产后有无出血、感染史，末次分娩或流产的时间。

（4）采用的计划生育措施及效果。

6. 既往史 询问既往健康状况，曾患过何种疾病，传染病史，特别是妇科疾病、结核病、肝炎、手术外伤史等。同时应询问有无食物过敏史、药物过敏史。

7. 个人史 询问患者的生活和居住情况、出生地和曾居住地区、个人特殊嗜好、自理程度等。

8. 家族史 询问患者的家庭成员（包括父母、兄弟、姊妹及子女）的健康状况，询问家庭成员有无遗传性疾病（如血友病、白化病等）、可能与遗传有关的疾病（如糖尿病、高血压等）以及传染病。

（三）身体评估

全身体格检查，重点是腹部检查及盆腔检查。盆腔检查作为妇科特有的检查，又称为妇科检查，包括对外阴、子宫颈、子宫体及双附件的检查。

1. 盆腔检查的基本要求 ★

（1）检查前取得患者的知情同意，检查时关心体贴、遮挡患者，态度严肃，语言亲切，仔细认真，动作轻柔。冬季要注意保暖。对年老体弱者，应协助上下床，以免摔伤。

（2）检查前嘱咐患者排空膀胱，必要时可导尿。大便充盈者应在排便和灌肠后进行。

（3）★防止交叉感染，检查器械、臀枕、手套等均应每人次更换。

（4）★除尿瘘患者有时须取膝胸位外，妇科检查时患者均取膀胱截石位，危重患者不能上检查台者可在病床上检查。

（5）★正常月经期或有阴道流血者应避免检查，如阴道异常出血需要查明原因时，应在严格消毒下进行，以防发生感染。

（6）★未婚妇女一般仅限于直肠-腹部检查，阴道窥器和双合诊检查确有需要时，应征得病人和家属的同意。

（7）怀疑有盆腔内病变而腹壁肥厚、高度紧张不合作或无性生活史病人，妇检不满意时，可行 B 超检查，必要时可在麻醉下行盆腔检查。

（8）★男医生对患者进行检查时需有女医生或女护士在场。

2. 盆腔检查的方法及步骤

（1）外阴检查

1）观察外阴发育、阴毛多少及其分布情况，有无畸形、水肿、炎症、溃疡、赘生物或肿块，注意皮肤和黏膜色泽，尿道口有无红肿，前庭大腺是否肿大，阴道口及处女膜的情况等。

2）检查时应让患者用力向下屏气，观察有无阴道前壁或后壁膨出、子宫脱垂及尿失禁等。

（2）阴道窥器检查

1）阴道窥器放置与取出：①应选择适合阴道大小的窥器。将阴道窥器两叶合拢，用润滑剂润滑两叶前端，避免损伤，沿阴道后壁插入。②★如拟做宫颈刮片或取阴道分泌物做涂片细胞学检查，则不宜用润滑剂，可改用 0.9% 氯化钠溶液润滑。③取阴道窥器时应将两叶合拢后退出，以免引起患者剧痛或不适。

2）窥视（视诊）：①观察阴道：注意阴道壁黏膜色泽，有无充血、溃疡、赘生物，是否有先天畸形等。观察分泌物的量、色及性状，有无气味。②观察子宫颈，注意大小、色泽、外口形状，有无糜烂、裂伤、息肉、肿物和接触性出血。必要时行宫颈刮片或取分泌物作涂片检查。

（3）★双合诊：指阴道和腹壁的联合检查，即检查者一手的两指或一指插入阴道，另一手在腹部配合检查。检查子宫附件和子宫旁组织，正常输卵管不能扪及，正常卵巢偶可扪及。

（4）★三合诊：经直肠、阴道、腹部的联合检查称三合诊。即一手示指在阴道内，中指在直肠内，另一只手在腹部配合检查。一般在双合诊查不清时进行，对后位子宫、生殖器官肿瘤、结核、内膜异位症、炎症检查时尤为重要。

（5）★直肠-腹部诊：一手示指伸入直肠，另一手在腹部配合检查称为直肠-腹部诊。一般适用于未婚、阴道闭锁或经期不宜做阴道检查者。

3. 记录　检查结束后按照顺序记录检查结果。

（四）心理社会评估

心理社会评估可以了解患者对健康问题的感知程度，对自己所患疾病的认识和态度，对治疗和护理的期望，对患者角色的接受程序。通过了解患者对疾病的认识和态度来反映其对健康问题的理解，通过语言、行为、情绪等评估精神状态，同时还可用一些量来评估患者的应激水平和应对措施。

模拟试题测试，提升应试能力

一、名词解释

1. 双合诊

2. 三合诊

3. 直肠-腹部诊

二、填空题

1. 妇科患者常见的症状有_____、_____、_____和_____等。

2. 妇科检查时患者一般取_____位。

3. 未婚妇女须作盆腔检查时一般仅限于_____诊，确有需要做_____诊或使用_____检查时，需征得本人和家属同意。

4. 直肠-腹部诊一般适用于_____、_____和_____不宜做阴道检查者。

三、选择题

A_1型题（每题下设 A、B、C、D、E 五个备选答案，请从中选择一个最佳答案）

1. 关于妇科检查前的护理，错误的是
   A. 检查前取得病人知情同意，遮挡病人
   B. 嘱病人排空膀胱
   C. 准备好消毒的检查器械
   D. 铺好干净的布垫
   E. 协助病人取仰卧位

2. 妇科医生采集病史时下列何项最佳
   A. 严肃，冷淡
   B. 主诉是病史的主要组成部分
   C. 危重患者同样详细了解病情后再做处理
   D. 避免暗示和主观臆测
   E. 患者不得有任何隐私，必须向医生讲明

3. 关于妇科检查的基本要求的描述，错误的是
   A. 关心体贴、遮挡病人
   B. 大便充盈者应在排便或灌肠后进行
   C. 病人取膀胱截石位
   D. 未婚女性可做双合诊
   E. 月经期应避免检查

4. 阴道及子宫颈细胞学检查的禁忌证是
   A. 异常闭经　　　　B. 子宫颈炎
   C. 子宫颈癌筛选　　D. 宫腔占位病变
   E. 月经期

5. 关于双合诊检查，下列错误的是
   A. 双合诊是盆腔检查最常用的方法
   B. 检查前需排空膀胱
   C. 方法：一手戴手套，用示、中两指伸入阴道，另一手掌面向下按下腹部，双手配合进行
   D. 正常情况下，可触及输卵管、卵巢
   E. 双合诊前应向病人做好解释工作

6. 患者，女性，29 岁。拟作宫颈刮片及阴道分泌物涂片细胞学检查时，可用的润滑剂是
   A. 液体石蜡　　　　B. 乙醇
   C. 生理盐水　　　　D. 新洁而灭溶液

   E. 肥皂水

7. 现准备进行妇科检查，下述不妥的是
   A. 检查时应认真、仔细
   B. 防止交叉感染
   C. 检查前应导尿
   D. 男医生进行妇科检查时，必须有其他女医务人员在场
   E. 未婚妇女作外阴视诊和肛腹诊

8. 有关妇科双合诊检查，叙述错误的是
   A. 先排空膀胱
   B. 取膀胱截石位
   C. 适于所有妇科病人
   D. 用具消毒，防止交叉感染
   E. 是妇科最常用的检查方法

9. 妇科检查床的台垫更换应
   A. 按人　　　　　　B. 每天
   C. 隔天　　　　　　D. 每周
   E. 必要时

A_2型题（每题下设 A、B、C、D、E 五个备选答案，请从中选择一个最佳答案）

10. 患者，女性，36 岁。阴道分泌物增多已半年，近来出现血性白带，检查子宫颈重度糜烂，触之易出血，子宫正常大小，附件（−），为排除子宫颈癌，首先应做何项检查
    A. 阴道分泌物悬滴检查
    B. 子宫颈刮片
    C. 子宫颈活检
    D. 子宫颈碘试验
    E. 宫腔镜检查

11. 患者，女性，60 岁。13 岁初潮，每 28～30 天来一次月经，每次持续 6～7 天，50 岁绝经。其月经史可描述为

    A. $13\dfrac{6\sim7}{28\sim30}60$　　　　B. $13\dfrac{6\sim7}{28\sim30}50$

    C. $13\dfrac{28\sim30}{6\sim7}60$　　　　D. $13\dfrac{28\sim30}{6\sim7}50$

    E. $13\dfrac{6\sim7}{28\sim30}13$

12. 王某，足月产 1 次，早产 1 次，流产 2 次，现有子女 2 人，其生育史应简写为
    A. 1-1-2-2　　　　B. 2-1-0-2
    C. 1-0-1-2　　　　D. 1-1-0-2
    E. 2-1-0-1

13. 某基层卫生院需要配备几项妇科检查用物，下列哪项不需要
    A. 无菌手套　　　　　B. 阴道窥器
    C. 骨盆测量器　　　　D. 宫颈刮板、玻片
    E. 消毒肥皂水和生理盐水

14. 患者，女性，36岁，近几天感到外阴瘙痒，白带增多，呈稀薄状，且有腥臭味，应建议她到医院做
    A. 阴道分泌物悬滴检查　B. 宫颈刮片
    C. 子宫颈管涂片　　　　D. 阴道侧壁涂片
    E. 阴道窥器检查

15. 患者，女性，20岁，无性生活史。自诉近日在下腹部摸到一个肿块，疑为"卵巢肿瘤"，应施行的检查为
    A. 三合诊　　　　　　B. 下腹部叩诊
    C. 双合诊　　　　　　D. 肛腹诊
    E. 下腹部触诊

16. 患者，女性，26岁，因突发性下腹部就诊。心率110次/分，面色苍白，血压80/60mmHg。B超：子宫正常大，左附件囊性占位，盆腔中度积液。对本病例最有价值的是
    A. 有无外伤史　　　　B. 有无停经史
    C. 有无恶心、呕吐　　D. 腹痛情况
    E. 有无昏厥

A_3/A_4型题（共同选项/共同题干选择题，每题下设若干个相关问题，请从A、B、C、D、E五个备选答案中选择一个最佳答案）

（17~18题共用题干）

患者，女性，50岁，自觉潮热、出汗，情绪不稳定2个月，月经不规则半年。妇科检查：阴道分泌物少，黏膜皱褶变平，弹性下降，子宫轻度缩小，余无异常。

17. 最可能的疾病是
    A. 卵巢功能障碍　　　B. 精神疾病
    C. 神经性官能症　　　D. 老年性阴道炎
    E. 围绝经期综合征

18. 此疾病最可能是什么原因导致的
    A. 炎症　　　　　　　B. 肿瘤
    C. 高脂血症　　　　　D. 雌激素减退
    E. 血压升高及心律不齐

四、简答题

盆腔检查的基本要求有哪些？

第十二章

女性生殖系统炎症病人的护理

浓缩教材精华，涵盖重点考点

第一节 概　　述

（一）女性生殖器官的自然防御功能

（1）两侧大阴唇自然合拢遮盖阴道口、尿道口。

（2）由于盆底肌的作用，阴道口闭合，阴道前后壁紧贴，可防止外界污染。

（3）阴道自净作用：阴道上皮在卵巢雌激素作用下，增生变厚。上皮细胞中含有丰富的糖原，在阴道杆菌作用下分解为乳酸，维持阴道正常的酸性环境（pH 为 4～5），从而增强抵抗病原体侵入的能力。

（4）子宫颈分泌的黏液形成"黏液栓"，堵塞子宫颈管。子宫颈内口平时紧闭，病原体不易侵入。

（5）子宫内膜周期性剥脱，也是消除宫内感染的有利条件。

（6）输卵管黏膜上皮细胞的纤毛向宫腔方向摆动及输卵管的蠕动都有利于阻止病原体的侵入。

妇女在特殊生理时期如月经期、妊娠期、分娩期，防御功能受到破坏，病原体容易侵入生殖道导致炎症发生。

（二）病原体

常见的导致生殖系统炎症的病原体有细菌、原虫、真菌、病毒、螺旋体及衣原体。

（三）传染途径

沿黏膜上行蔓延；经血液循环播散；经淋巴系统播散；直接蔓延。

第二节　外阴部炎症

（一）外阴炎的定义

外阴炎主要指外阴的皮肤与黏膜的炎症（表 12-1）。

表 12-1　外阴炎相关知识

病因	各种刺激，包括阴道分泌物、尿液、粪便的刺激；未及时清洁外阴；穿紧身化纤内裤或长时间使用月经垫，透气性差，可引起外阴炎症
临床表现	★症状包括外阴瘙痒、疼痛、灼热，于活动、性交及排尿、排便时加重 ★体征包括局部红肿、糜烂，常有抓痕，严重者形成溃疡或湿疹。皮肤、黏膜增厚、粗糙、皲裂或呈棕色改变
辅助检查	阴道分泌物检查，必要时检查血糖以及除外蛲虫病
治疗要点	去除病因及物理因素。积极治疗阴道炎、尿瘘、粪瘘、糖尿病；★局部可用 1：5000 高锰酸钾溶液坐浴。若有破溃可涂抗生素软膏。急性期可用物理治疗
护理诊断/问题	舒适的改变　与外阴瘙痒、灼痛有关 焦虑　与疾病影响正常性生活及治疗效果不佳有关 皮肤完整性受损　与病原体的侵蚀、炎症分泌物刺激有关
护理措施	(1) 一般护理：对尿瘘、粪瘘、糖尿病患者加强指导；保持外阴清洁、干燥；患病期间减少辛辣刺激性食物的摄入；避免局部使用刺激性的药物或清洗液 (2) 疾病护理：治疗指导，教会患者坐浴方法及注意事项。★局部使用 1：5000 高锰酸钾溶液坐浴，水温 40℃，每次 20 分钟左右，每日 2 次。坐浴时将会阴部浸没于溶液中。★月经期禁止坐浴。指导患者做好外阴部的护理，减少局部摩擦和混合感染的发生 (3) 健康指导：讲解外阴炎症的病因及预防护理的相关知识；指导患者保持外阴部清洁干燥，注意四期（经期、孕期、分娩期及产褥期）的卫生；指导患者纠正不正确的饮食及生活习惯。不饮酒，避免过多摄入辛辣刺激的食物；加强对尿瘘、粪瘘患者的生活指导，注意个人卫生，便后及时清洁会阴，更换内裤；对糖尿病患者加强指导，如自我监测血糖，注意个人卫生，保持外阴部清洁干燥

（二）前庭大腺炎的定义

前庭大腺炎是病原体侵入前庭大腺引起的炎症，多见于育龄期女性。

1. 病因　主要病原体为葡萄球菌、链球菌、大肠埃希菌、淋病奈瑟菌及沙眼衣原体；在性交、流产、分娩或其他情况污染外阴部时，病原体入侵腺管口，炎性渗出物堵塞管口，脓液积聚不能外流形成前庭大腺脓肿；当急性炎症消退后，脓液转清形成前庭大腺囊肿。

2. 临床表现

（1）症状：急性期，大阴唇下 1/3 处疼痛、肿胀、灼热感，严重时走路受限。

（2）体征：检查局部可见皮肤红肿、发热、压痛明显；★脓肿形成时触之有波动感。

（3）治疗要点：应用抗生素。★脓肿形成或囊肿较大时可切开引流和造口术。

（4）护理诊断/问题

疼痛　与炎症刺激导致不适有关。

焦虑　与疾病影响正常性生活及治疗效果不佳有关。

（5）护理措施：急性期卧床休息；保持外阴清洁卫生；切开引流和造口术后要引流，每日换药 1 次；观察伤口有无红、肿，注意引流物的性质。

第三节　阴　道　炎

（一）滴虫性阴道炎

1. 病因及发病机制　★病原体为阴道毛滴虫；温度 25~40℃、pH 5.2~6.6 的潮湿环境最适宜其生长繁殖；当月经前后，妊娠期或产后隐藏在腺体及阴道皱襞中的滴虫常得以繁殖，造成滴虫性阴道炎；滴虫还可寄生于尿道、尿道旁腺、膀胱、肾盂以及男性包皮褶、尿道、前列腺中；传播途径：直接传播，经过性交传播；间接传播，经游泳池、浴盆、厕所、器械、衣物等传播；医源性传播：通过污染的器械及敷料传播。

2. 临床表现★

（1）症状：典型症状是阴道分泌物增加伴瘙痒；分泌物特点：分泌物呈稀薄泡沫状，若有其他细菌混合感染白带可呈黄绿色，血性、脓性且有臭味；伴随症状：局部灼热、疼痛、性交痛，如尿道口感染可有尿频、尿痛甚至血尿；可吞噬精子，影响精子在阴道内生存而造成不孕。

（2）体征：检查时可见阴道黏膜充血，严重时有散在的出血点（"草莓样"子宫颈）。

3. 辅助检查　生理盐水悬滴法及培养法。

4. 处理原则

（1）局部治疗：使用 0.5% 乙酸、1% 乳酸溶液阴道灌洗，1 次/日，7~10 日为一个疗程。阴道用药甲硝唑泡腾片 1 片置于阴道穹隆部，1 次/日，7 日为一个疗程。

（2）全身用药：用法，甲硝唑（灭滴灵）400mg/次，2 次/日，7 日为一个疗程；注意事项，偶有胃肠道不良反应。妊娠期、哺乳期妇女慎用。

5. 护理诊断/问题

舒适的改变　与外阴瘙痒、灼痛及白带增多有关。

焦虑　与治疗效果不佳，反复发作有关。

知识缺乏　缺乏引导炎症感染途径的认识及预防知识。

皮肤完整性受损　与病原体的侵蚀、炎症分泌物刺激有关。

6. 护理措施

（1）指导患者自我护理：注意个人卫生，保持外阴部清洁、干燥，内裤及毛巾应煮沸消毒 5~10 分钟以消灭病原体，避免交叉和重复感染；患病期间减少辛辣刺激性食物的摄入。

（2）疾病护理★

1）治疗期间勤换内裤，禁止性生活。

2）消灭传染源，禁止滴虫患者、带虫者进入游泳池，浴盆、浴巾要消毒。

3）指导患者正确局部用药，用药前、后注意手的卫生，减少交叉感染的机会；指导阴道用药的患者先行阴道灌洗后再采取下蹲位将药片送入阴道后穹隆部。

4）指导患者正确全身用药，由于甲硝唑可通过胎盘，★故孕 20 周前禁用此药；甲硝唑亦可通过乳汁排泄，★故哺乳期服药期间及服药 6 小时内不宜哺乳；用药期间观察用药反应，甲硝唑口服后偶见胃肠道反应，如食欲减退、恶心、呕吐。此外，偶见头痛、皮疹、白细胞减少等，一旦发现应及时报告医生并停药。

5）★指导配偶同时进行治疗，服用甲硝唑者需 24 小时禁酒，或者服用替硝唑后需 72 小时禁酒。

（3）健康指导

1）疾病知识指导：讲解滴虫特性，指导患者配合检查，提高滴虫检出率。

2）生活指导：消灭传染源，禁止滴虫患者、带虫者进入游泳池，浴盆、浴巾要消毒；告知治愈标准及随访要求，嘱患者坚持治疗及随访，直至症状消失。教育患者养成良好的卫生习惯，避免无保护性交，减少疾病发生。

3）用药指导：★告知患者取分泌物前 24~48 小时勿阴道灌洗或局部用药；由于滴虫性阴道炎容易在月经期后复发，★应在月经干净后复查白带，连续 3 次为阴性方为治愈。

（二）外阴阴道假丝酵母菌病

1. 病因及发病机制

（1）病原体：多为白色假丝酵母菌；★酸性环境有利于其生长，感染者的阴道 pH 多在 4.0~4.7，此菌不耐热，但是对干燥、日光、紫外线及化学制剂抵抗力强。

（2）好发人群★：多见于孕妇和糖尿病患者，大量雌激素治疗、长期使用抗生素者、服用皮质类固醇激素或免疫缺陷综合征者。

（3）传染方式：为内源性传播（自身感染）；性交直接传染；接触被污染的衣物间接传染。

2. 临床表现★

（1）症状：外阴、阴道口奇痒、灼痛；分泌物特点，白带增多，呈稠厚的干酪样白带或豆腐渣样白带；伴随症状为尿频、尿痛、性交痛。

（2）体征：外阴红斑、水肿、皮肤有抓痕。小阴唇内侧、阴道黏膜有白色块状膜状物附着，剥离后可见其下方为糜烂及溃疡面。

3. 辅助检查　悬滴法，将阴道分泌物涂片滴入 10% KOH 镜下找芽孢和假菌丝；培养法可提高检出率。

4. 处理原则

（1）去除病因：积极治疗糖尿病，长期使用抗生素、雌激素和皮质类固醇激素者应及时停药。

（2）阴道灌洗：★用 2%~4% NaHCO$_3$ 溶液阴道冲洗或坐浴，每日 1 次，10 日为 1 个疗程。

（3）阴道用药：取克霉唑、达克宁或制霉菌素片剂或栓剂塞入阴道内，每晚 1 次，7~10 日为 1 个疗程。

（4）全身用药：适用于未婚无性生活的女性；外出不方便局部用药或月经来潮

者。伊曲康唑 200mg/次，每日 1 次，连用 3~5 日。也可用氟康唑 150mg，顿服。

（5）性伴侣的治疗：对于难治性外阴阴道假丝酵母菌、复发性外阴阴道假丝酵母菌患者或者伴侣有真菌性龟头炎者需进行性伴侣治疗。

5. 护理诊断/问题

舒适的改变　与外阴瘙痒、灼痛及白带增多有关。

焦虑　与治疗效果不佳，反复发作有关。

知识缺乏　缺乏阴道炎感染途径的认识及预防知识。

皮肤完整性受损　与病原体的入侵、炎症分泌物刺激有关。

6. 护理措施

（1）一般护理：注意外阴卫生，保持外阴清洁干燥，选择透气性好的棉质内裤，每天用温开水清洗外阴，避免使用刺激性洗液。非月经期不使用卫生护垫；饮食指导，避免辛辣刺激性食物；治疗期间勤换内裤，内裤应煮沸消毒。治疗期间避免性生活。

（2）疾病护理：指导患者正确局部用药，局部用药前后注意收的卫生，减少交叉感染机会；指导阴道用药的患者先行阴道灌洗，再采取下蹲位将药片送入阴道后穹隆部；★孕妇要积极治疗，否则阴道分娩时新生儿易传染为鹅口疮；向患者讲解病因，糖尿病患者注意血糖变化，消除病因。

7. 健康指导

（1）疾病知识指导：向患者讲解外阴阴道念珠菌病的发生原因及疾病治疗护理相关知识；指导积极治疗。

（2）生活指导：指导患者养成良好的卫生习惯，平日避免进行阴道冲洗。

（3）用药指导：勿长期使用或滥用抗生素；强调坚持用药，按时复查；告知患者复查白带前 24~48 小时勿阴道灌洗、局部用药及同房，避免影响检查结果；★假丝酵母菌阴道炎易在月经前复发，治疗后应在月经前复查白带。

（三）细菌性阴道炎

1. 病因及发病机制　细菌性阴道炎为阴道内菌群失调引起的混合感染。加德纳菌、厌氧菌等增多，而乳酸杆菌减少，阴道内生态平衡系统改变而引起的疾病。

2. 临床表现

（1）症状：10%~40% 患者无任何症状，★有症状者主诉白带增多并有难闻的臭味或鱼腥味，可有轻度外阴瘙痒或烧灼感。

（2）体征：★较多均匀一致的白色稀薄白带，阴道黏膜无红肿或充血等炎症表现。

3. 辅助检查

（1）氨试验：分泌物滴入 10% KOH 产生烂鱼样腥臭味即为阳性。

（2）线索细胞检查：线索细胞>20% 为阳性；阴道 pH>4.5。

4. 治疗要点

（1）全身用药：口服甲硝唑，7日为一个疗程。

（2）局部治疗：阴道用药：甲硝唑1片置于阴道穹隆部，每日1次，7日为一个疗程；性伴侣治疗：★反复发作及难治性细菌性阴道炎患者性伴侣需同时治疗。

（3）妊娠妇女的治疗：由于本病在妊娠期有合并上生殖道感染的可能，因此有无症状都需治疗，口服甲硝唑，7日为一个疗程；无症状可不予治疗。

5. 护理诊断/问题

舒适的改变　与阴道分泌物增多及外阴瘙痒有关。

焦虑　与疾病反复发作及外阴异常气味有关。

6. 护理措施

（1）一般护理：注意性生活卫生，避免过频或无保护的性生活，孕期注意个人卫生，教会其自我护理方法，保持外阴清洁干燥，避免交叉感染。

（2）疾病护理：同滴虫性阴道炎。

（四）老年性阴道炎

1. 病因及发病机制　病原体，一般为化脓菌混合感染；★多见于绝经后老年妇女，手术切除卵巢或盆腔放射治疗后女性，由于卵巢功能减退，雌激素水平下降，阴道黏膜变薄，糖原含量减少，局部抵抗力下降。

2. 临床表现★

（1）症状：白带增多，呈黄水样或脓血性，伴外阴、阴道烧灼感。可有尿频、尿痛、尿失禁症状。

（2）体征：外阴、阴道呈老年性改变，阴道黏膜充血，可见出血点、表浅溃疡。

3. 辅助检查

阴道分泌物检查，显微镜下见到大量白细胞及基底层细胞，无滴虫及白假丝酵母菌；子宫颈防癌涂片检查；局部活组织检查。

4. 治疗要点

（1）改善阴道内环境：选用1%乳酸或0.5%乙酸冲洗阴道或坐浴。

（2）局部用药：甲硝唑200mg阴道内用药，共7日。

（3）增强阴道抵抗力：主要在于全身用药，可口服尼尔雌醇或小剂量雌激素；局部用药，可阴道抹雌激素软膏；★乳腺癌和子宫内膜癌患者慎用雌激素制剂。

5. 护理诊断/问题

舒适的改变　与外阴瘙痒、灼痛及白带增多有关。

焦虑　与治疗效果不佳，反复发作有关。

知识缺乏　缺乏引导炎症感染途径的认识及预防知识。

皮肤完整性受损　与病原体的侵蚀、炎症分泌物刺激有关。

6. 护理措施

（1）一般护理：注意个人卫生，不用过热或有刺激性的清洗液洗外阴；加强锻炼，增强自身抵抗力。

（2）疾病护理：治疗期间勤换内裤，避免性生活；指导患者正确用药：局部用药前后注意手的卫生，放药前给予酸性溶液冲洗阴道，再采取下蹲位塞入药片于阴道后穹隆。由于老人放药有一些困难，可指导家属放药方法或由护士放药。

7. 健康指导

（1）疾病知识指导：指导有关老年性阴道炎的病因及预防知识。

（2）生活指导：指导患者养成良好的卫生习惯，尽量避免盆浴，必要时专人专盆；指导患者便后由前往后擦拭，防止粪便污染外阴；指导患者注意性生活卫生，必要时可用润滑剂减少对阴道的损伤。

（3）用药指导：告知患者复查白带前 24～48 小时勿阴道灌洗、局部用药及性生活，避免影响检查结果。

四种阴道炎的区别见表 12-2。

表 12-2　四种常见阴道炎的区别★

阴道炎类型	主要症状	治疗及护理
滴虫性阴道炎	外阴瘙痒 白带：稀薄泡沫状	①个人卫生 ②坐浴/阴道灌洗：1% 乳酸，0.5% 乙酸液，1∶5000高锰酸钾 ③局部用药：甲硝唑 ④全身用药：甲硝唑
外阴阴道假丝酵母菌	外阴奇痒 白带：白色稠厚豆渣样或干酪样	①消除诱因 ②个人卫生 ③坐浴/阴道灌洗：2%～4%碳酸氢钠 ④局部用药：制霉菌素栓，达克宁 ⑤全身用药
细菌性阴道炎	轻度外阴瘙痒 均匀一致的稀薄白带，鱼腥臭味	①个人卫生 ②坐浴/阴道灌洗：酸性溶液 ③局部用药：甲硝唑 ④全身用药：甲硝唑 ⑤无症状可不治，妊娠期：必须治疗
老年性阴道炎	外阴瘙痒 白带：黄水样	同滴虫性阴道炎，重者在阴道放少量雌激素

第四节　子宫颈炎

（一）子宫颈炎的定义

子宫颈炎症包括子宫颈阴道部及子宫颈管黏膜炎症，是妇科最常见的下生殖道炎症。临床上有急性和慢性两种，以慢性子宫颈炎最为常见。

（二）病因

1. 急性宫颈炎病因　★常见病因是由淋病奈瑟菌、沙眼衣原体引起的感染。它们均感染子宫颈柱状上皮，可累及子宫颈黏膜腺体，并沿黏膜面扩散，以子宫颈管病变最明显。其他病原体如链球菌、葡萄球菌常见于感染性流产和产褥感染。

2. 慢性宫颈炎病因　慢性子宫颈炎多由急性子宫颈炎转变而来。★多见于分娩、流产或手术造成子宫颈裂伤，细菌侵入感染导致。病原体主要有葡萄球菌、链球菌、大肠埃希菌、厌氧菌、衣原体及淋病奈瑟菌。

（三）病理

1. 宫颈糜烂★

（1）宫颈糜烂是慢性子宫颈炎最常见的一种病理改变。

（2）根据糜烂深浅程度分3型：单纯型糜烂、颗粒型糜烂及乳突型糜烂。

（3）根据糜烂面积大小分3度：轻度（Ⅰ度），糜烂面小于整个子宫颈面积的1/3；中度（Ⅱ度），糜烂面占子宫颈面积的1/3~2/3；重度（Ⅲ度），糜烂面占子宫颈面积的2/3以上。

2. 子宫颈肥大

3. 子宫颈息肉　呈息肉状，单个或多个，色鲜红，质软而脆，易出血。

4. 子宫颈腺囊肿

5. 子宫颈黏膜炎　也称子宫颈管炎。

（四）临床表现

1. 急性子宫颈炎★

（1）症状：大量脓性白带；腰酸；下腹坠胀；尿频尿急；体温升高。

（2）体征：子宫颈充血、肿大，有脓性白带从子宫颈口流出。

2. 慢性子宫颈炎

（1）症状：白带增多，偶有接触性出血；可有腰骶部酸痛和下腹坠痛、不孕。

（2）体征：子宫颈有不同程度的糜烂、囊肿、肥大或息肉。

（五）辅助检查

阴道分泌物悬滴法；子宫颈分泌物涂片检查；培养法；聚合酶链反应时检测和确诊淋病奈瑟菌感染的主要方法；★子宫颈脱落细胞学检查，已婚妇女每年一次子宫颈癌检查。

（六）治疗要点

1. 急性子宫颈炎的治疗　针对病因给予全身抗生素治疗，同时禁止性生活。

2. 慢性子宫颈炎的治疗　以局部治疗为主，在治疗前先做宫颈刮片细胞学检查排除早期子宫颈癌。★物理治疗是宫颈糜烂最常用的有效的治疗方法，常用的方法有激光、冷冻、微波治疗。★治疗时机在月经干净后3~7日；药物疗法，适宜糜烂面小、炎症浸润较浅者，多用康妇特栓剂，每日放入阴道1枚，连续7~10日；手术疗法，宫颈息肉可手术摘除。

（七）护理诊断/问题

1. 组织完整性受损　与宫颈糜烂有关。

2. 焦虑　与出现血性白带及性交后出血，担心癌变有关。

3. 疼痛　与局部炎症刺激有关。

4. 知识缺乏 与缺乏相关疾病知识及担心疾病的预后有关。

（八）护理措施

1. 急性子宫颈炎的护理

（1）一般护理：做好生活护理，保证患者充分休息；及时更换衣物，保持外阴清洁；高蛋白、高维生素饮食；观察病情，及时给予心理上的关怀。

（2）疾病护理：积极治疗，预防慢性子宫颈炎；遵医嘱针对病原给予全身抗生素治疗；观察病情变化及用药反应；对症护理，体温过高给予物理降温。

2. 慢性子宫颈炎的护理

（1）一般护理：注意个人卫生，保持局部清洁干燥；指导育龄妇女采取避孕措施，减少人工流产的发生。

（2）疾病护理

1）药物治疗：局部用药前后注意手的卫生，药物准确放入。

2）手术及物理治疗术前后的护理：①时间选择：★在月经干净后 3~7 天，无同房史，无畸形生殖器官炎症。②★治疗前先做宫颈刮片细胞学检查排除早期子宫颈癌方可进行治疗。③做好心理护理，术前测量血压及体温，术前排空膀胱。④术后每日外阴清洗 2 次，保持外阴清洁。⑤★创面未愈合（4~8 周）严禁性生活、阴道冲洗、盆浴及重体力劳动。⑥★术后可出现大量阴道排液和少量出血（术后 1~2 周脱痂时），必要时局部压迫止血及使用抗生素。⑦一般于两次月经干净后 3~7 天复查。

（九）健康指导

1. 疾病知识指导 定期体检；采取预防措施避免分娩、流产时器械损伤子宫颈。

2. 生活指导 教育患者养成良好的卫生习惯，避免无保护及不洁性交，减少疾病发生。

3. 用药指导 指导患者正确局部用药，提高治疗效果。

第五节 盆 腔 炎

（一）盆腔炎定义

★女性内生殖器及其周围的结缔组织、盆腔腹膜发生炎症时称为盆腔炎。

（二）病因

经期卫生不良；流产后、产后感染；盆腔内手术操作引起感染；邻近器官炎症直接蔓延；生殖道感染；性活动不良；慢性盆腔炎急性发作等。

（三）临床表现

1. 症状 起病时下腹疼痛，呈持续性、活动后加重；发热；阴道分泌物增多；腹膜炎时可出现恶心、呕吐、腹胀、腹泻；月经期发病可出现经量增多、经期延长；膀胱刺激症状：如尿痛、尿频、排尿困难；直肠刺激症状如腹泻、里急后重、排便困难；腹膜刺激症状如压痛、反跳痛、肌紧张。

2. 体征 典型体征，呈急性病容、体温升高，下腹部压痛、反跳痛、肌紧张；妇科检查,阴道黏膜充血、脓性分泌物自子宫颈口外流;子宫颈举痛,宫体略大,压痛,活动受限;输卵管增粗压痛。若为输卵管卵巢囊肿可触及包块。

（四）辅助检查

子宫颈或阴道分泌物检查;血液检查;影像学检查。★后穹隆穿刺,怀疑盆腔脓肿时行此项检查。

（五）处理原则

支持疗法,卧床休息,★取半坐卧位,避免不必要的妇科检查,以免炎症扩散;★抗生素治疗,是急性盆腔炎的主要治疗手段;手术治疗,药物治疗无效者,患者重度症状加重者可手术治疗以免脓肿破裂,对于可疑脓肿破裂者需立即开腹探查;中药治疗,活血化瘀,清热解毒。

（六）护理诊断/问题

1. 体温过高　与盆腔急性感染有关。
2. 疼痛　与盆腔急性感染有关。
3. 知识缺乏　缺乏预防盆腔感染的知识。

（七）护理措施

（1）★体温过高应给予物理降温。

（2）★卧床休息,半卧位,给予高热量、高蛋白、高维生素的流质或半流饮食。

（3）给予床边隔离。

（4）遵医嘱准确给予抗生素治疗并注意过敏反应。

（5）腹胀时可胃肠减压,观察恶心、呕吐、腹胀现象是否减轻。

（6）★禁止经期性生活、热敷、按摩腹部、阴道灌洗及不必要的妇科检查,防止炎症扩散。

（7）观察病情,如发现腹痛加剧、寒战、高热、恶心、呕吐、腹部拒按,考虑脓肿破裂,应及时通知医生。

（8）健康指导:讲解急性盆腔炎的病因、预防措施,教育患者保持外阴清洁,增加营养,增强体质,提高抵抗力,做好月经期、孕期、产褥期的卫生宣教。注意性生活卫生,预防性传播疾病。

（八）慢性盆腔炎（表 12-3）

表 12-3　慢性盆腔炎的相关知识

病因	常因急性盆腔炎治疗不彻底、不及时或患者体质较弱,炎症迁延为慢性;病程长,症状可在月经期加重,机体抵抗力下降时反复发作
病理	慢性子宫内膜炎;慢性输卵管炎与输卵管积水;输卵管卵巢炎及输卵管卵巢囊肿;慢性盆腔结缔组织炎
临床表现	（1）症状:全身症状多不明显,有时可有低热,全身不适易疲劳;★慢性盆腔痛:下腹痛、腰痛、肛门坠胀、月经期或性交后症状加重,痛经或经期延长;不孕及异位妊娠
	（2）体征:★子宫呈后位,活动受限,粘连固定;输卵管炎可在子宫一侧或两侧触到增厚的条索状输卵管;输卵管卵巢积水或囊肿可摸到囊性肿物

续表

辅助检查	子宫颈或阴道分泌物检查；血液检查；影像学检查
治疗要点	中药治疗：清热利湿、活血化瘀，也可用中药灌肠 物理治疗：改善局部组织血液循环，促进炎症的吸收和消散 其他药物治疗：在应用抗生素的同时加 α-糜蛋白酶或透明质酸酶，以利于粘连和炎症的吸收；手术治疗；增强局部和全身抵抗力
护理诊断/问题	知识缺乏　缺乏预防盆腔感染的知识
护理措施	注意个人卫生，尤其经期不要盆浴、游泳、性交及过度劳累等，以防反复感染加重病情；指导患者安排好日常生活，避免过度疲劳，督促患者坚持每天参加适合个人的体育锻炼以增强体质和免疫力；向患者加强健康指导，讲授疾病相关知识；腹痛、腰痛时注意休息，防止受凉

第六节　尖 锐 湿 疣

（一）概述

★尖锐湿疣是由人乳头瘤病毒（HPV）感染生殖及其附近表皮引起的鳞状上皮疣状增生病变的性传播疾病，近年来发病率位居性传播疾病的第二位，仅次于淋病。

（二）临床表现

1. 好发部位　★外阴、阴唇和尿道口、肛门周围的湿润区。

2. 症状　局部瘙痒、少灼痛，可见散在的乳头状疣，疣体融合可呈鸡冠状。触之易出血。

（三）治疗要点

（1）★局部用药为主，可用三氯乙酸涂局部，或用 5% 氟尿嘧啶局部湿敷，较大或多发湿疣采用烧灼、冷冻或激光治疗。

（2）妊娠期尖锐湿疣可坚持局部治疗或手术，应行剖宫产结束分娩。

（四）护理措施

治疗期避免性交；注意个人卫生，避免不洁性交；妊娠期尖锐湿疣应行剖宫产结束分娩；该病易复发，鼓励患者坚持治疗至治愈。

第七节　淋 病

（一）概述

★淋病是由淋病奈瑟菌引起的以泌尿生殖系统化脓性感染为主要表现的性传播疾病，位居我国性传播疾病的首位。

（二）临床表现

1. 潜伏期　★一般病菌侵入 3~7 天后发病。

2. 急性淋病　最早症状为尿痛、尿频及排尿困难。白带增多呈黄色脓性，伴外阴肿痛，子宫颈充血、水肿。

3. 慢性淋病　表现为慢性尿道炎、慢性子宫颈炎、输卵管积水。

4. 诊断　★分泌物淋菌培养是诊断淋病的"金标准"。

（三）治疗要点

（1）★原则是尽早、彻底、及时、足量、规范用药。

（2）★首选第三代头孢菌素，要求夫妻同治。

（3）经阴道分娩的新生儿应及时应用红霉素眼药膏。

（四）护理措施

（1）用物消毒，避免污染：患者内裤、浴巾等需煮沸消毒 5~10 分钟。

（2）夫妻同治，治疗期间禁止性生活。

（3）治疗结束连续三次检查淋菌阴性方为治愈。

（4）孕妇需及时诊断及治疗。

第八节　梅　　毒

（一）概述

★梅毒是由苍白密螺旋体引起的慢性全身性的性传播疾病，主要经性接触传播，也可通过间接传播和母婴垂直传播。

（二）临床表现

★潜伏期为 2~4 周，分三期。一期梅毒表现为硬下疳，二期梅毒表现为梅毒疹，三期梅毒表现为永久性皮肤损害。

（三）处理要点

★早期诊断，及时治疗，用药足量，疗程规范，首选青霉素族类。

（四）护理措施

治疗期间禁止性生活；预防间接传播，用物消毒；做好孕期筛查；加强心理护理。

第九节　获得性免疫缺陷综合征

（一）概述

★获得性免疫缺陷综合征又称艾滋病，是由人类免疫缺陷病毒（HIV）感染引起的性传播疾病。HIV 感染引起 T 淋巴细胞损伤，导致持续性免疫缺陷，多个器官出现机会性感染及罕见的恶性肿瘤，最终导致死亡。★HIV 主要经性传播（包括同性接触及异性接触）、血液传播、母婴垂直传播。

（二）临床表现

该疾病潜伏期长，早期无明显症状，临床表现复杂，发病后表现为全身性进行性病变至衰竭死亡。

（三）治疗要点

本病尚无特效药，以对症治疗为主。

（四）护理措施

（1）HIV 感染的妊娠女性应劝其终止妊娠。

（2）产后禁止哺乳。

（3）健康指导：讲解艾滋病的传播途径及危害；提倡性生活时使用避孕套；对艾滋病患者鼓励其治疗及随访，防止传播；孕产妇做好筛查及治疗。

模拟试题测试，提升应试能力

一、名词解释

1. 阴道自净作用

2. 子宫颈糜烂

3. 尖锐湿疣

二、填空题

1. 未婚妇女须作盆腔检查时一般仅限于_____诊，禁作_____诊或使用_____检查。

2. 淋病双球菌主要侵袭_____黏膜的_____上皮与变移上皮。

3. 发生念珠菌感染时，患者阴道的 pH 约为_____。

4. 子宫颈炎的常见病理类型为_____、_____、_____和_____。

5. 滴虫性阴道炎的传染方式是_____和_____。

三、选择题

A₁型题（每题下设 A、B、C、D、E 五个备选答案，请从中选择一个最佳答案）

1. 阴道内有大量脓性黄绿色呈泡沫状分泌物，最常见的疾病是
   A. 外阴阴道假丝酵母菌病
   B. 细菌性阴道炎
   C. 滴虫性阴道炎
   D. 宫颈糜烂
   E. 老年性阴道炎

2. 急性子宫颈炎症的主要治疗是
   A. 阴道冲洗
   B. 不做处理，继续观察
   C. 局部患病部位切除
   D. 首先考虑手术切除子宫颈
   E. 以口服抗生素药物治疗为主

3. 盆腔炎性疾病后遗症的临床表现，不包括
   A. 不孕　　　　　　　B. 月经失调
   C. 月经增多　　　　　D. 高热、寒战、头痛
   E. 下腹部坠胀、疼痛

4. 女性盆腔炎性疾病多发生在
   A. 初潮前　　　　　　B. 绝经后
   C. 未婚者　　　　　　D. 老年期
   E. 性活跃期

5. 正常阴道菌群不包括
   A. 支原体　　　　　　B. 念珠菌
   C. 大肠埃希菌　　　　D. 衣原体
   E. 消化球菌

A₂型题（每题下设 A、B、C、D、E 五个备选答案，请从中选择一个最佳答案）

6. 一名 30 岁门诊病人，诊断为前庭大腺囊肿，病人询问疾病相关信息，护士的正确回答是
   A. 多为双侧　　　　　B. 易发生癌变
   C. 发生于中肾管　　　D. 好发于绝经前后
   E. 由于腺管堵塞，分泌物积聚而形成

7. 一名 38 岁已婚妇女，妇科普查发现较重子宫颈柱状上皮异位，诊断为子宫颈炎。病人无任何自觉不适。对病人的首选方案是
   A. 激光治疗　　　　　B. 冷冻治疗
   C. 手术治疗　　　　　D. 宫颈刮片检查
   E. 取子宫颈管分泌物作培养及药物敏感试验

8. 一名 25 岁未经治疗的淋病产妇，足月阴道分娩一女婴，护士应为新生儿提供的护理措施是
   A. 严密的床边隔离
   B. 不需进行任何干预
   C. 用 1% 硝酸银液滴眼
   D. 消毒液浸泡消毒新生儿

E. 阴道分泌物进行淋菌培养

A₃/A₄型题（共同选项/共同题干选择题，每题下设若干个相关问题，请从 A、B、C、D、E 五个备选答案中选择一个最佳答案）

（9~11 题共用题干）

患者，女性，35 岁。阴道分泌物增多伴有轻度外阴瘙痒 1 周。妇科检查见分泌物呈脓性泡沫状，有臭味，妇科检查时见阴道黏膜充血，子宫颈有出血斑点，形成"草莓样"子宫颈。

9. 对此病人进行检查时，不正确的操作是

A. 进行分泌物检查

B. 取分泌物前不能做双合诊

C. 一般不做分泌物细菌定性培养

D. 取分泌物在高倍镜下寻找线索细胞

E. 取分泌物前应先用苯扎溴铵消毒会阴部

10. 此病人最可能的诊断为

A. 滴虫性阴道炎　　B. 外阴瘙痒症

C. 细菌性阴道炎　　D. 非特异性阴道炎

E. 外阴阴道假丝酵母菌病

11. 此病人首选的治疗方案是

A. 选用广谱抗生素

B. 性伴侣需常规治疗

C. 选用小苏打冲洗阴道

D. 局部用药较全身用药好

E. 选用抗厌氧菌药物，如甲硝唑

（12~14 题共用题干）

某妇女自诉：白带增多，外阴瘙痒伴灼热感 1 周。检查：阴道黏膜充血（++），有散在红色斑点，白带呈泡沫状，灰黄色，质稀薄，有腥臭味。

12. 给此患者做阴道灌洗选择的溶液为

A. 0.5%乙酸　　　　B. 4%碳酸氢钠

C. 1：2000 苯扎溴铵　D. 1：5000 高锰酸钾

E. 1：1000 呋喃西林

13. 告知患者该病治愈的标准是治疗后

A. 无自觉症状，白带量不多

B. 在 1 次月经后复查白带阴性

C. 1 个疗程后复查白带阴性

D. 在 2 次月经后复查白带连续 2 次阴性

E. 在每次月经后复查白带连续 3 次阴性

14. 在本病的预防中，不正确的是

A. 消灭传染源，及时发现和治疗患者

B. 医疗单位注意消毒隔离，防止交叉感染

C. 应注意合理使用抗生素和雌激素

D. 被褥、内裤等要勤换，用开水烫或煮沸

E. 改善公共卫生设施，切断传染途径

四、简答题

1. 简述慢性子宫颈炎物理治疗的护理要点和注意事项。

2. 女性生殖器的自然防御功能是什么？

3. 简述外阴阴道假丝酵母菌病的好发人群及诱因。

第十三章

月经失调病人的护理

浓缩教材精华，涵盖重点考点

第一节 功能失调性子宫出血

（一）概述

1. 功能失调性子宫出血（dysfunctional uterine bleeding，DUB） ★简称功血，是由于生殖内分泌轴功能紊乱造成的异常子宫出血，而全身及内外生殖器无明显器质性病变存在。

2. 分类

（1）无排卵型功血：★最常见，好发于青春期和绝经过渡期，但也可以发生于生育年龄。各种原因引起的无排卵均可导致子宫内膜受单一雌激素刺激而无黄体酮对抗，引起雌激素突破性出血或撤退性出血。

（2）有排卵型功血：★多发生于育龄期妇女，分为黄体功能不全和黄体萎缩不全。

1）病因：常见的致病因素有环境因素、气候因素、精神因素、饮食不合理、过度劳累及全身性疾病等。

2）两种不同类型的功血发病机制见表 13-1。

表 13-1 功能失调性子宫出血发病机制

无排卵型功血	青春期：下丘脑-垂体-卵巢轴（H-P-O 轴）反馈调节未成熟——大脑对雌激素正反馈缺陷——月经中期无 LH 高峰形成——不能正常排卵
	围绝经期：卵巢功能下降——剩余卵泡对垂体促性腺激素反应低下——雌激素分泌水平低——不能形成排卵期 LH 高峰——不能正常排卵
有排卵型功血	①子宫内膜纤溶酶活性过高或前列腺素等血管舒缩因子分泌失调
	②黄体功能不全：黄体期黄体酮分泌不足——黄体期缩短
	③子宫内膜不规则脱落：黄体发育 14 天后萎缩过程延长——子宫内膜不能如期完整脱落
	④排卵前后激素水平波动
	⑤围排卵期出血：排卵期雌激素水平短暂下降——部分子宫内膜脱落

（二）临床表现（表 13-2）

表 13-2   无排卵性功血与有排卵性功血的区别

无排卵型功血	有排卵型功血
1. ★最常见症状为子宫不规则出血 2. ★主要表现为月经周期紊乱、经期长短不一、出血量因人而异。一般无腹痛或其他不适，常继发贫血，甚至导致休克	1. 月经过多月经周期规则、经期正常，但经量增多 2. 月经周期间出血 ★分为黄体功能异常和围排卵期出血 （1）黄体功能异常：分为黄体功能不足和子宫内膜不规则脱落 1）黄体功能不全：月经周期中卵泡发育及排卵，但黄体期孕激素分泌不足或黄体过早衰退，导致子宫内膜分泌反应不良和黄体期缩短 2）子宫内膜不规则脱落：月经周期有排卵，黄体发育良好，但萎缩过程延长，导致子宫内膜不规则脱落 （2）围排卵期出血：在两次月经中间，即排卵期，由于雌激素水平短暂下降，使子宫内膜失去激素的支持而出现部分子宫内膜脱落引起的有规律的阴道流血，称围排卵期出血

（三）辅助检查

1. 妇科检查   盆腔检查排除器质性病灶。

2. 诊断性刮宫   ★简称诊刮。止血的同时能明确子宫内膜病理诊断。

（1）无排卵型功血月经前 3~7 天/行经 6 小时内（不超过 12 小时）诊断，子宫内膜呈增生期变化。

（2）黄体功能不全月经前诊刮，子宫内膜呈分泌不良。

（3）黄体萎缩不全行经前第 5 天诊刮，子宫内膜呈增生期和分泌期并存。

3. 子宫颈黏液结晶检查   无排卵型功血经期出现羊齿状结晶。

4. 阴道脱落细胞检查   一般表现为中、高度雌激素影响。

5. ★基础体温测定   是测定有无排卵建议可行的方法。

（1）无排卵型功血者基础体温呈单相曲线（体温处于较低水平）。

（2）排卵型功血基础体温呈双相曲线。

6. 激素测定   经前期测定血清黄体酮水平，若为增生期水平则为无排卵。

7. B 超检查

（四）处理原则及治疗要点

★止血、纠正贫血、调节月经周期并预防感染（表 13-3）。

（五）护理诊断/问题

1. 疲乏   与子宫异常出血导致的继发性贫血有关。

2. 知识缺乏   缺乏正确服用性激素的知识。

3. 有感染的危险   与子宫不规则出血、出血量多导致严重贫血，机体抵抗力下降有关。

表 13-3 功血的处理原则及诊治要点

处理原则	治疗要点
无排卵型功血 ★青春期及有生育要求患者：止血、调周期、促排卵。首选激素治疗，雌、孕激素序贯疗法（人工周期法）为常用方法 ★围绝经期：制止出血，调整周期、减少经量、防止子宫内膜病变	1. 支持治疗 2. 药物治疗 ★功血的治疗首选药物治疗 （1）止血：根据出血量常选择合适的性激素制剂和使用方法，要求性激素治疗24~48小时内出血基本停止，96小时以上仍不止血，应考虑其他疾病诊断①雌孕激素联合用药：止血效果优于单一药物，目前常用的是第3代口服避孕药。②单纯雌激素：适用于青春期功血，常用药物如戊酸雌二醇、苯甲酸雌二醇、结合雌激素等。③★单纯孕激素：也称"子宫内膜脱落法"或"药物刮宫"，停药后短期即有撤退性出血。④刮宫术：刮宫可以迅速止血，了解内膜病理。★对于绝经过渡期及病程长的生育年龄患者应首先考虑使用刮宫术。对无性生活的青少年，仅适用于大量出血且药物治疗无效需立即止血或检查子宫内膜组织学者。对于B型超声提示宫腔内异常者可以在宫腔镜下刮宫，以提高诊断的准确率 （2）调整月经周期：应用性激素止血后，需调整月经周期。青春期及生育年龄无排卵性功血患者，需要恢复正常的内分泌功能，建立正常的月经周期；绝经过渡期患者需控制出血及预防子宫内膜增生症的发生，防止功血再次发生
无排卵型功血	1）★雌、孕激素序贯疗法：即人工周期。是模拟自然月经周期中卵巢的内分泌变化，序贯运用雌激素、孕激素，使得子宫内膜也发生周期性改变，引起子宫内膜周期性的剥脱出血。适用于青春期及生育年龄功血内源性雌激素水平较低者。连续3个周期为一个疗程 2）雌、孕激素联合法：即同时联合使用雌激素、孕激素。常口服避孕药，可以较好地控制周期，尤其适用于有避孕要求的患者 3）孕激素法：适用于青春期或活组织检查为增生期内膜功血。于月经周期的后半期使用合成或天然孕激素，酌情运用3~6个周期 4）宫内孕激素缓释系统：在宫腔内局部持续微量释放孕激素，抑制内膜生长。常用于治疗严重月经过多。部分患者出现闭经 （3）促排卵法：功血患者经过上述几个方法调整周期后基本上会恢复排卵。但青春期一般不提倡使用促排卵药，有生育要求的无排卵不孕患者可针对病因采取促排卵法 3. 手术治疗 围绝经期功血正规激素治疗效果差者，可采取子宫内膜去除术、子宫切除术
有排卵型功血 恢复卵巢功能	1. 月经过多 （1）止血药如氨甲环酸、酚磺乙胺、维生素K等 （2）宫内孕激素缓释系统：宫腔释放左炔诺孕酮20μg/d，有效期为5年 （3）复方短效口服避孕药：抑制内膜增生，使内膜变薄，减少出血量 2. 月经周期间出血 （1）黄体功能不足：促进卵泡发育、刺激黄体功能及黄体功能替代，常用雌激素、人绒毛膜促性腺激素和黄体酮 （2）子宫内膜不规则剥脱：调节下丘脑-垂体-卵巢轴的反馈功能，促进黄体萎缩。常用人绒毛膜促性腺激素和孕激素 （3）围排卵期出血：复方短效口服避孕药，抑制排卵，控制周期

（六）护理措施

1. 补充营养　指导病人合理饮食，多食高蛋白、高维生素、富含铁的食物。含铁较多的食物如猪肝、豆角、蛋黄、红枣、胡萝卜、葡萄干等。

2. 维持正常血容量　观察记录生命体征、出入量，嘱患者保留出血期间用的会阴垫及内裤；大出血患者绝对卧床休息，遵医嘱做好配血、输血、止血措施。

3. 积极预防感染　严密观察与感染有关的征象，如体温、脉搏、子宫体压痛等，监测白细胞计数及分类；做好会阴护理，保持会阴部干燥清洁，告知患者出血期间禁止盆浴或性生活；检查或治疗遵循严格无菌操作原则。

4. 遵医嘱使用性激素★

（1）按时按量正确服用性激素，不得随意停服或漏服。

（2）药物减量必须按医嘱规定在血止后才能开始，每3天减量一次，每次减量不得超过原剂量的1/3，直至维持量。

（3）维持量服用时间，通常按停药后发生撤退性出血的时间与病人上一次行经时间相应考虑。

（4）治疗期间若出现不规则阴道流血应及时就诊。

5. 心理护理

6. 需要接受手术治疗的病人　为其提供手术常规护理。

第二节　闭　经

（一）概述

闭经（amenorrhea）是妇科常见症状，表现为无月经或月经停止。分为原发性闭经和继发性闭经两类。

1. ★原发性闭经　指年龄超过16岁（有地域性差异）、第二性征已发育、月经尚未来潮，或年龄超过14岁、尚无女性第二性征发育者。

2. ★继发性闭经　指以往曾建立正常月经周期，后因某种病理性原因月经停止6个月以上者，或按自身原来月经周期计算停止3个周期以上者。

（二）病因及发病机制

按生殖轴病变和功能失调的部位分类，闭经可分为下丘脑性闭经、垂体性闭经、卵巢性闭经、子宫性闭经及下生殖道发育异常导致的闭经。

1. ★下丘脑性闭经　为最常见一类闭经，如精神应激、体重下降和神经性厌食、运动性闭经、药物性闭经、颅咽管瘤可发生此类闭经。

2. 垂体性闭经　主要病变在垂体，如垂体肿瘤（最常见的是分泌PRL的腺瘤，引起闭经溢乳综合征）、Sheehan（席恩）综合征（垂体缺血性梗死）、空蝶鞍综合征、先天性垂体病变等。

3. 卵巢性闭经　先天性卵巢发育不全、卵巢抵抗综合征、卵巢早衰、多囊卵巢综合征等。

4. 子宫性闭经　Asherman 综合征（感染、创伤导致宫腔粘连）、手术切除子宫或放疗、MRKH 综合征、雄激素不敏感综合征等。★其中，Asherman 综合征是子宫闭经最常见的原因。

5. 其他　内分泌功能异常如甲状腺、肾上腺、胰腺等功能紊乱也可以引起闭经。

（三）辅助检查

1. 妇科检查　检查第二性征发育情况。

2. 子宫功能检查　★包括诊断性刮宫、子宫输卵管碘油造影、子宫镜检查、药物撤退试验等。

3. 卵巢功能检查　★包括 BBT、阴道脱落细胞检查、子宫颈黏液结晶检查、血甾体激素测定、B 超监测、卵巢兴奋试验等。

4. 垂体功能检查　包括血 PRL、FSH、LH 放射免疫测定及垂体兴奋试验等。

5. 影像学检查　X 线、CT、MRI、B 超等。

6. 其他检查　甲状腺激素、染色体等检查。

（四）处理原则及治疗要点

（1）明确病因，确定病变部位，积极对因治疗。

（2）心理学治疗。

（3）雌激素和（或）孕激素治疗。

（4）针对疾病病理、生理紊乱的内分泌治疗。

（5）诱发排卵。

（6）辅助生育治疗。

（五）护理措施

（1）加强心理护理。

（2）促进病人与社会的交往。

（3）指导合理用药。

（4）鼓励病人加强锻炼。

第三节　痛　　经

（一）概述

1. 概念　痛经（dysmenorrhea）为最常见的妇科症状之一，指行经前后或月经期出现下腹疼痛、坠痛、腰酸或合并头痛、乏力、头晕、恶心等其他不适，严重者可影响生活和工作质量。

2. 分类　痛经可分为原发性和继发性两类，★前者指生殖器无器质性病变，占痛经 90% 以上，多见于青少年期；后者指由于盆腔器质性病变引起的痛经。

3. 病因

（1）内分泌因素：★有排卵者子宫内膜合成和释放前列腺素（PG）增加，故痛经常发生在有排卵的月经周期。

（2）精神、神经因素：内在或外来的刺激因素可通过中枢神经系统刺激盆腔疼痛纤维。

（3）遗传因素。

（4）免疫因素。

（二）临床表现

（1）★下腹痛是主要症状，呈阵发性、痉挛性疼痛。

（2）★疼痛时月经未来潮或仅有少量出血，行经第 1 天疼痛最剧烈，持续2~3 天缓解。

（3）★原发性痛经常见于青少年期，多在月经初潮后 1~2 年内发病。

（4）★妇科检查无异常发现。

（三）辅助检查

★腹腔镜检查是最有价值的辅助诊断方法。

（四）处理原则

避免精神刺激和过度疲劳，以对症治疗为主。★可口服避孕药或前列腺素合成酶抑制剂以减轻疼痛。

（五）护理诊断/问题

1. 疼痛　与月经期子宫收缩，子宫肌组织缺血缺氧，刺激疼痛神经元有关。

2. 恐惧　与长时期痛经造成的精神紧张有关。

3. 睡眠型态紊乱　与痛经有关。

（六）护理要点

1. 健康教育　注意经期卫生、经期禁止性生活、预防感冒、注意休息、充足睡眠和加强营养；提供心理护理。

2. 缓解症状

（1）腹部局部热敷或进食热饮。

（2）服用止痛剂症状重者服用止痛药、镇静药，但注意防止药物依赖。

（3）药物处理★口服避孕药适合有避孕要求的痛经妇女，前列腺素合成酶抑制剂可抑制环氧合酶系统而减少 PG 的产生。

（4）应用生物反馈法：增加病人的自我控制感，使身体放松，以缓解疼痛。

第四节　围绝经期综合征

（一）概述

1. 围绝经期（perimenopausal period）　★指妇女绝经前后的一段时期，出现与绝经有关的内分泌学、生物学及临床特征起至绝经一年内的时期，即绝经过渡期至绝经后 1 年。★绝经指月经完全停止 1 年以上。

2. 围绝经期综合征　部分围绝经期妇女可出现因性激素波动或减少所致的一系列躯体和精神心理症状的临床综合征。

（二）病因及发病机制

（1）★卵巢功能衰退导致雌激素水平下降是围绝经期最早的变化。

（2）种族、遗传、卵巢切除、放疗、神经递质水平异常等均与其发生有关。

（三）临床表现（表13-4）

表13-4　围绝经期综合征的近期及远期表现

近期症状	远期症状
1. 月经改变如月经频发、月经稀发、不规则子宫出血、闭经	1. 泌尿、生殖道症状外阴阴道干燥、性交痛及反复发生阴道炎
2. 血管舒缩症状　★表现为潮红、潮热，为围绝经期最常见且典型的症状	2. 骨质疏松易发生骨折
3. 自主神经失调症状　★如心悸、眩晕、头痛、耳鸣、失眠等	3. 阿尔茨海默病　变现为老年痴呆、记忆丧失、失语失认、定向计算判断障碍、性格行为情绪改变
4. 精神神经症状　包括情绪、记忆及认知功能症状，其临床特征是绝经期首次发病，主要精神症状包括兴奋型和抑郁型两种	4. 心血管病变血压升高、假性心绞痛，绝经后易发生动脉粥样硬化、心肌缺血、心肌梗死、高血压和脑出血
	5. 皮肤和毛发的变化

（四）相关检查

1. 妇科检查　内外生殖器呈不同程度的萎缩改变。

2. 辅助检查　血生化检查、尿常规、性激素检查、骨密度检查、宫颈刮片（防癌涂片检查）、★分段诊断性刮宫（可排除器质性病变，同时也是围绝经期异常阴道流血病人首选的诊疗方法）、影像学检查等。

（五）处理原则

选择心理治疗配合对症治疗或激素治疗。

1. 一般治疗　重视心理学治疗；必要时使用镇静药以助睡眠；谷维素有助于调节自主神经功能，可缓解潮热症状；合理饮食，遵医嘱补充钙剂、增加日晒时间，预防骨质疏松。

2. 激素替代治疗

（1）适应证：预防和控制围绝经期相关症状。

（2）禁忌证：★已知或怀疑妊娠；原因不明的阴道流血；已知或怀疑患有乳腺癌；已知或怀疑有性激素依赖性恶性肿瘤；患有活动性静脉或动脉血栓栓塞性疾病（最近6个月内）；严重肝肾功能障碍；血卟啉症、耳硬化症、脑膜瘤（禁用孕激素）等。

（3）慎用：子宫肌瘤，子宫内膜异位症，子宫内膜增生史，尚未控制的糖尿病及高血压，有血栓形成倾向，胆囊疾病、癫痫、偏头痛、哮喘、高催乳素血症，系统性红斑狼疮，乳腺良性疾病，乳腺癌家族史等。

激素替代治疗（hormone replacement therapy，HRT）可增加妇科肿瘤的危险性。

（4）制剂及剂量：★主要为雌激素，常同时使用孕激素。剂量应个体化，以取最小剂量为佳，原则上尽量选用天然性激素。以雌三醇和雌二醇间日给药最为安全有效。

（5）用药途径、方案和时间：可根据病人情况选择口服、经阴道、经皮肤或肌内注射等多种给药方法；采用序贯给药或联合用药；需在综合考虑治疗目的和危险的前提下，使用能达到治疗目的的最低有效剂量，不必限制 HRT 的期限。

（六）护理诊断/问题

1. 自我形象紊乱　与月经紊乱、出现精神和神经症状等围绝经期综合征症状有关。

2. 焦虑　与围绝经期内分泌改变、家庭和社会环境改变、个性特点、精神因素等有关。

3. 有感染的危险　与绝经期膀胱黏膜变薄，反复发作膀胱炎有关。

（七）护理措施

1. 加强健康教育　提供积极的心理支持，普及围绝经期的相关保健知识。

2. 用药护理

（1）指导正确用药：帮助病人了解用药目的、剂量、适应证、禁忌证、用药方法、时间及可能出现的反应，督促长期使用激素者接受定期随访。

（2）用药期间出现异常阴道流血应及时就诊，排除恶变。

模拟试题测试，提升应试能力

一、名词解释

1. 功能失调性子宫出血

2. 原发性闭经

3. 继发性闭经

4. 绝经

二、填空题

1. 功能失调性子宫出血可分为_____和_____两类。

2. 无排卵型功血好发于_____和_____。

3. 有排卵型功血多发于_____，病因按黄体功能异常可分为_____和_____两种。

4. 青春期功血的处理原则是_____、_____、_____。围绝经期功血的处理原则是_____、_____、_____。

5. 无排卵型功血基础体温呈_____，有排卵型功血基础体呈_____。

6. 青春期少女出现急性大量阴道出血，首选治疗药物为_____，作用机制为_____。

7. 闭经可分为_____、_____、_____和_____。

8. 生理性闭经见于_____、_____和_____。

9. 目前认为原发性痛经的发生与月经时子宫内膜释放_____含量增高有关。

10. _____是原发性痛经的主要症状。

11. 围绝经期综合征主要因_____的减少引起，表现为_____失调症状。

12. 使用性激素时，必须注意_____、_____给药，以防子宫异常出血。

三、选择题

A₁型题（每题下设 A、B、C、D、E 五个备选答案，请从中选择一个最佳答案）

1. 功能失调性子宫出血是指

　　A. 青春期和绝经过渡期的异常子宫出血

　　B. 生育年龄的异常子宫出血

　　C. 全身及内外生殖器无明显器质性病变的子宫出血

　　D. 伴有轻度子宫内膜非特异性炎症的子宫出血

　　E. 以上都不是

2. 最常见的功血类型是

　　A. 黄体功能不全　　　　B. 无排卵型功血

　　C. 黄体萎缩不全　　　　D. 围排卵期出血

　　E. 排卵型月经过多

3. 有排卵型功血多发生于哪一年龄段的女性

　　A. 青春期　　　　　　　B. 绝经过渡期

C. 生育期　　　　　　　D. 老年期

E. 以上都是

4. 关于无排卵型功血错误的是

A. 多见于青春期和绝经过渡期

B. 月经周期缩短，经量多少不定

C. 基础体温为单向型

D. 经前期为增生期子宫内膜

E. 常不伴有痛经

5. 围绝经期功血止血方法首选

A. 雌激素　　　　　　　B. 孕激素

C. 雄激素　　　　　　　D. 雌孕激素序贯疗法

E. 刮宫术

6. 闭经最常见的病因是

A. 下丘脑性闭经　　　　B. 垂体性闭经

C. 卵巢性闭经　　　　　D. 子宫性闭经

E. 下生殖道发育异常性闭经

7. 原发性闭经是指

A. 年龄超过 15 岁、第二性征已发育、月经未来潮

B. 年龄超过 16 岁、第二性征已发育、月经未来潮

C. 年龄超过 17 岁、第二性征已发育、月经未来潮

D. 按自身原来月经周期计算停经 3 个周期以上

E. 因某种病理性原因，月经停止 6 个月以上

8. 关于原发性痛经说法正确的是

A. 生殖器官多有器质性病变

B. 多发生在生育期和围绝经期

C. 常发生在有排卵的月经周期

D. B 超检查是最有价值的辅助诊断方法

E. 以上都正确

9. 有关围绝经期说法错误的是

A. 是指绝经过渡期至绝经后一年

B. 围绝经期最早的变化是卵巢功能衰退

C. 围绝经期最早的变化是子宫功能衰退

D. 潮红、潮热是最常见且典型的症状

E. 常伴有情绪、记忆及认知功能改变

10. 青春期功血患者的治疗原则不包括

A. 大量雌激素止血

B. 大量孕激素+睾酮止血

C. 调整周期

D. 诱发排卵

E. 纠正贫血，改善全身状况

11. 下列选项不属于无排卵型功血的是

A. 月经周期紊乱

B. 经期长短不一

C. 出血量多少不等

D. 出血过多时患者出现贫血症状

E. 多见于育龄期妇女

12. 下列不是无排卵型功血临床表现的是

A. 多发生于青春期和围绝经期

B. 月经周期无一定规律性

C. 月经周期正常

D. 经期长短不一

E. 经量时多时少

13. 用孕激素治疗闭经患者，出现阴道出血是由于

A. 子宫内膜高度萎缩

B. 子宫内膜对雌激素不起反应

C. 子宫内膜炎

D. 子宫发育不良

E. 子宫内膜已受雌激素的影响

14. 原发性痛经健康指导正确的是

A. 合理休息、充足睡眠、足够营养

B. 增加运动、充足睡眠、增加饮食

C. 减少运动、充足睡眠、增加饮食

D. 减少运动、睡眠饮食无特殊变化

E. 运动、睡眠、饮食无特殊变化

15. 绝经过渡期功血者治疗原则不包括

A. 大量雌激素止血　　　B. 孕激素药物刮宫

C. 调整月经周期　　　　D. 大量孕激素止血

E. 刮宫

16. 黄体功能不足的临床表现除外

A. 月经周期短

B. 增生期延长

C. 不易妊娠而流产

D. 基础体温呈双相，高温大于 11 天

E. 子宫内膜有分泌期改变

17. 可能引起闭经的疾病下列哪项应除外

A. 肾上腺皮质功能亢进

B. 胰岛素抵抗综合征

C. 垂体泌乳素瘤

D. 甲亢

E. 甲状旁腺功能亢进

18. 鉴别下丘脑、垂体性闭经的方法是

A. 经期诊刮

B. BBT

C. 垂体兴奋试验（GnRH 刺激试验）

D. 卵巢兴奋试验

E. 染色体检查

19. 关于 BBT 的临床应用描述，错误的是

　　A. 单相型提示无排卵

　　B. 双相型提示有排卵

　　C. 高温相持续 3 周以上，提示有可能妊娠

　　D. 高温相持续时间短于 11 日，提示黄体萎缩不全

　　E. 可以明确排卵日

20. 下列症状可能与绝经有关，但下列哪项除外

　　A. 尿频、尿急

　　B. 肢体疼痛

　　C. 易激动

　　D. 严重抑郁，多次自杀倾向

　　E. 外阴灼热感，分泌物减少

21. 绝经后补充雌激素可以预防骨质疏松是由于

　　A. 刺激骨形成增加

　　B. 使体重增加，从而增加骨密度

　　C. 改善睡眠，促进钙的吸收

　　D. 减少骨吸收

　　E. 增加食欲，促进钙的吸收

22. 围绝经期最常见且典型的症状是

　　A. 月经改变

　　B. 潮红、潮热

　　C. 心悸、眩晕、头痛等

　　D. 情绪、记忆及认知功能改变

　　E. 骨质疏松

A$_2$型题（每题下设 A、B、C、D、E 五个备选答案，请从中选择一个最佳答案）

23. 某护士给一患者讲解功能失调性子宫出血的概念，要求患者第 2 天陈述这一概念，以此来评价其对疾病的认识程度，下列哪项陈述是错误的

　　A. 青春期和更年期均可能发病

　　B. 主要是内生殖器官有器质性病变

　　C. 全身无器质性病变

　　D. 分无排卵型和有排卵型两类

　　E. 调节生殖的内分泌机制失调

24. 患者，女性，25 岁。13 岁月经来潮，周期正常。现停经 40 天，阴道出血持续 20 天，时多时少，无腹痛。妇科检查：子宫颈光滑，子宫颈分泌物涂片检查见羊齿状结晶，子宫前位正常大小，附件未触及。可能的诊断是

　　A. 异位妊娠　　　　B. 流产

　　C. 无排卵型功血　　D. 黄体功能不足

　　E. 子宫内膜不规则脱落

25. 某 16 岁高中女生，14 岁月经初潮，后周期一直紊乱 2 年，本次月经持续 10 天不止，量多。检查：面色苍白，阴道口可见暗红色血块，子宫略小于正常，双侧附件正常。止血首选的处理措施是

　　A. 缩宫素止血

　　B. 雌激素止血

　　C. 孕激素止血

　　D. 雌激素、雄激素止血

　　E. 诊刮止血

26. 某未婚女性闭经，为了解其卵巢功能，首选的检查方法是

　　A. 子宫内膜活检

　　B. 基础体温测定

　　C. 子宫颈黏液检查

　　D. 周期性阴道细胞学涂片

　　E. 血尿中激素水平测定

27. 未婚女性，18 岁，主诉经期腹痛剧烈，于行经第 1 天疼痛最为剧烈，甚至夜不能寐。疼痛 2~3 天后缓解。平时月经周期规律，基础体温测定为双相。肛查：子宫前倾前屈，硬度正常，无压痛，两侧附件正常。本病最可能的诊断是

　　A. 输卵管炎　　　　B. 子宫腺肌病

　　C. 子宫内膜炎　　　D. 子宫肌瘤

　　E. 痛经

28. 患者，女性，18 岁，未婚。主诉经期腹部疼痛剧烈，特别是经期前两天，需服镇痛剂并卧床休息才能缓解。平素周期规律，基础体温呈双相。肛查：子宫前倾前屈位，稍小，硬度正常，无压痛，两侧附件正常。分泌物呈白色。本病的影响因素中错误的是

　　A. 寒冷刺激　　　　B. 精神紧张

　　C. 遗传因素　　　　D. 子宫内膜异位症

　　E. 经期剧烈运动

29. 患者，女性，50 岁。上环 15 年，月经紊乱 1
    年，月经量增多，经期延长。妇科检查无异常
    发现，血红蛋白 90g/L，应该做哪一项处理
    A. B 超检查　　　　 B. 药物调整月经周期
    C. 雄激素止血　　　 D. 生殖激素测定
    E. 诊断性刮宫

30. 患者，女性，30 岁，因子宫收缩乏力，剖宫
    产术后出血达 800ml，产后无乳汁分泌。现在
    距离产后一年尚无月经来潮，主诉全身无力、
    畏寒、毛发脱落。可能的闭经原因是
    A. 下丘脑性闭经　　 B. 垂体性闭经
    C. 子宫性闭经　　　 D. 卵巢性闭经
    E. 原发性闭经

31. 患者，女性，35 岁。近一年来因月经周期紊
    乱，经量多少不一到医院就诊，怀疑是功血。
    为鉴别患者是排卵型或无排卵型功血，下列辅
    助检查无意义的是
    A. 周期性孕激素测定
    B. 基础体温测定
    C. 月经前半周期做诊断性刮宫
    D. 经前做子宫颈黏液涂片检查
    E. 周期性阴道脱落细胞涂片检查

32. 患者，女性，29 岁。结婚 3 年不孕。月经周期
    3~5/24~25 天。盆腔检查正常，连续 3 个周
    期 BBT 双相，高温相持续 9~10 天，下列诊断
    正确的是
    A. 无排卵型功血　　 B. 有排卵型功血
    C. 黄体发育不全　　 D. 黄体萎缩不全
    E. 正常月经

33. 患者，女性，19 岁。近半年来月经紊乱，经
    期长短不一，经量时多时少，无腹痛。初步诊
    断为无排卵型功血，下列结果显示为卵巢无排
    卵的是
    A. 双相型体温
    B. 体内孕激素含量呈高值
    C. 分泌期子宫内膜
    D. 阴道脱落细胞受孕激素影响
    E. 宫颈黏液呈羊齿状结晶

34. 某 28 岁未婚女性，闭经 2 年，肛-腹诊子宫正
    常大，硬度正常，行黄体酮试验为阴性，下一
    步最佳检查方法是
    A. 垂体兴奋试验

B. 子宫输卵管碘油造影
C. 盆腔充气试验
D. 雌、孕激素序贯试验
E. 诊断性刮宫

35. 患者，女性，53 岁，诉近一年月经周期不准，
    有时候行经 2~3 天，量少，自觉胸闷、潮热、
    乏力、头痛、心情烦躁。妇科检查：子宫稍
    小，其余无异常情况。护士应该向其宣传哪项
    疾病的知识
    A. 围绝经期综合征　 B. 黄体发育不全
    C. 黄体萎缩延迟　　 D. 神经衰弱
    E. 无排卵型功血

36. 患者，女性，围绝经期，近 1 年以来月经不规
    律，经量增多，经期延长。阴道不规则流血，
    基础体温测定呈单相型。妇科检查：子宫未见
    增大，首先考虑
    A. 子宫内膜炎　　　 B. 子宫黏膜下肌瘤
    C. 有排卵型功血　　 D. 无排卵型功血
    E. 盆腔炎

37. 患者，女性，28 岁。孕 16 周，因走路时不慎
    滑倒而流产。流产后患者出现月经紊乱。疑诊
    断为黄体萎缩不全，下列选项哪项支持该诊断
    A. 月经不规则　　　 B. 闭经 3 个月
    C. 经期伴腹痛　　　 D. 周期短，经期正常
    E. 周期正常，经期延长

38. 患者，女性，36 岁。因功血致平素月经量过
    多而贫血。作为责任护士对患者进行健康教
    育，下列错误的是
    A. 保证充足睡眠
    B. 多食用富含铁的食物
    C. 大量快速输血
    D. 性激素止血
    E. 预防感染

39. 患者小张，因自然流产后一直月经不调，来医
    院就诊，怀疑为黄体萎缩不全所致。为了确
    诊，需要进行诊刮术，诊刮的时间约在
    A. 经前 3 天　　　　 B. 月经周期第 5 天
    C. 月经的第 1 天　　 D. 经后 10 天
    E. 随意刮宫

40. 患者，女性，21 岁，未婚。18 岁初潮，周期
    3~6 个月 1 次，经量较少。末次月经：7 个月
    前。经询问，患者素食主义者，不食肉。每日

饭量 2~3 两及少量蔬菜。查体：体型消瘦，乳房发育不良，阴毛稀少，外阴未婚型，子宫稍小，双侧附件正常，此患者的治疗首选

A. 雌激素周期治疗　　B. 补充多种维生素

C. 纠正全身健康状况　D. 孕激素周期治疗

E. 用 hCG 诱发排卵

41. 患者，女性，53 岁。月经紊乱 2 年。1 年前因为大量阴道流血而住院治疗。此次阴道流血近 20 天，经诊刮子宫内膜为不典型增生过长，最有可能的诊断是

A. 黄体功能不足

B. 子宫内膜不规则脱落

C. 子宫肌瘤

D. 无排卵型功血

E. 围绝经期综合征

42. 患者，女性，52 岁。经检查为围绝经期功血，其支持疗法不包括下列哪项

A. 增加营养　　　　　B. 保证休息

C. 常规输血　　　　　D. 心理支持

E. 会阴护理，预防感染

A_3/A_4 型题（共同选项/共同题干选择题，每题下设若干个相关问题，请从 A、B、C、D、E 五个备选答案中选择一个最佳答案）

（43~44 题共用题干）

患者，女性，54 岁。近 2~3 年月经不调，表现为周期延长，经量增多且淋漓不尽，此次停经 3 个月。阴道出血 10 余天，量多，给予诊刮止血，刮出物组织学检查为子宫内膜腺瘤样增生过长。

43. 其诊断考虑为

A. 黄体功能不足

B. 无排卵型功血

C. 有排卵型功血

D. 子宫内膜不规则脱落

E. 子宫内膜炎

44. 对该患者的最佳治疗方案是

A. 诊刮后运用长效孕激素

B. 全子宫切除术

C. 诊刮后抗感染治疗

D. 子宫内膜电切术

E. 诊刮后观察治疗

（45~46 题共用题干）

患者，女性，50 岁。上环 15 年，月经紊乱 1 年，停经 3 个月，阴道流血 10 天，淋漓不尽，有潮热、出汗、头痛、头晕 2 月余。妇科检查：外阴阴道正常，子宫颈光滑，子宫水平位，正常大小，双侧附件并未触及肿物。

45. 该妇女最有可能的诊断是

A. 宫内节育器异位　　B. 围绝经期功血

C. 子宫内膜炎　　　　D. 子宫内膜癌

E. 先兆流产

46. 为进一步确诊，首选的辅助检查方法是

A. 尿妊娠试验　　　　B. HBT

C. 性激素测定　　　　D. 分段诊刮

E. 阴道 B 超

四、简答题

1. 简述功血的护理措施有哪些。

2. 无排卵型功能失调子宫出血药物的治疗原则有哪些？

3. 什么是激素替代治疗（HRT），其适应证和禁忌证有哪些？

4. 什么是"药物性刮宫"？

第十四章

妊娠滋养细胞疾病病人的护理

浓缩教材精华，涵盖重点考点

第一节　葡　萄　胎

（一）定义

葡萄胎是指妊娠后胎盘绒毛滋养细胞增生、间质水肿变性，形成大小不一的水疱，水疱间借蒂相连成串形如葡萄而得名，是一种良性滋养细胞疾病。

（二）病因及病理

1. 病因　葡萄胎发生的确切原因，尚不完全清楚。完全性葡萄胎的高危因素与种族、饮食、年龄、重复葡萄胎等有关；部分性葡萄胎其高危因素可能与口服避孕药和不规则月经等有关，但与年龄和饮食无关。

2. 病理

（1）完全性葡萄胎：大小不等的水疱状物占据整个宫腔，其间充满血液及凝血，无胎儿及其附属物；★镜下可见滋养细胞不同程度增生，绒毛间质水肿，间质内胎源性血管消失。

（2）部分性葡萄胎：仅部分绒毛变为水疱，可见胚胎及胎儿组织，胎儿多死亡（表14-1）。★镜下可见滋养细胞轻度增生，部分间质水肿，间质内胎源性血管可见。

表 14-1　完全性与部分性葡萄胎形态学比较

	完全性葡萄胎	部分性葡萄胎
胚胎或胎儿组织	缺乏	存在
绒毛间质水肿	弥漫	局限
滋养细胞增生	弥漫	局限
绒毛轮廓	规则	不规则
绒毛间质内血管	缺乏	存在

（三）临床表现及辅助检查

1. 临床表现

（1）完全性葡萄胎：典型症状如下所述。

1）停经后阴道流血：★最常见症状。患者常于停经 8～12 个周发生不规则阴道流血，量多少不定。大血管破裂可大出血或休克，甚至死亡；反复流血，可致贫血和感染。

2）子宫异常增大、变软：★葡萄胎迅速增长及宫腔积血，约半数以上患者子宫大于停经月份，质地变软，并伴有 hCG 异常升高。

3）妊娠呕吐：出现早、时间长、症状重。

4）妊娠高血压疾病征象：出现早、症状重。

5）卵巢黄素化囊肿：是由大量 hCG 刺激卵巢卵泡内膜细胞发生黄素化而形成囊肿。一般无症状，发生急性蒂扭转时可有急性腹痛。

6）腹痛：为阵发性下腹隐痛，一般不剧烈，能忍受，常发生于阴道流血之前。

7）甲状腺功能亢进现象：约 7% 患者出现轻度甲亢。

（2）部分性葡萄胎：大多没有完全性葡萄胎的典型症状，程度也常较轻。阴道流血常见，子宫多数与停经月份相符甚至更小，一般无子痫前期、卵巢黄素化囊肿等，妊娠呕吐也较轻。

2. 辅助检查

（1）超声检查：★完全性葡萄胎典型超声图像为子宫大于相应孕周，无妊娠囊或胎心搏动，宫腔内充满不均质密集状或短条状回声，呈"落雪状"，水疱较大时则呈"蜂窝状"。

（2）hCG 测定：血清 hCG 明显高于正常孕周的相应值，且在停经 8～10 周以后继续持续上升。

（四）处理原则

★一经确诊及时清宫。年龄接近绝经、无生育要求的患者可行子宫切除术；对于高危因素和随访困难的完全性葡萄胎患者可用氟尿嘧啶（5-FU）、放线菌素-D 等行预防性化疗。

（五）护理诊断/问题

1. 焦虑　与担心清宫手术及预后有关。

2. 自尊紊乱　与分娩的期望不能满足及担心将来妊娠有关。

3. 有感染的危险　与长期阴道流血、贫血造成免疫力下降有关。

（六）护理措施

1. 心理支持

2. 严密观察病情　严密观察患者腹痛、阴道出血、生命体征及 hCG 等情况。

3. 做好清宫术的护理★

（1）术前配血备用，建立静脉通道，准备好缩宫素和抢救药品。

（2）子宫大于妊娠 12 周吸刮两次，1 周后行第二次清宫，刮出物应每次常规送组织学检查。

（3）缩宫素应在子宫颈充分扩张后、开始吸宫后使用，以防止术中出现栓塞或转移。

（4）术中严密观察患者反应，有无面色苍白、出冷汗、口唇发绀等现象。

（5）术后刮出物及时送病理检查。

（6）术后禁性生活及盆浴1个月；加强会阴部护理，防止感染。

4. 健康教育　葡萄胎清宫术后高危因素或无条件随访的病人应采用预防性化疗，★预防性化疗的指征为：年龄>40岁；葡萄胎清宫前 β-hCG 异常升高（>100 000U/L）；清宫后，hCG 下降曲线不呈进行性下降，而是降至一定水平后持续不降，或始终处于高值；子宫明显大于孕周；卵巢黄素囊肿>6cm；无条件随访者。

5. 随访指导

（1）时间：共随访2年★。

（2）内容：①hCG 定量测定。清宫后每周一次血 hCG，直至连续3次正常，然后每1个月一次持续至少半年，然后每半年一次，共随访2年。②注意有无阴道异常流血、咳嗽、咯血及其他转移症状，定期妇科检查、盆腔 B 超及 X 线检查。

6. 避孕　★随访期间严格避孕1年，首选避孕套，一般不选用宫内节育器，以免穿孔或混淆子宫异常出血的原因。

第二节　妊娠滋养细胞肿瘤

（一）概述

1. 定义　是指滋养细胞的恶性病变，包括侵蚀性葡萄胎、绒毛膜癌和胎盘部位滋养细胞肿瘤。

2. 侵蚀性葡萄胎　★指病变侵入子宫肌层或转移至近处或远处器官，来源于葡萄胎排空半年内，恶性度不高，又称恶性葡萄胎。

3. 绒毛膜癌　★高度恶性的滋养细胞肿瘤，来源于葡萄胎排空后1年以上，可继发于足月产、早产、流产及异位妊娠，早期可通过血行转移播散至全身。

（二）病理

1. 侵蚀性葡萄胎　★滋养细胞显著增生，有明显出血坏死，可见变性或完好的绒毛结构。

2. 绒毛膜癌　★滋养细胞极度不规则增生，周围大片出血、坏死，绒毛结构消失。

（三）临床表现及辅助检查

1. 侵蚀性葡萄胎

（1）病史：★一般发生在葡萄胎清宫术后6个月内。

（2）原发灶表现：清宫术后不规则阴道流血；子宫复旧不良；卵巢黄素化囊肿持续存在；假孕症状。

（3）转移灶表现：★最常见、最早的转移部位是肺，其次是阴道、宫旁，脑转移者少见。

2. 绒毛膜癌

（1）病史：★可继发于足月产、早产、流产及异位妊娠，一般出现在葡萄胎排空后 1 年以上。

（2）转移灶表现：★绒癌以血行转移为主。

1）肺转移（80%）：★最常见，典型表现为咳嗽、咯血、胸痛及呼吸困难。

2）阴道转移（30%）：阴道前壁及穹隆可见紫蓝色结节，破溃后引起不规则出血，甚至大出血。

3）肝转移（10%）：预后不良，表现为上腹部或肝区疼痛。

4）脑转移（10%）：★主要致死原因。

3. 辅助检查

（1）血清 hCG 测定。

（2）B 超、胸部 X 线片、CT 和 MRI。

（3）组织学诊断：★为确诊手段。

（四）处理原则

★化疗为主，手术和放疗为辅。

（五）护理诊断/问题

1. 角色紊乱　与较长时间住院和接受化疗有关。

2. 潜在并发症　肺、阴道、脑转移。

（六）护理措施

1. 心理护理

2. 严密观察病情　腹痛、阴道出血、生命体征、转移症状、咯血等并记录。

3. 配合治疗　化疗病人的护理、手术前后护理（详见第 3 节）。

4. 转移灶的护理★

（1）肺转移

1）休息、吸氧，半坐卧位，有利呼吸及痰的排出。

2）遵医嘱予镇静药物和化疗药。

3）咯血时让病人取头低患侧卧位，保持呼吸通畅，配合抢救。

（2）阴道转移

1）减少局部刺激，禁止做不必要的阴道检查。

2）配血备用，备好急救器械和物品。

3）大出血时，取长纱条填塞于阴道内进行压迫止血，纱条必须在 24~48 小时内取出。

4）按医嘱应用抗生素预防感染。

（3）脑转移

1）卧床休息，严密观察"一过性症状"。

2）配合治疗（如用药、诊断检查）。

3）预防并发症：跌倒、吸入性肺炎、压疮等。

4）抽搐、昏迷患者的护理。

（七）健康教育

（1）注意休息，合理营养。

（2）转移外阴清洁，防止感染。

（3）随访指导。★出院后严密随访，随访内容同葡萄胎，随访时间 2 年内同葡萄胎，2 年后每年一次，持续 3~5 年。

（4）随访期间严格避孕，应于化疗停止≥12 个月方可妊娠。

第三节　化疗病人的护理

化学药物治疗恶性肿瘤已取得肯定的功效，目前已成为恶性肿瘤的主要治疗方法之一。滋养细胞是所有肿瘤中对化疗最为敏感的一种。

（一）化疗药物的作用机制

（1）影响脱氧核糖核酸（DNA）合成。

（2）干扰核糖核酸（RNA）复制。

（3）干扰转录、抑制信使核糖核酸（mRNA）合成。

（4）阻止纺锤丝形成。

（5）阻止蛋白质合成。

（二）常用药物的种类

1. 烷化剂　是细胞周期非特异性药物。常用的药物有邻脂苯芥（抗瘤新芥）、硝卡芥、氮芥、环磷酰胺。

2. 抗代谢药物　能干扰核酸代谢，导致细胞死亡，属细胞周期特异性药物，常用的有氟尿嘧啶、甲氨蝶呤、阿糖胞苷。

3. 抗肿瘤抗生素　属细胞周期非特异性药物。常用的有放线菌素 D、多柔比星。

4. 抗肿瘤植物药　属细胞周期特异性药物，临床常用的有长春新碱、紫杉醇。

（三）化疗药物的常见毒副反应

1. 造血功能障碍　★最常见、最严重，表现为外周白细胞和血小板计数下降，一般停药后 2 周多能自然恢复。

2. 消化道反应　恶心、呕吐、口腔溃疡。

3. 神经系统损害　主要为周围神经和中枢神经的损害，代表药是长春新碱。

4. 药物中毒性肝炎　表现为血清氨基转移酶升高，停药后可恢复。

5. 泌尿系统损伤　环磷酰胺对膀胱有损伤。

6. 皮疹、脱发　甲氨蝶呤可引起皮疹；放线菌素-D 最易引起脱发。

（四）护理诊断/问题

1. 营养失调　低于机体需要量，与化疗所致的消化道反应有关。

2. 自我形象紊乱　与化疗所致的脱发有关。

3. 有感染的危险　与化疗引起的白细胞减少有关。

（五）护理措施

1. 心理护理

2. 一般护理　提供高蛋白、高维生素、易消化的食物；注意口腔卫生，饭前后漱口，经常更衣，保持皮肤清洁干燥；保证充足睡眠，减少探视，避免交叉感染。

3. 用药护理

（1）用药原则：★护士熟练掌握化疗药物的基础知识；严格"三查七对"，正确溶解和稀释药物，现配现用；准确测量并记录体重。

（2）注意保护血管：★穿刺应从远端开始，有计划地使用血管；化疗前后生理盐水冲管；腹腔化疗者经常变动体位，以保证疗效；出现药物外渗立即停止输入并于局部冷敷，同时给予普鲁卡因局部封闭，后外用金黄散外敷，防止组织坏死。

（3）加强巡视，注意病情观察。

4. 药物毒副反应的护理

（1）口腔护理

1）保持口腔清洁，预防口腔炎症。

2）口腔黏膜充血疼痛，可局部喷西瓜霜等粉剂。

3）口腔黏膜溃疡严重者，应做溃疡面分泌物培养，并根据药敏试验选用抗生素和维生素 B_{12} 液混合涂于溃疡面以促进伤口愈合。

4）软毛刷刷牙或清水漱口，进食前后消毒液漱口，进食后漱口并用甲紫、锡类散或冰硼散等局部涂抹。

5）鼓励进食温冷流食或软食，避免刺激食物；如因口腔溃疡疼痛难以进食时，可在进食前 15 分钟予以丁卡因涂敷或漱口。

（2）止吐护理：指导进食清淡、易消化饮食，少量多餐，改善进餐环境；化疗前后遵医嘱使用镇静、止吐药；呕吐严重者补充液体以防电解质紊乱。

（3）骨髓抑制的护理：★定期监测血常规，当白细胞 $<3.0 \times 10^9/L$ 时停药；白细胞 $<1.0 \times 10^9/L$ 时行保护性隔离措施。

（4）动脉化疗并发症的护理：术后观察穿刺点有无渗血、皮下淤血或大出血；★沙袋加压穿刺点 6 小时，肢体制动 8 小时，卧床休息 24 小时；敷料渗出及时更换，出现血肿或大出血时立即对症处理。

模拟试题测试，提升应试能力

一、名词解释

1. 葡萄胎

2. 卵巢黄素囊肿

3. 侵蚀性葡萄胎

二、填空题

1. 妊娠滋养细胞疾病根据组织学特点包括葡萄胎、_____和_____。

2. 继发于葡萄胎排空_____者的妊娠滋养细胞

肿瘤的组织学诊断多数为绒毛膜癌。

3. 在子宫肌层中见到滋养细胞增生和退化的绒毛阴影，则诊断为_____。

4. 葡萄胎病人一经确诊首要的处理为_____。

5. 绒毛膜癌病人出现阴道大出血时，行长纱条压迫止血，应于_____取出。

6. 化疗的过程中要动态监测血常规，当白细胞_____时，应考虑停药。

三、选择题

A₁型题（每题下设 A、B、C、D、E 五个备选答案，请从中选择一个最佳答案）

1. 关于绒毛膜癌的病理改变叙述正确的是
   A. 不伴有远处转移
   B. 滋养细胞增生规则
   C. 不伴有滋养细胞出血、坏死
   D. 绒毛结构消失
   E. 增生的滋养细胞位于宫腔内

2. 葡萄胎清宫时应注意
   A. 预防人工流产综合征
   B. 预防患者过度恐惧
   C. 介绍有关清宫知识
   D. 扩张宫口前使用缩宫素
   E. 预防出血过多、穿孔、感染

3. 葡萄胎患者需要严密随访的原因是
   A. 出院时血 hCG 未降至正常
   B. 有复发的可能
   C. 有恶变的可能
   D. 了解盆腔情况
   E. 了解阴道流血情况

4. 化疗药物最常见和最严重的不良反应是
   A. 恶心、呕吐　　　　B. 腹痛、腹泻
   C. 口腔溃疡　　　　　D. 肝、肾功能损伤
   E. 骨髓抑制

5. 侵蚀性葡萄胎的特征是
   A. 可来源于流产后
   B. 可无葡萄胎病史
   C. 不会出现腹痛
   D. 葡萄胎组织侵入子宫肌层
   E. 不会发生肺及阴道转移

6. 葡萄胎患者清宫术，不需要准备的备用物品是
   A. 缩宫素　　　　　　B. 清宫包

C. 负压吸引器　　　　D. 配血备用
E. 孕激素制剂

7. 关于完全性葡萄胎典型的临床表现不正确的是
   A. 停经后阴道流血
   B. 子宫异常增大、变软
   C. 阴道分泌物增多
   D. 腹痛
   E. 甲状腺功能亢进

8. 侵蚀性葡萄胎的治疗原则是
   A. 化疗为主，手术为辅
   B. 手术为主，化疗为辅
   C. 手术为主，放疗为辅
   D. 清宫为主，手术为辅
   E. 放疗为主，手术为辅

9. 葡萄胎患者清宫术后，对其随访的内容不包括的是
   A. 血 hCG 的定量测定
   B. 异常阴道流血
   C. 盆腔 B 超
   D. 血 CA125、CA199、CEA 的测定
   E. 是否有咳嗽、咯血等转移症状

10. 关于侵蚀性葡萄胎患者化疗过程中的护理措施不妥的是
    A. 化疗期间要动态监测血象变化
    B. 指导补充高脂肪、高蛋白、高维生素食物
    C. 注意口腔清洁，预防和及时处理口腔溃疡
    D. 出现恶心、呕吐时，及时予以对症处理
    E. 协助患者行胸部 X 线检查

11. 下列肿瘤中对化疗最为敏感的是
    A. 卵巢浆液性囊腺癌　　B. 子宫颈鳞癌
    C. 内胚窦瘤　　　　　　D. 绒毛膜癌
    E. 卵巢未成熟性畸胎瘤

12. 具有恶变倾向的葡萄胎患者不包括的是
    A. 年龄大于 40 岁
    B. 清宫前 hCG 异常升高
    C. 重复葡萄胎
    D. 无条件随访者
    E. 卵巢黄素囊肿大于 4cm

13. 化疗患者，下列哪种情况考虑行保护性隔离
    A. $<1.0\times10^9/L$　　　　B. $<2.0\times10^9/L$
    C. $<3.0\times10^9/L$　　　　D. $<4.0\times10^9/L$

E. $<5.0×10^9/L$

A_2 型题（每题下设 A、B、C、D、E 五个备选答案，请从中选择一个最佳答案）

14. 患者，女性，30 岁。平素月经规律，停经 2 个月，不规则阴道流血 15 天，偶有下腹隐痛。妇科检查：子宫颈着色，子宫如孕 3 个月大小，附件 (-)，B 超检查宫腔内充满不均质回声，呈蜂窝状，未听及胎心，目前该患者的首要处理是
    A. 随访观察　　　　B. 清除宫腔内容物
    C. 化学药物治疗　　D. 子宫切除
    E. 静脉滴注缩宫素促使宫腔内容物排出

15. 患者，女性，33 岁。足月产后 1 年，近来出现咳嗽，痰中带血，夜间不能平卧。X 线检查示肺部有多个结节影，血 hCG 异常升高，诊断绒毛膜癌肺转移，下一步处理为
    A. 手术切除病变肺叶　B. 手术切除子宫
    C. 化疗　　　　　　D. 放疗
    E. 抗感染治疗

16. 患者，女性，43 岁。手术切除子宫病理检查发现，滋养细胞呈不同程度的增生，周围大片出血、坏死，间质水肿，间质血管消失，未见绒毛。其最可能的诊断是
    A. 部分性葡萄胎　　B. 完全性葡萄胎
    C. 侵蚀性葡萄胎　　D. 绒毛膜癌
    E. 胎盘部位滋养细胞性肿瘤

17. 患者，女性，27 岁。停经 12 周，阴道不规则流血 10 余天，暗红色，血中伴有小水疱物。妇科检查：BP 150/90mmHg，子宫前倾，如孕 4 个月大，两侧附件可触到 4cm 大小囊性包块，活动良好。本病例最可能的诊断是
    A. 妊娠合并子宫肌瘤　B. 妊娠合并卵巢囊肿
    C. 葡萄胎　　　　　　D. 异位妊娠
    E. 先兆流产

18. 患者，女性，28 岁。因侵蚀性葡萄胎，行氟尿嘧啶和放线菌素-D 化疗 8 天，于第 6 天查血常规，示白细胞 $3.2×10^9/L$，下列处理正确的是
    A. 立即停药　　　　B. 停药+随访观察
    C. 行保护性隔离　　D. 继续化疗
    E. 在升白细胞前提下继续化疗

19. 患者，女性，25 岁。停经 12 周，阴道少量流血，检查：宫底脐下 2 横指，子宫壁张力较大，B 超提示宫腔内见落雪状回声，最可能的诊断为
    A. 先兆流产　　　　B. 难免流产
    C. 葡萄胎　　　　　D. 侵蚀性葡萄胎
    E. 绒毛膜癌

20. 患者，女性，26 岁。停经 3 个月，阴道少量流血 1 周，B 超提示子宫增大，如孕 16 周大小，未见胎儿及附属物，宫腔内呈蜂窝状改变，诊断葡萄胎，对该患者的处理不妥的是
    A. 一经确诊，立即清宫
    B. 术前开放静脉通路，无需常规备血
    C. 术中观察病人的反应
    D. 缩宫素在充分扩张子宫颈、开始吸宫后使用
    E. 术后刮出物常规送病理检查

21. 患者，女性，28 岁。因葡萄胎行清宫术，出院时复查血 hCG 降至 850mmol/L，对其指导每周查血 β-hCG，下列正确的是
    A. 每周 1 次，连续 3 个月
    B. 每周 1 次，连续 6 个月
    C. 每周 1 次直至连续 2 次正常
    D. 每周 1 次直至连续 3 次正常
    E. 每周 1 次直至连续 4 次正常

22. 患者，女性，30 岁。葡萄胎刮宫术后 4 个月，复查血 hCG 逐渐上升达 15 200mmol/L，无咳嗽、咯血，盆腔 B 超提示：子宫血流信号丰富，胸部 X 线检查有肺纹理增粗。其最可能的诊断是
    A. 结核　　　　　　B. 异位妊娠
    C. 侵蚀性葡萄胎　　D. 绒毛膜癌
    E. 再次葡萄胎

23. 患者，女性，40 岁。诊断绒毛膜癌，出现咳嗽、咳血痰；妇检：见阴道前壁有紫蓝色结节，无破溃。下列护理中不妥的是
    A. 卧床休息
    B. 遵医嘱给予镇静剂和化疗药
    C. 配血备用
    D. 每天阴道检查 1 次以观察病情
    E. 观察阴道有无破溃性出血

24. 患者，女性，46 岁。人工流产后 3 个月，阴道少量流血 15 天，尿妊娠实验阳性，B 超示：子宫无明显增大，胸部 X 线片提示双肺有阴

影，诊断绒毛膜癌，其最常见的死亡原因是

 A. 肺转移　　　　　B. 肝转移

 C. 盆腔转移　　　　D. 脑转移

 E. 阴道转移

25. 患者，女性，28 岁。产后 3 个月，阴道持续少量流血，近 1 周来出现咳嗽、咳血丝痰，检查：子宫无明显增大，软，附件正常，血 hCG 明显增高，该患者下步处理措施是

 A. 化疗　　　　　　B. 次全子宫切除

 C. 清宫　　　　　　D. 放疗

 E. 手术+放疗

26. 患者，女性，21 岁。患完全性葡萄胎，行清宫术后对其避孕指导首选的是

 A. 长效避孕针　　　B. 缓释阴道避孕环

 C. 安全期避孕　　　D. 阴茎套

 E. 口服避孕药

27. 患者，女性，27 岁。妊娠 8 个月引产后出现阴道流血，咳嗽、咯血；妇检：阴道前壁见 3cm 大小紫蓝色结节。诊断绒毛膜癌，经血行播散转移最常见的部位是

 A. 阴道　　　　　　B. 肺

 C. 肝　　　　　　　D. 脑

 E. 肾

28. 患者，女性，29 岁。因侵蚀性葡萄胎行氟尿嘧啶和放线菌素-D 化疗，巡视病房时发现药物外渗，下列处理中不正确的是

 A. 立即停药，保留针头尽量回抽

 B. 局部普鲁卡因封闭

 C. 硫酸镁湿热敷

 D. 冰袋局部冷敷

 E. 更换部位重新穿刺

A_3/A_4 型题（共同选项/共同题干选择题，每题下设若干个相关问题，请从 A、B、C、D、E 五个备选答案中选择一个最佳答案）

（29~30 题共用题干）

 患者，女性，26 岁。因停经 3 个半月，阴道流血 16 天而入院，门诊尿 hCG（+），查体：宫底脐下一横指。

29. 本例患者首选的辅助检查方法是

 A. 血 hCG 测定　　　B. B 超

 C. X 线腹部摄片　　 D. MRI 检查

 E. CT 检查

30. 该患者确诊后应采取的措施是

 A. 输血输液　　　　B. 静滴缩宫素

 C. 手术切除子宫　　D. 行保胎治疗

 E. 备血，立即行清宫术

（31~32 题共用题干）

 患者，女性，30 岁。葡萄胎清宫术术后 4 个月，阴道流血 20 天，术后一直无月经来潮，1 天前突然出现下腹剧痛，出冷汗，伴晕厥一次。查体：T 36.5℃、BP 85/50mmHg、HR 110 次/分；腹部移动性浊音（+），下腹压痛（+），反跳痛（+）；阴道右前壁有 2cm 紫蓝色结节，子宫界限不清，双附件可触及 6cm 大小囊性包块。

31. 该患者的诊断是

 A. 异位妊娠破裂　　　B. 卵巢囊肿蒂扭转

 C. 卵巢囊肿破裂　　　D. 黄素囊肿急性破裂

 E. 侵蚀性葡萄胎并发子宫穿孔

32. 该患者的紧急处理不包括

 A. 立即给予化疗

 B. 床边心电监护、吸氧

 C. 建立静脉通道，补充血容量

 D. B 超或腹腔穿刺以明确诊断

 E. 抗休克体位、禁食

（33~35 题共用题干）

 患者，女性，26 岁。因停经 3 个月，阴道不规则流血 10 天就诊，病程中伴有轻微腹痛，恶心、呕吐明显。妇科检查：宫底位于脐下 2 横指，未闻及胎心音；尿妊娠试验（+），B 超示子宫腔内呈落雪状图像。

33. 该患者最可能的诊断是

 A. 葡萄胎　　　　　B. 侵蚀性葡萄胎

 C. 绒毛膜癌　　　　D. 异位妊娠

 E. 正常妊娠

34. 确诊后，首要处理原则是

 A. 保胎治疗　　　　B. 手术切除子宫

 C. 化疗　　　　　　D. 清宫术

 E. 放疗

35. 出院后随访的时间是

 A. 5 年　　　　　　B. 4 年

 C. 3 年　　　　　　D. 2 年

 E. 1 年

（36~37 题共用题干）

 患者，女性，32 岁。药流后 2 个月，阴道持

续少量流血。查体：肺部 X 线大致正常，腹软。妇检：阴道无异常，子宫前位，正常大小，软，左附件可扪及一 5cm 大小囊性包块，活动可。

36. 为进一步明确诊断，应行
    A. 盆腔 CT   B. 盆腔 MRI
    C. B 超+血 hCG   D. 宫腔镜
    E. 分段诊刮

37. 检查明确诊断为绒毛膜癌，行化学药物治疗，下列指导错误的是
    A. 动态检查血象变化
    B. 由近心端向远心端有计划地使用血管
    C. 保持口腔清洁
    D. 指导清淡易消化饮食
    E. 化疗结束前需生理盐水冲管

四、简答题

简述葡萄胎病人清宫术后的健康指导。

第十五章

妇科腹部手术病人的护理

浓缩教材精华，涵盖重点考点

第一节　妇科腹部手术病人的一般护理

（一）妇产科腹部手术种类

1. 按急缓程度分　分为择期手术、限期手术、急诊手术。

2. 按手术范围分　分为剖腹探查术、次全子宫切除术、全子宫切除术、附件切除术、全子宫及附件切除术、次全子宫及附件切除术、子宫根治术、剖宫产术等。

（二）手术适应证

子宫本身病变或因附件病变不能保留子宫者；附件病变如输卵管囊肿、卵巢囊肿；性质不清的盆腔肿块；诊断不清的急腹症；经阴道分娩困难者等。

（三）手术前准备

1. 心理支持　耐心解答患者疑问，提供疾病相关资料，给予情感支持等。

2. 术前指导　包括此次手术情况的介绍、切除子宫与卵巢对生活的影响、术前合并症的治疗、术后并发症的预防、术前营养指导等相关问题。

（四）手术前一日护理

1. 皮肤准备　★备皮范围为上自剑突下，下至两大腿上 1/3 处及外阴部，两侧至腋中线，应特别注意脐窝部的清洁。

2. 消化道准备　★术前一日灌肠 1~2 次，或口服缓泻剂，使病人排便 3 次以上。术前 8 小时禁食，4 小时严格禁饮。若手术可能涉及肠道者，术前 3 天进无渣半流质饮食，并遵医嘱给肠道抑菌药物。

3. 镇静剂　术前遵医嘱给予异戊巴比妥、地西泮等镇静剂。

4. 其他　同外科腹部手术。

（五）手术日护理

1. 看望病人　观察生命体征、月经、情绪等。

2. 膀胱准备　术前常规安置导尿管。

3. 阴道准备　★拟行全子宫切除术者，手术日晨阴道常规冲洗后，分别用 2.5% 碘酒、75% 乙醇消毒子宫颈口，并用 1% 甲紫溶液标记子宫颈及阴道穹隆。

4. 术前半小时给基础麻醉药物

5. 备好麻醉床、术后监护用具和急救用物

6. 其他　术前取下患者义齿、首饰等。

（六）手术后护理

1. 在恢复室

（1）床边交班。

（2）观察生命体征：★每 15~30 分钟观察一次血压、脉搏、呼吸并记录，平稳后改为每 4 小时一次；术后 1~2 天出现体温升高，一般不超过 38℃，为术后正常反应。

（3）体位★

1）全身麻醉：清醒前去枕平卧，头偏向一侧，稍垫高一侧肩膀。

2）蛛网膜下隙麻醉：去枕平卧 12 小时。

3）硬膜外麻醉：去枕平卧 6~8 小时。

（4）观察尿量：★妇产科手术病人术后一般 24 小时拔除导尿管，身体虚弱者可延至术后 48 小时。术后病人每小时尿量至少 50ml 以上。

（5）缓解疼痛：术后疼痛通常在术后 24 小时内最为明显，应根据病人具体情况及时给予止痛处理。

2. 在病房

（1）观察切口情况，注意有无渗血、渗液等；可采用腹带包扎腹部，必要时用 1~2kg 沙袋压迫腹部伤口 6~8 小时。

（2）留置管的观察：★一般负压引流液 24 小时不超过 200ml，留置导尿一般保留 24~48 小时。子宫颈癌根治术加盆腔淋巴结清扫术病人，术后留置导尿需保留 7~14 天。

（3）阴道分泌物：观察颜色、性质、量以判断阴道残端伤口愈合情况。

3. 术后常见并发症及护理

（1）腹胀：鼓励患者早下床，多活动；腹部热敷（伤口无渗血）、生理盐水低位灌肠、"1、2、3"灌肠、肛管排气；针刺足三里、皮下注射新斯的明等措施促进肠蠕动，改善胃肠道功能。

（2）泌尿系统感染：预防尿潴留、防止尿路感染

（3）切口血肿、感染、裂开：报告医师，协助处理。

（七）出院指导

（1）早期出院。

（2）术后 2 个月避免负重，适当活动。

（3）未经医生同意，避免性生活及阴道冲洗。

（4）出现阴道流血、分泌物异常时及时就诊。

（5）遵医嘱如期反院接受追踪检查。

第二节　子宫颈癌

（一）概述

子宫颈癌是最常见的妇科恶性肿瘤之一，原位癌的高发年龄为 30~35 岁，浸润癌为 50~55 岁。

（二）病因

子宫颈癌的发病因素目前尚不清楚，大量临床和流行病学资料表明与以下因素有关：女子早婚，早育，多产，性乱史，性伴侣为高危性伴侣等；★感染人乳头瘤病毒，单纯疱疹病毒Ⅱ型，人巨细胞病毒等均与子宫颈癌的发生密切相关。

（三）发病机制

1. 子宫颈癌的好发部位　★宫颈外口子宫颈鳞-柱状上皮的交界处（子宫颈移行带）。

2. 转移途径　以直接蔓延和淋巴转移为主，晚期也可经血行转移。

（四）病理

1. 按照肿瘤的组织来源　分为鳞状细胞癌、腺癌和腺鳞癌。★其中，鳞状细胞癌最常见。

2. 按照病变的发生和发展过程　分为子宫颈上皮内瘤变（CIN）和子宫颈浸润癌。

（1）子宫颈上皮内瘤变（CIN）：可分为 3 级，即Ⅰ级为轻度不典型增生；Ⅱ级为中度不典型增生；Ⅲ级为重度不典型增生和原位癌。

（2）子宫颈浸润癌：★鳞状细胞癌按生长方式可分为外生型（又称菜花型，最常见）、内生型、溃疡型和颈管型四类；腺癌可分为黏液腺癌和恶性腺瘤两种。

（五）临床表现

早期症状不典型，随着病变发展可出现以下表现。

1. 阴道流血　★早期表现为接触性出血，可见性交后出血或妇科检查后出血；晚期可引起致命性大出血。

2. 阴道排液　★典型白带为白色或血性、稀薄如水样或米汤水样阴道排液，伴有腥臭味。

3. 疼痛　晚期可出现严重持续性腰骶部或坐骨神经痛。

（六）处理原则

根据患者临床分期、年龄和全身情况制订治疗方案。★采用以手术和放疗为主、化疗为辅的综合治疗方案。

1. 手术治疗　适于Ⅰa~Ⅱa 的早期病人，无严重内外科疾病，无手术禁忌证者。

2. 放射治疗　适用于各期患者，包括腔内照射和体外照射。

3. 手术及放射综合治疗　适用于子宫颈局部病灶较大者。

4. 化学药物治疗　适用于晚期或复发转移者。

（七）辅助检查

1. 子宫颈刮片细胞学检查 ★用于子宫颈癌的筛查。

2. 碘试验 碘不着色区为子宫颈病变危险区。

3. 阴道镜检查

4. 子宫颈和子宫颈管活体组织检查 ★是确诊子宫颈癌前期病变和子宫颈癌最可靠的方法。

5. 子宫颈锥切术 适用于宫颈刮片检查多次阳性而子宫颈活检阴性者；或子宫颈活检为原位癌需要确诊者。

（八）护理诊断/问题

1. 恐惧 与确诊子宫颈癌需要进行手术治疗有关。

2. 排尿异常 与子宫颈癌根治术后影响膀胱正常张力有关。

（九）护理措施

1. 提供预防保健知识

2. 协助病人接受各种诊治方案

（1）CIN Ⅰ级——按炎症处理，每3~6个月随访一次。

（2）CIN Ⅱ级——局部物理疗法，术后每3~6个月随访一次。

（3）CIN Ⅲ级——一般行子宫全切术；对于年轻有生育要求者可行子宫颈锥切术，术后定期随访。

3. 鼓励病人摄入足够的营养，指导病人维持个人卫生

4. 以最佳身心状态接受手术治疗

（1）按腹部、会阴部手术护理内容。

（2）术前3天消毒子宫颈及阴道。

（3）有活动性出血者，消毒纱条填塞止血，按时取出或更换。

（4）手术前夜做好清洁灌肠。

5. 协助术后康复

（1）记录生命体征及出入量。

（2）保持导尿管、引流管通畅。

（3）★按医嘱术后48~72小时去除引流管。

（4）★术后7~14天拔除尿管，防止尿潴留的发生。

（5）指导病人进行床上肢体活动，防止长期卧床并发症的发生。

（6）需接受放疗、化疗者按有关内容进行护理。

6. 做好出院指导 遵医嘱定期随访。

（1）随访时间：★出院后第1年内，出院后1个月行首次随访，以后每2~3个月复查一次；出院后第2年，每3~6个月复查1次；出院后第3~5年，每6个月复查1次；第6年开始每年复查1次。

（2）内容：盆腔检查、阴道刮片细胞学检查、胸部X线及血常规等。

（3）提供术后生活方式的指导。

第三节　子宫肌瘤

（一）概述

★子宫肌瘤为女性生殖器官最常见的良性肿瘤，多见于育龄妇女。

（二）病因

确切病因尚不清楚，一般认为与女性性激素长期刺激有关。

（三）病理

1. 巨检　肌瘤呈球形、实质性包块，一个或多个，有假包膜，质硬，表面光滑，切面灰白色，可见漩涡状或编织状结构。

2. 镜检　肌瘤主要由平滑肌纤维、纤维结缔组织交织而成。

3. 变性　★常见的变性有玻璃样变、囊性变、红色样变、肉瘤样变及钙化，其中玻璃样变性最为常见。

（四）分类

1. 按肌瘤的生长部位分类　可分为子宫体部肌瘤（多见）和子宫颈部肌瘤（少见）两类。

2. 按肌瘤与子宫肌壁间的关系分类　★可分为肌壁间肌瘤（最常见）、浆膜下肌瘤和黏膜下肌瘤三类。

（五）临床表现

1. 月经改变　★为常见症状，多见于黏膜下肌瘤，主要表现为月经增多、经期延长、周期缩短及不规则阴道流血等。

2. 白带增多　肌瘤使宫腔面积增大，腺体分泌物增多所致。

3. 下腹包块　下腹正中可扪及包块，随着肿瘤增大并伴有压迫症状。

4. 腹痛、腰酸、下腹坠胀　通常无腹痛，当肌瘤发生蒂扭转或合并红色变性时，可发生急性腹痛。

5. 压迫症状　肌瘤体积增大压迫邻近器官所致，如尿频、尿急、便秘等。

6. 不孕或流产

（六）辅助检查

★最常用的检查诊断方法首选 B 超检查，还可用宫腔镜、腹腔镜等。

（七）处理原则

应根据肌瘤大小、症状、肌瘤数目的大小和生长部位及对生育功能的要求等情况进行全面分析后选择处理方案。

1. 保守治疗

（1）随访观察：★肌瘤体积小、症状不明显，或已近绝经期患者，可每 3~6 个月定期检查一次。

（2）药物治疗：★用于肌瘤小于 2 个月妊娠子宫大小，症状不明显或者较轻者，尤其已近绝经期或全身情况不能手术者。常用的药物有雄激素、抗雌激素制剂或促性腺激素释放激素类似物等。

2. 手术治疗　★手术是目前治疗子宫肌瘤的主要治疗方式。凡肌瘤较大或症状明显，经非手术治疗无效者，可考虑手术。手术的方式有肌瘤切除术和子宫切除术；手术途径可经腹、经阴道或采用腹腔镜进行。

（八）护理诊断/问题

1. 知识缺乏　缺乏子宫切除术后保健知识。

2. 个人应对无效　与选择子宫肌瘤治疗方案的无助感有关。

（九）护理措施

1. 提供信息，增强信心

2. 积极处理，缓解不适★

（1）出血多者需住院治疗，应严密观察并记录生命体征的变化情况。

（2）协助医生完善血常规及凝血功能检查，测血型、交叉配血以备急用。

（3）注意收集会阴垫，评估出血量。

（4）遵医嘱给予止血药物和子宫收缩剂；必要时输血、补液、抗感染或行刮宫术止血；维持正常血压并纠正贫血状态。

（5）有压迫症状者必要时导尿、软化粪便，以缓解尿潴留、便秘症状。

（6）需要手术治疗者，按照腹部及阴道手术病人常规进行护理。

（7）保持会阴清洁，防止感染。

3. 鼓励病人参与决策过程

4. 提供随访及出院指导

（1）帮助接受手术或保守治疗的患者明确随访时间及目的。

（2）告知接受药物治疗的患者明确的药物名称、目的、剂量、方法、可能出现的不良反应及应对措施。

（3）提供术后性生活及日常活动指导。任何时候出现不适及异常情况及时就诊。

第四节　子宫内膜癌

（一）概述

子宫内膜癌是指原发于子宫体内膜层的一组上皮性恶性肿瘤，以来源于子宫内膜腺体的腺癌最为常见。该病是女性生殖道常见三大恶性肿瘤之一，近年来发病率有上升趋势。

（二）发病类型

1. 雌激素依赖型　★常见于缺乏孕激素拮抗而长期接受雌激素刺激的情况，患者常伴肥胖、高血压、糖尿病、不孕或不育及绝经延迟等临床表现。

2. 非雌激素依赖型　此类型较少见，其发病与雌激素无明确关系。

（三）病理

1. 巨检　★可分为弥散型和局灶型（以子宫底部和子宫角处多发）。

2. 显微镜检　★可分为内膜样腺癌（最常见）、腺癌伴鳞状上皮分化、透明细胞癌和浆液性腺癌四种类型。

（四）转移途径

1. 直接蔓延　主要累及生殖系统其他部位和盆腔器官。

2. 淋巴转移　★是内膜癌的主要转移途径。

3. 血行转移　晚期病人经血行转移，常见部位为肺、肝和骨等。

（五）临床表现

1. 阴道流血　为最常见症状，★主要表现为绝经后不规则阴道流血，未绝经者表现为经量增多、经期延长或月经紊乱。

2. 阴道排液　浆液性或者脓血性分泌物，有恶臭。

3. 疼痛　主要为晚期癌瘤浸润周围组织或压迫神经时的下腹和腰骶部疼痛。

（六）辅助检查

1. 分段诊断性刮宫　★是目前早期诊断子宫内膜癌最常用且最有价值的诊断方法。

2. 其他　妇科检查、细胞学检查、宫腔镜检查、B超等。

（七）处理原则

（1）根据癌肿大小、浸润程度、癌细胞分化及转移等情况决定治疗方案。

（2）★治疗方法以手术为主，辅以放疗、激素治疗或化疗。

（八）护理诊断/问题

1. 焦虑　与住院、需接受的诊治方案有关。

2. 知识缺乏　缺乏术前准备、术后锻炼及活动方面的知识。

3. 睡眠型态紊乱　与环境（住院）变化有关。

（九）护理措施

1. 普及防癌知识，定期防癌检查

2. 提供疾病知识，缓解焦虑

3. 协助病人配合治疗

（1）对行手术治疗者提供腹部及阴道手术病人的常规护理。

（2）对接受放疗或化疗者的护理。

（3）接受孕激素治疗者，护士应告知激素治疗的注意事项，帮助病人建立配合治疗的耐心和信心。★孕激素以高效、大剂量、长期应用为宜，并告知激素使用过程中可能出现的不良反应。

（4）告知接受他莫西芬治疗的患者，用药的方法和药物的不良反应及副作用（类似围绝经期综合征的表现）。

（5）为接受放疗患者提供相应的护理。

（6）为化疗患者提供相应的护理。

4. 出院指导

（1）定期随访：★术后 2 年内，每 3~6 个月 1 次；术后 3~5 年内，每6~12 个月 1 次。

（2）注意复发病灶，根据病人康复情况调整随访间期。

（3）性生活及体力劳动的指导。

第五节　卵巢肿瘤

（一）概述

卵巢肿瘤可发生于任何年龄，是女性生殖器官常见的肿瘤。其中，卵巢的恶性肿瘤是女性生殖器的三大恶性肿瘤之一。★死亡率居妇科恶性肿瘤首位。

（二）组织学分类

卵巢肿瘤可分为上皮性肿瘤、性索间质肿瘤、生殖细胞肿瘤、性腺母细胞瘤、非卵巢特异性软组织肿瘤、转移性肿瘤和瘤样病变。

（三）常见的卵巢肿瘤及病理特点

1. 上皮性肿瘤

（1）浆液性囊腺瘤：较为常见，大多是良性，单侧，大小不等。

（2）交界性浆液性囊腺瘤：多为双侧，中等大小，预后好。

（3）浆液性囊腺癌：★是最常见的卵巢恶性肿瘤，多为双侧，体积较大，半实性，生长快，预后差。

（4）黏液性囊腺瘤：良性，单侧多房性，癌壁破裂后，黏液性上皮可分泌胶冻样囊液形成腹膜黏液瘤。

（5）交界性黏液性囊腺瘤：一般大小，多为单侧，表面光滑，常为多房，无间质浸润。

（6）黏液性囊腺癌：为单侧，瘤体较大，多为实质性，有间质浸润。

2. 卵巢生殖细胞肿瘤

（1）畸胎瘤

1）成熟畸胎瘤：★多为良性肿瘤，单侧，单房，腔内有油脂、毛发，可恶变，又称皮样囊肿，可发生于任何年龄，以 20~40 岁居多。

2）未成熟畸胎瘤：为恶性肿瘤，单侧实性，体积较大。多发生于 11~19 岁的青少年。

（2）无性细胞瘤：属中等恶性的实性肿瘤，好发于青春期及生育期妇女。多为单侧，对放疗特别敏感。

（3）卵黄囊瘤：★又称内胚窦瘤，属高度恶性肿瘤，可产生甲胎蛋白（AFP）。

3. 卵巢性索间质肿瘤

（1）颗粒细胞瘤：★是最常见的功能性肿瘤，属于低度恶性肿瘤，肿瘤可分泌雌激素，多为单侧性，大小不一，预后较好。

（2）卵泡膜细胞瘤：属良性肿瘤，多为单侧，质硬，表面光滑，能分泌雌激素，常与颗粒细胞瘤合并存在。

（3）纤维瘤：为较常见的良性肿瘤，偶见纤维瘤伴有腹水或胸腔积液，称为梅格斯综合征（Meigs syndrome）。

（4）支持细胞-间质细胞瘤：又称睾丸母细胞瘤，罕见，单侧，较小，实性，表面光滑。高分化者属良性，中低分化者为恶性，肿瘤具有男性化作用。

4. 卵巢瘤样病变 ★常见有滤泡囊肿、黄体囊肿、黄素囊肿、多囊卵巢和卵巢子宫内膜异位囊肿等。

（四）转移途径

★主要通过直接蔓延和腹腔种植方式转移。淋巴转移也是重要途径，血行转移者少见。

（五）临床表现

1. 卵巢良性肿瘤 初期肿瘤较小，病人多无症状，较大的肿瘤可出现压迫症状。

2. 卵巢恶性肿瘤 早期多无自觉症状，出现症状时一般已到晚期。临床表现与肿瘤的大小、位置、转移、并发症和组织学类型密切相关（表15-1）。

表 15-1 卵巢良、恶性肿瘤的区别★

分类	卵巢良性肿瘤	卵巢恶性肿瘤
年龄	生育年龄	幼女、青少年及绝经后女性
病史	病程长，逐渐长大	病程短，长大迅速
体征	单侧多、包膜完整、活动好；囊性，表面光滑，多无腹水	双侧多、固定、实性或囊性、表面结节状、常伴有腹水，多为血性
一般情况	良好，多无不适	晚期出现腹胀、腹痛、腹水、食欲缺乏、消瘦、发热，呈现恶病质
B 超	为液性暗区，有间隔光带，边缘清晰	液性暗区内杂乱光团、光点，肿块周界不清
肿瘤标志物	多阴性或低值	常阳性；高水平上升

（六）并发症★

1. 蒂扭转 ★为卵巢肿瘤最常见的并发症，也是妇科常见的急腹症之一，主要表现为突发一侧下腹剧痛。一经确诊后需立即手术。

2. 破裂 可分为外伤性和自发性破裂两种，破裂后表现为腹痛及腹膜刺激征。怀疑肿瘤破裂时应立即剖腹探查。

3. 感染 常见于肿瘤蒂扭转或破裂后引起。

4. 恶变

（七）辅助检查

妇科检查、B超、腹腔镜、细胞学检查、放射学、肿瘤标志物测定等。★其中，B超是诊断卵巢肿瘤最主要的手段。

（八）处理原则

★对于直径<5cm，疑卵巢瘤样病变者可随访观察；良性肿瘤确诊后立即手术；恶性肿瘤以手术为主，辅以化疗及放疗。手术范围取决于肿瘤的性质、病变范围、病人年龄、生育要求、对侧卵巢情况及对手术的耐受力等。

（九）护理诊断/问题

1. 营养失调　与癌症、化疗药物的治疗反应等有关。

2. 身体意象紊乱　与切除子宫、卵巢有关。

3. 焦虑　与发现盆腔包块有关。

（十）护理措施

1. 提供支持，协助病人应对压力

2. 协助病人接受检查和治疗

（1）进行疾病和手术的相关知识宣教。

（2）协助医生完成放腹水等各项诊断性检查。★放腹水速度宜缓慢，一次放腹水3000ml左右，不宜过多，巨大肿瘤患者需准备沙袋腹部加压。

（3）做好术前准备和术后护理。

（4）需要放疗、化疗者，为其提供相应的护理活动。

3. 做好随访工作

（1）★卵巢非赘生性肿瘤直径<5cm者，应定期（3~6个月）复查一次。

（2）术后病理报告结果是良性者术后1个月常规复查；恶性者需辅以化疗。

（3）★卵巢癌患者易于复发，需长期接受随访和检测。随访时间：术后一年内，每月1次；术后第2年，每3个月1次；术后3~5年视病情每4~6个月1次；5年以上者，每年1次。

4. 加强预防保健意识

第六节　子宫内膜异位症

（一）概述

1. 概念　当具有生长功能的子宫内膜组织出现在子宫腔被覆黏膜以外的部位时，称为子宫内膜异位症，简称内异症。

2. 好发部位　★盆腔内生殖器及其邻近器官的腹膜，以卵巢及宫骶韧带最为常见。

（二）病因及发病机制

病因至今尚未完全阐明，目前有种植学说、体腔上皮化生学说和诱导学说等。

（三）临床表现

内异症病人的症状与病变部位关系密切。

1. 痛经和慢性盆腔痛　★典型症状是继发性痛经且呈进行性加重，经期第一天疼痛最严重。少数病人长期下腹痛。

2. 月经失调　可表现为经量增多、经期延长、月经淋漓不尽。

3. 不孕　内异症病人的不孕率可高达 40%。

4. 性交痛　表现为深部性交痛，多为月经来潮前性交痛最明显。

5. 其他

（1）盆腔外任何部分有异位内膜种植生长时，均可在局部出现周期性疼痛、出血和肿块。

（2）★卵巢的子宫内膜异位症最为常见，异位的子宫内膜因周期性出血致卵巢增大并形成单个或多个囊肿，称为卵巢子宫内膜异位囊肿（卵巢巧克力囊肿）。

（四）辅助检查

1. 妇科检查　双合诊检查可发现子宫后倾固定，直肠子宫陷凹、宫颈骶韧带可扪及触痛性结节。

2. 超声检查　腹部或阴道 B 型超声检查可确定异位囊肿的位置、大小、形状及盆腔内的包块，是最常用的检查手段。

3. CA_{125} 测定　血清 CA_{125} 浓度可能增高，用于诊断子宫内膜异位症，也可监测本病疗效及是否复发。

4. 腹腔镜检查　★是诊断子宫内膜异位症最佳的方法。

5. 抗子宫内膜抗体　该抗体是子宫内膜异位症的标志抗体。

（五）处理原则

治疗内异症的根本目的在于减灭病灶、缓解疼痛、改善生育功能、减少和避免复发。应根据患者的年龄、症状、病变部位、分期、病变的活动性、有无生育要求等综合考虑选择治疗方法。主要的治疗方法有★定期随访（适用症状轻、有生育要求者，一般可 3~6 个月随访一次）、药物治疗和手术治疗（★首选腹腔镜下手术，目前认为以腹腔镜确诊、手术联合药物治疗为内异症治疗的"金标准"）。

（六）护理措施

1. 一般护理　提供全面身体评估及心理支持。

2. 保守疗法的病人护理

（1）说明定期随访的意义。

（2）指导病人掌握正确的用药剂量、方法、时间，遵医嘱按时、按量合理用药。

3. 手术病人的护理

（1）腹腔镜手术病人的护理

1）术前准备：全面评估病人，核实手术适应证；向病人解释手术的目的、操作步骤及注意事项，消除病人的思想顾虑；按医嘱认真完成各项术前准备。

2）术中护理：按手术要求协助病人摆好体位（膀胱截石位），注意观察病人的生命体征。

3）术后护理：①术后第 1 日晨拔除导尿管。②观察病人生命体征。③术后 24 小时内，遵医嘱给予止痛药以缓解病人的不适。④观察伤口情况，鼓励病人及时下床活动，尽早排气。一般术后第一天可进半流饮食，第二天肠蠕动恢复后可进普食。⑤★行全子宫切除术者，术后 3 个月内禁止性生活、盆浴，休假 6 周，术后 6 周复诊；行单纯卵巢或附件切除术者，术后1个月内禁止性生活、盆浴，休假4周，术后4周复诊。⑥按医嘱给予抗生素。

（2）腹部手术病人的护理：按腹部手术病人常规护理。

模拟试题测试，提升应试能力

一、名词解释

1. 子宫内膜异位症
2. 假孕疗法
3. 子宫肌瘤红色变性

二、填空题

1. 根据子宫肌瘤与子宫肌壁的关系可分为_____、_____及_____肌瘤。
2. 常见的肌瘤变性有_____、_____、_____及_____。
3. 子宫内膜癌转移途径主要为_____和_____，晚期有_____。
4. 确诊子宫内膜癌最常用的方法是_____。
5. 子宫内膜异位症的主要病理变化为异位病膜随_____的变化而发生_____，伴有周围_____增生和_____形成，最后发展大小不等的_____，以侵犯_____最常见，约占80%。
6. 子宫内膜异位症手术治疗根据范围不同可分为_____、_____和_____3类。

三、选择题

A₁型题（每题下设 A、B、C、D、E 五个备选答案，请从中选择一个最佳答案）

1. 关于子宫肌瘤的变性，下列错误的是
   A. 红色变性　　　　B. 囊性变
   C. 玻璃变性　　　　D. 肉瘤变
   E. 葡萄样变

2. 关于子宫肌瘤的手术指征叙述错误的是
   A. 黏膜下肌瘤
   B. 子宫增大如孕3个月大小
   C. 肌瘤影响生育
   D. 症状明显导致贫血
   E. 围绝经期肌瘤小，无症状

3. 子宫肌瘤患者术前1天的准备工作应除外
   A. 备皮　　　　　　B. 灌肠
   C. 导尿　　　　　　D. 备血
   E. 皮试

4. 黏膜下肌瘤最常见的症状是
   A. 下腹包块　　　　B. 痛经
   C. 月经量过多　　　D. 白带过多
   E. 下腹坠胀

5. 与子宫肌瘤发病可能的相关因素是
   A. 早婚、早育　　　B. 高血压，肥胖
   C. 雌激素持续性刺激　D. 不良饮食习惯
   E. 性生活紊乱

6. 用于普查子宫颈癌最好的方法是
   A. 碘试验
   B. 阴道镜检查
   C. 子宫颈活体组织检查
   D. 子宫颈刮片细胞学检查
   E. 窥器盆腔检查

7. 子宫内膜癌最典型的临床症状是
   A. 绝经后阴道流血　B. 月经量过多
   C. 接触性出血　　　D. 不规则阴道出血
   E. 血性白带

8. 子宫颈癌最好的筛查方案是
   A. 碘试验阴试区-子宫颈活体组织检查
   B. 子宫颈刮片细胞学检查-子宫颈活体组织检查
   C. 阴道镜检查-子宫颈活体组织检查
   D. 子宫颈刮片细胞学检查-阴道镜检查-子宫颈活体组织检查
   E. 子宫颈活体组织检查-子宫颈锥形切除术

9. 预防子宫颈癌的不正确内容是
   A. 提倡晚婚，晚育
   B. 积极治疗子宫颈疾病
   C. 30岁以上妇女每3~5年普查一次
   D. 重视接触性出血的症状
   E. 积极开展性健康教育工作

10. 子宫颈癌的好发部位在
    A. 子宫峡部组织学内口
    B. 子宫峡部解剖学内口
    C. 子宫颈管内
    D. 子宫颈阴道部

E. 子宫颈外口移行带区

11. 最常见的卵巢良性肿瘤是

　　A. 浆液性囊腺瘤　　　　B. 黏液性囊腺瘤

　　C. 成熟畸胎瘤　　　　　D. 颗粒细胞瘤

　　E. 卵泡膜细胞瘤

12. 可作为诊断和监护卵巢内胚窦瘤消长的重要指标是

　　A. 雌激素　　　　　　　B. 孕激素

　　C. 人绒毛膜促性腺激素　D. 前列腺素

　　E. 甲胎蛋白

13. 不属于卵巢恶性肿瘤特点的是

　　A. 发展缓慢

　　B. 早期常无症状，一旦出现腹胀疾病可能已至晚期

　　C. 死亡率居妇科恶性肿瘤之首

　　D. 肿块表面高低不平，与周围组织粘连

　　E. 晚期出现消瘦、贫血等恶病质表现

14. 子宫内膜癌患者行全子宫及双侧附件切除术后，护理措施不妥的是

　　A. 术后 24 小时可取半卧位

　　B. 留置导尿管期间每天会阴护理并更换尿袋

　　C. 腹腔引流管 24 小时引流液小于 100ml 时，可考虑拔除引流管

　　D. 未排气前忌食牛奶和甜食

　　E. 严密观察生命体征

15. 卵巢肿瘤最常见的并发症是

　　A. 恶性变　　　　　　　B. 破裂

　　C. 感染　　　　　　　　D. 蒂扭转

　　E. 与组织粘连

A₂型题（每题下设 A、B、C、D、E 五个备选答案，请从中选择一个最佳答案）

16. 李女士，28 岁，孕 2 产 1，近 1 周来阴道分泌物增多，黄色无臭味。妇科检查：子宫颈轻度糜烂，子宫体正常大小，两侧附件阴性。阴道分泌物找滴虫及霉菌均为阴性。宫颈刮片细胞学检查为巴氏 II 级。提示为

　　A. 正常　　　　　　　　B. 炎症

　　C. 可疑癌症　　　　　　D. 高度可疑癌症

　　E. 癌症

17. 王女士，58 岁，因绝经后 8 年出现不规则阴道流血，被诊断为子宫内膜癌。入院后首选的治疗方法是

A. 化疗　　　　　　　　B. 手术治疗

C. 反射治疗　　　　　　D. 内分泌药物治疗

E. 免疫治疗

18. 林女士因怀疑患有"子宫颈癌"，要求检查，下列对她无意义的项目是

　　A. 阴道镜

　　B. 腹腔镜

　　C. 宫颈刮片细胞学检查

　　D. 子宫颈活体组织检查

　　E. 锥形切除子宫颈后检查

19. 张女士，35 岁，孕 3 产 1，近 1 周发现"性生活后阴道有血性白带"。妇科检查：子宫颈轻度糜烂，有接触性出血，子宫正常大小，两侧附件阴性。子宫颈刮片细胞学检查为巴氏 III 级，其结果提示

　　A. 轻度炎症　　　　　　B. 可疑癌症

　　C. 高度可疑癌症　　　　D. 重度炎症

　　E. 癌症

20. 林女士，32 岁，因月经量增多、经期延长半年，确诊为子宫肌瘤，住院准备接受手术治疗。术前一天，护士为她做准备的内容不包括

　　A. 腹部备皮　　　　　　B. 药物敏感试验

　　C. 按医嘱给镇静药　　　D. 练习床间移动方法

　　E. 评估机体状况

21. 患者，58 岁，绝经 8 年，近 3 个月来出现少量不规则阴道流血。来医院检查后，确诊为子宫内膜癌。下列不属于该病的高危人群的是

　　A. 肥胖　　　　　　　　B. 多孕多产

　　C. 绝经期延迟　　　　　D. 高血压、糖尿病

　　E. 不孕

22. 护士在某社区进行健康教育活动，在涉及子宫内膜癌的内容中，错误的是

　　A. 多见于绝经后妇女

　　B. 突出症状是不规则阴道出血

　　C. 最有效的诊断方法是分段诊断性刮宫

　　D. 晚期病人使用大剂量雌激素治疗有效

　　E. 晚期病人用黄体酮治疗有一定效果

23. 患者，女性，32 岁。已婚，未育，月经周期正常。急性右下腹疼痛，阵发性加剧 6 小时，伴恶心、呕吐。妇科检查：子宫颈光滑，子宫正常大小；右侧附件可触及直径 10cm 大小肿物，部分囊性，部分实性，活动受限，压痛明

显。你认为最可能的情况是

　　A. 阑尾周围脓肿　　　B. 急性附件炎

　　C. 卵巢囊肿蒂扭转　　D. 输卵管妊娠

　　E. 子宫内膜异位症

24. 患者，女性，53 岁，经妇产。绝经半年后阴道流血 2 个月，量时多时少。盆腔检查：子宫颈糜烂，子宫稍大于正常，双侧附件阴性。为明确诊断，可以借助的措施是

　　A. 宫颈刮片细胞学检查

　　B. 子宫颈活检及分段诊断性刮宫，行病理检查

　　C. 阴道检查，取活体组织做病理检查

　　D. 阴道分泌物涂片检查

　　E. 宫腔分泌物检查

25. 一位老年绝经期妇女，因为担心患子宫颈癌，向护士咨询子宫颈癌的早期症状，护士向她说明的典型症状是

　　A. 绝经后阴道流血　　B. 腹痛

　　C. 接触性出血　　　　D. 大量血性白带

　　E. 白带呈腥臭米汤样

A_3/A_4 型题（共同选项/共同题干选择题，每题下设若干个相关问题，请从 A、B、C、D、E 五个备选答案中选择一个最佳答案）

(26~30 题共用题干)

　　患者，女性，60 岁。绝经 8 年出现不规则阴道流血 2 个月。妇科检查：子宫颈表面光滑，阴道黏膜菲薄，子宫体稍大、软，活动；附件阴性。

26. 最可能得的病是

　　A. 子宫肌瘤　　　　　B. 子宫颈癌

　　C. 子宫内膜癌　　　　D. 老年性阴道炎

　　E. 颗粒细胞瘤

27. 最支持该诊断的理由是

　　A. 患者，60 岁

　　B. 绝经后出现不规则阴道流血

　　C. 子宫体增大

　　D. 阴道黏膜菲薄

　　E. 子宫颈表面光滑

28. 为进一步确诊，首要做的检查项目是

　　A. 子宫颈刮片检查

　　B. 子宫颈活体组织检查

　　C. 阴道检查

　　D. 分段诊断性刮宫

　　E. B 型超声检查

29. 经检查确诊为子宫内膜癌 1 期，首选的治疗方法是

　　A. 化学药物　　　　　B. 放射治疗

　　C. 手术治疗　　　　　D. 孕激素治疗

　　E. 免疫治疗

30. 护士为她做术前准备的内容，不包括

　　A. 评估病人对疾病的认识程度

　　B. 耐心解答病人和家属的问题

　　C. 提供安静、舒适的环境

　　D. 避免人群接触，预防感染

　　E. 介绍手术经过

(31~36 题共用题干)

　　患者，女性，40 岁。近 2 年月经量增多，经期延长，无腹痛。妇科检查：子宫颈轻度糜烂；子宫 3 个月妊娠大小，表面结节感，活动，无明显压痛；右侧附件轻度压痛，左侧附件阴性

31. 该病例最可能的诊断是

　　A. 子宫颈炎　　　　　B. 先兆流产

　　C. 子宫肌瘤　　　　　D. 月经失调

　　E. 附件炎

32. 该病人出现月经量增多的主要相关因素是

　　A. 子宫肌瘤的大小

　　B. 子宫肌瘤的数目

　　C. 子宫肌瘤生长的部位

　　D. 子宫肌瘤的恶性交

　　E. 子宫肌瘤合并感染

33. 比较早出现月经变化的子宫肌瘤是

　　A. 浆膜下肌瘤　　　　B. 肌壁间肌瘤

　　C. 黏膜下肌瘤　　　　D. 阔韧带肌瘤

　　E. 多发性肌瘤

34. 医生为该病人首选的治疗方案是

　　A. 雄激素治疗

　　B. 孕激素治疗

　　C. 止血药物及子宫收缩剂

　　D. 手术治疗

　　E. 中医中药保守治疗

35. 当病人需要接受手术治疗时，护士的术前指导错误的是

　　A. 使病人确信子宫肌瘤是女性生殖器官中最常见的良性肿瘤

　　B. 向病人介绍各种类型子宫肌瘤的临床表现

　　C. 结合病人具体情况说明手术治疗的意义

D. 向病人及其家属承诺手术只剔除肌瘤并保留子宫

E. 耐心解答病人的问题

36. 术前病人首选的辅助检查是
A. 宫腔镜检查   B. 腹腔镜检查
C. 阴道镜检查   D. B 型超声检查
E. 阴道清洁度检查

（37~39 题共用题干）

患者，女性，60 岁。绝经 10 年，从无不规则阴道流血。因胸闷、腹胀 5 个月就医。检查：腹部膨隆，有移动性浊音，子宫较正常小；右侧附件扪及拳头大实质性肿块，有漂浮感，左侧附件无异常。胸部 X 线提示双侧胸腔中量积液。

37. 拟诊为卵巢囊肿行手术切除子宫及双侧附件，术后胸腔积液、腹水消失。其最可能的病理诊断是
A. 颗粒细胞瘤   B. 卵泡膜细胞瘤
C. 卵巢癌   D. 卵巢纤维瘤
E. 畸胎瘤

38. 该肿瘤的性质属于
A. 恶性   B. 良性
C. 低度恶性   D. 交界性
E. 转移性

39. 进一步的处理是
A. 口服抗癌药   B. 综合化学药物治疗
C. 放射治疗   D. 免疫治疗
E. 追踪随访

（40~43 题共用题干）

患者，女性，46 岁，已婚。因白带多半年，性交后出血 1 周就医。妇科检查：子宫颈中度糜烂，子宫正常大小，两侧阴性。

40. 为明确诊断，首选的检查方法是
A. 宫颈刮片细胞学检查   B. 阴道镜检查
C. 宫腔镜检查   D. B 型超声检查
E. 子宫颈活体组织检查

41. 病人子宫颈刮片细胞学检查为巴氏 Ⅲ 度，提示
A. 正常   B. 炎症
C. 可疑癌症   D. 高度可疑癌症
E. 癌症

42. 进一步的处理方案是
A. 抗感染治疗

B. 激光治疗

C. 随访宫颈刮片细胞学检查

D. 阴道镜下子宫颈定位活检

E. 子宫颈锥形切除术

43. 若病理报告为"鳞状上皮化生"，则提示
A. 子宫颈不典型增生

B. 子宫颈糜烂愈合过程

C. 子宫颈人乳头瘤病毒（HPV）感染

D. 子宫颈原位癌

E. 子宫颈糜烂急性期

（44~48 题共用题干）

患者，女性，30 岁，未婚。婚前检查发现盆腔肿块，无明显腹痛，月经周期 30 天，经期 5 天，量中。妇科检查：子宫正常大小，右侧附件扪及 6cm×5cm×5cm 肿块，边界清，活动度好，质地中等。

44. 为明确诊断，首选的辅助检查是
A. 阴道镜检查   B. 腹腔镜检查
C. 宫腔镜检查   D. 血激素水平测定
E. 腹部 X 线摄片

45. 该病理最可能的诊断是
A. 子宫内膜异位症   B. 阔韧带肌瘤
C. 右侧卵巢肿瘤   D. 右侧附件炎
E. 卵巢瘤样病变

46. 如果该病人的腹部 X 线摄片显示右侧盆腔有钙化灶，提示为卵巢的
A. 浆液性囊腺瘤   B. 黏液性囊腺瘤
C. 畸胎瘤   D. 颗粒细胞瘤
E. 无性细胞瘤

47. 病人在排便后突然感到右下腹持续性疼痛，伴恶心、呕吐。查体：右侧附件肿块压痛明显。此情况说明
A. 卵巢肿瘤破裂   B. 卵巢肿瘤恶变
C. 卵巢肿瘤蒂扭转   D. 急性盆腔炎
E. 急性阑尾炎

48. 该病人的正确处理方法是
A. 继续观察   B. 静脉滴注抗生素
C. 患侧附件切除术   D. 卵巢肿瘤摘除术
E. 全子宫及患侧附件切除术

四、简答题

1. 简述卵巢良、恶性肿瘤的区别。

2. 简述子宫肌瘤的分类和临床表现。

第十六章

外阴、阴道手术病人的护理

浓缩教材精华，涵盖重点考点

第一节　外阴、阴道手术病人的一般护理

（一）概述

外阴、阴道手术的种类按手术范围区分有外阴癌根治术、外阴切除术、局部病灶切除术、前庭大腺切开引流术、处女膜切开术、子宫颈手术、陈旧性会阴裂伤修补术、阴道成形术、阴道前后壁修补术、尿瘘修补术、子宫黏膜下肌瘤摘除术、经阴道宫切除术等。

（二）手术前准备

1. 一般护理

（1）提供心理支持：护士在取得病人的信任，让病人表达自己的感受的同时，应做好家属的工作，帮助其理解病人，配合治疗及护理过程。

（2）提供相关信息

1）向病人介绍手术名称、术前准备的目的、方法及主动配合的技巧等；讲解疾病的相关知识、术后保持外阴和阴道清洁的重要性、方法及拆线时间等。

2）让病人术前练习，习惯床上解便。

3）向病人讲解会阴部手术过程常用的体位及术后维持相应体位的重要性，预防术后并发症。

2. 病情观察　观察病人的生命体征，有无月经来潮，如有异常及时通知医生。手术前1天晚间需经常巡视受术者。

3. 对症护理

（1）皮肤准备：★常在术前1天进行，备皮范围为上至耻骨联合上10cm，下包括外阴部、肛门周围、臀部及大腿内侧上1/3。

（2）肠道准备：★术前3天进无渣饮食，并按医嘱给予肠道抗生素。每天肥皂水洗肠1次或20%甘露醇250ml加等量水口服。大型手术需在术前夜及术日晨行清洁灌肠。

（3）阴道准备：★术前3天开始进行阴道准备，一般行阴道冲洗或坐浴，每天2次，常用1∶5000高锰酸钾、0.2‰的聚维酮碘（碘伏）或1∶1000苯扎溴铵（新洁尔灭）溶液等。术日晨行阴道局部消毒，必要时子宫颈、阴道穹隆上涂甲紫以做手术标记。

（4）膀胱准备：一般不需要放置尿管，但需带导尿包到手术室备用。术中发现膀胱充盈随时导空，术后根据需要留置导尿管。

（5）特殊用物准备：根据不同的手术做好各种用物的准备，包括软垫、支托、阴道模型、丁字带、绷带等。

4. 用药护理　为缓解受术者的焦虑程度，并保证其获得充分的睡眠，在完成术前准备后，可按医嘱给病人适量的镇静剂，如异戊巴比妥（阿米妥）、地西泮（安定）等。

（三）手术后护理

1. 体位　★根据不同手术采取相应的体位。

（1）处女膜闭锁及有子宫的先天性无阴道病人，术后采取半卧位，以利于经血的流出。

（2）外阴癌根治术后的病人，应采取平卧位，双腿外展屈膝，膝下垫软枕，以减少腹股沟及外阴部的张力，有利于伤口的愈合。

（3）行阴道前后壁修补术或盆底修补术后的患者以平卧位为宜，禁止半卧位，从而降低外阴、阴道张力，促进伤口愈合。

2. 切口的护理　术后注意观察切口愈合情况及有无感染；保持外阴清洁，每天行外阴擦洗2次；术后3天后外阴部可行烤灯；★阴道内填塞的纱条一般在术后12~24小时内取出；注意观察术后病人阴道出血情况以及分泌物的量和性状。

3. 尿管的护理　★根据手术范围及病情尿管分别留置2~10天；保持导尿管通畅，观察尿色、尿量，加强导尿管护理；拔尿管前应训练膀胱功能。

4. 肠道护理　★为防止大便对切口的污染及排便时对切口的牵拉，于术后5天给予缓泻剂软化大便，避免排便困难。

5. 避免增加腹压　告知病人避免增加腹压的动作，如长期下蹲、用力大便、咳嗽等。

6. 减轻疼痛　遵医嘱及时给予止痛的各种处理。

7. 出院指导　术后注意外阴清洁；术后休息3个月；禁性生活及盆浴；避免重体力劳动及增加腹压的活动；出院后1个月、3个月门诊复查；经医生检查确定伤口完全愈合后方可恢复性生活。

第二节　外阴、阴道创伤

（一）病因及发病机制

（1）★分娩是导致外阴、阴道创伤的主要原因。

（2）外伤、幼女受到强暴、初次性交的损伤等。

（二）临床表现

1. 症状

（1）疼痛：★是外阴、阴道创伤的主要症状。

（2）局部肿胀：★为水肿或血肿，是常见的表现。

（3）外出血：由于血管破裂可导致少量或大量的鲜血自阴道流出。

（4）其他：出血多者可出现贫血或失血性休克的症状；合并感染者可出现局部红、肿、热、痛等炎性反应；疼痛者坐立不安、行走困难。

2. 体征   妇科检查可见外阴肿胀、伤口及出血，外阴部可见紫蓝色块状突起的血肿，压痛明显。伤及膀胱、尿道者，有尿液自阴道流出；伤及直肠者，可见直肠黏膜外翻。

（三）处理原则

止血、止痛、防治感染和抗休克。

（四）护理诊断/问题

1. 恐惧   与突发创伤事件有关。

2. 急性疼痛   与外阴、阴道创伤有关。

3. 潜在并发症   失血性休克。

（五）护理措施

1. 严密观察生命体征，预防和纠正休克   建立静脉通道，及时给予止血药物；密切监测生命体征及尿量的变化；注意观察血肿变化，有活动性出血者应及时缝合止血；若局部血肿小于5cm，立即进行冷敷；在止血的同时，积极抢救休克、控制感染的发生。

2. 心理护理   护士应对病人的反应表示理解，使用亲切温和的语言安慰病人，鼓励病人面对现实，积极配合治疗，争取获得良好的结果。

3. 保守治疗病人的护理   血肿较小者，可保守治疗。嘱病人采取正确的体位，避免血肿受压；★24小时内用冰袋冷敷，止血、止痛，也可用加压包扎，防止血肿扩散；★24小时后可以热敷或行外阴部烤灯；保持外阴部的清洁、干燥，每天外阴冲洗3次，大便后及时清洁外阴；及时给予止血止痛药；对大的外阴、阴道血肿应在抢救休克的情况下，配合医生进行止血、抢救，同时做好术前准备。

4. 做好术前准备   应迅速做好术前常规护理。备皮时注意保护血肿部位皮肤，谨防破损。嘱病人暂时禁食，取得配合，使病人及家属以良好的状态接受手术。

5. 术后护理   应积极止痛；阴道填塞纱条者应按医嘱及时取出，外阴加压包扎者包扎松解后应密切观察阴道及外阴伤口有无出血，病人有无进行性疼痛加剧或阴道、肛门坠胀等再次发生血肿的症状；保持外阴部清洁、干燥；遵医嘱给予抗生素。

第三节   外   阴   癌

（一）概述

外阴癌是女性外阴恶性肿瘤中最常见的一种，多见于60岁以上妇女，★以外阴鳞状细胞癌最为常见。

（二）病因及发病机制

发病原因至今尚不明确，★可能与人乳头瘤状病毒（HPV）、单纯疱疹病毒Ⅱ型和巨细胞病毒有关。

（三）临床表现

1. 症状　★外阴瘙痒是最常见的症状。通常表现为不易治愈的外阴皮肤瘙痒和各种不同形态的肿块，病变稍晚期，癌肿向深部浸润，可出现明显的疼痛。若肿瘤侵犯周围器官时，可出现尿频、尿急、尿痛、血尿、便秘、便血等症状。

2. 体征　可见外阴局部，特别是大阴唇处有单个或多个融合或分散的灰白色、粉红色丘疹或斑点，也可能是硬结、溃疡或菜花样的赘生物。晚期淋巴结转移时有腹股沟淋巴结肿大，质硬。

（四）辅助检查

1. 细胞学检查　阳性率仅为50%。

2. 外阴活体组织检查★　可助确诊。

3. 影像学检查　B超、CT、MRI。有条件者，术前可进行腹股沟区CT或MRI检查以判断淋巴结状态。

（五）处理原则

以手术治疗为主，辅以放射治疗和化学药物综合治疗。

（六）护理诊断/问题

1. 慢性疼痛　与晚期癌肿侵犯神经、血管和淋巴系统有关。

2. 自我形象紊乱　与外阴切除有关。

3. 有感染的危险　与病人年龄大、抵抗力低下、手术创面大及邻近肛门、尿道等特殊位置有关。

（七）护理措施

1. 心理护理　护理人员随时了解病人的心理感受，寻找引起心理应激的原因，与病人一起缓解心理应激。

2. 术前准备　按一般外阴部手术病人准备，协助病人做好检查，积极纠正内科合并症；指导病人练习深呼吸、咳嗽、床上翻身等；给病人讲解预防术后便秘的方法；将病人术后用的棉垫、绷带、各种引流管（瓶）进行消毒备用。

3. 术后护理

（1）按一般外阴部手术病人的护理，积极止痛。

（2）术后采取平卧外展屈膝体位，并在腘窝垫一软垫。

（3）保持引流通畅，注意观察引流物的量、色、性状等。

（4）切口护理：观察切口有无渗血，手术3天后严密观察伤口皮肤有无红、肿、热、痛等感染征象以及皮肤湿度、温度、颜色等移植皮瓣的愈合情况。★外阴切口术后5天开始间断拆线，腹股沟切口术后7天拆线。

（5）尿管护理：保持尿管通畅，鼓励患者多饮水，观察尿液的颜色、性质和量。★一般 5~7 天后拔除尿管，拔管前 2 天训练膀胱功能，拔管后注意观察患者的排尿情况。

（6）保持外阴清洁、干燥，每天行会阴擦洗 2 次；伤口愈合不良时，用 1：5000 高锰酸钾坐浴，每天 2 次；遵医嘱给予抗生素预防感染。

（7）术后 2 天起，可直接暴露外阴伤口，同时对会阴部、腹股沟部的伤口行红外线照射，每天 2 次，每次 20 分钟，促进切口愈合，但要注意避免烫伤。

（8）指导病人合理进食，鼓励病人进行上半身及上肢活动，预防压疮；★术后第 5 天，按医嘱给予缓泻剂口服使粪便软化。

4. 放疗病人的皮肤护理

（1）★放疗者常在照射后 8~10 天出现皮肤损伤。

（2）轻度损伤者可在保护皮肤基础上继续照射。中、重度损伤者应停止放疗、注意保持皮肤清洁、干燥，避免感染，必要时可局部涂抹生肌散或抗生素软膏。

5. 出院指导

（1）嘱病人应于外阴根治术后 3 个月复诊以制订进一步的治疗及随访计划。

（2）指导随访：应指导病人具体随访时间，第 1 年：1~6 个月每月 1 次，7~12 个月每 2 个月 1 次；第 2 年：每 3 个月 1 次；第 3~4 年每半年 1 次；第 5 年及以后每年 1 次。随访内容包括放疗的效果、不良反应及有无肿瘤复发的征象等。

第四节　尿　　瘘

（一）概述

1. 概念　★尿瘘指人体泌尿道与生殖道之间形成异常通道，使病人无法自主排尿，表现为尿液不断外流。

2. 分类　根据泌尿生殖瘘发生的部位将尿瘘分为膀胱阴道瘘、尿道阴道瘘、膀胱尿道阴道瘘、膀胱子宫颈阴道瘘及输尿管阴道瘘等。临床上以膀胱阴道瘘最为常见。

（二）病因

★产伤是引起尿瘘的主要原因，多为难产处理不当所致。

（三）临床表现

1. 症状★

（1）外阴皮炎：由于长期尿液刺激，外阴部、臀部甚至大腿内侧可见湿疹或皮炎，甚至表浅溃疡。病人感到外阴不适、瘙痒、灼痛、行走不便等。

（2）闭经：有的病人出现长期闭经或月经稀少。

（3）漏尿：膀胱阴道瘘者通常不能控制排尿，尿液经漏孔从阴道流出，无自主排尿。一侧输尿管阴道瘘者可有自主排尿。

（4）尿路感染：病人可有尿频、尿急、尿痛等。

2. 体征　妇科检查可见外阴部湿疹、溃疡等；漏尿病人可见尿液自阴道流出。

（三）辅助检查

1. 亚甲蓝试验 ★将亚甲蓝溶液经尿道注入膀胱，如溶液经阴道壁小孔溢出者为膀胱阴道瘘，自子宫颈口溢出为膀胱子宫颈瘘。

2. 靛胭脂试验 ★将靛胭脂5ml注入静脉，5~7分钟后如看见蓝色液体流入阴道，可确诊为输尿管阴道瘘。

3. 其他 膀胱镜检可看见膀胱的漏孔及辨别一侧输尿管瘘；肾图、排泄性尿路造影等也可帮助尿瘘的诊断。

（四）处理原则

以手术治疗为主。对肿瘤、结核者应积极治疗原发疾病。

（五）护理诊断/问题

1. 皮肤完整性受损 与长期尿液刺激有关。

2. 社交孤立 与长期漏尿，不愿与人交往有关。

3. 自我形象紊乱 与长期漏尿引起的精神压力有关。

（六）护理措施

1. 一般护理

（1）心理护理：告知疾病知识，提供心理支持。

（2）鼓励病人饮水：应嘱咐病人不限制液体的饮入，★一般每天饮水不少于3000ml，必要时按医嘱静脉输液，以保证液体入量，达到稀释尿液、膀胱自身冲洗的目的，同时也减少酸性尿液对皮肤的刺激，从而缓解病人的不适。

（3）适当体位：★一般采取使漏孔高于尿液面的卧位。

2. 病情观察 护士应密切观察患者的生命体征情况；术后留置尿管者应注意观察尿量、尿液颜色；同时观察手术切口情况，有无红肿、渗出。

3. 对症护理

（1）做好术前准备

1）术前3~5天坐浴，常用的坐浴液有1:5000高锰酸钾或0.2‰聚维酮碘溶液。

2）外阴局部湿疹者，可在坐浴后行红外线照射，然后涂抹氧化锌软膏使局部干燥。按医嘱使用抗生素抗感染治疗。

3）对老年妇女或闭经者按医嘱术前半个月给予含雌激素的药物。

4）手术时机的选择：★新鲜清洁瘘孔一经发现应立即手术修补；坏死型尿瘘或瘘孔伴感染者则应等待3~6个月再行手术；结核或肿瘤放疗所导致的尿漏，应在病情稳定后1年后择期手术。月经定期来潮者，应在月经干净后3~7天内手术。

（2）术后护理

1）★术后留置导尿管或耻骨上膀胱造瘘7~14天，做好导尿管的护理，保持尿管的通畅，拔管前进行膀胱肌训练。

2）术后体位选择：★膀胱阴道瘘的漏孔在膀胱底后部应取俯卧位；漏孔在侧面者应采取健侧卧位，使漏孔居于高位。

3）保持外阴清洁，防腹压增加，避免影响伤口的愈合。

4. 健康指导　遵医嘱服用抗生素或雌激素药物；★3 个月内禁止性生活及重体力劳动；对尿瘘修补术后妊娠者应加强产前检查；如手术失败，应教会病人保持外阴清洁的方法，尽量避免外阴皮肤的刺激。

第五节　子宫脱垂

（一）概述

概念：★子宫脱垂是指子宫从正常位置沿阴道下降，子宫颈外口达坐骨棘水平面以下，甚至子宫全部脱出于阴道口外。

（二）病因

（1）★产伤是子宫脱垂最主要的发病原因。

（2）产后过早从事重体力劳动者。

（3）长期腹压增加。

（4）老年患者盆底组织松弛萎缩。

（三）临床表现

1. 分度★

（1）Ⅰ度：轻型为子宫颈外口距离处女膜缘小于 4cm，但未达处女膜缘；重型为子宫颈已达处女膜缘，但未超出，检查时在阴道口见到子宫颈。

（2）Ⅱ度：轻型为子宫颈已脱出阴道口，但宫体仍在阴道内；重型为子宫颈或部分宫体已脱出阴道口。

（3）Ⅲ度：子宫颈和子宫体全部脱出至阴道口。

2. 症状　轻度患者无自觉症状，Ⅱ度、Ⅲ度患者可自觉阴道有"肿块"脱出，严重者可出现下坠感及腰背酸痛、排便异常等。

3. 体征　妇科检查可见子宫脱垂的程度及外阴、子宫脱出部分伴有溃疡、感染等。同时可见阴道前后壁膨出，重者伴有张力性尿失禁。

（四）处理原则

加强或恢复盆底组织及子宫周围韧带的支持作用，并积极治疗慢性咳嗽、便秘等疾病。★轻度子宫脱垂患者、年老不能耐受手术或需生育的年轻者，可采用子宫托行保守治疗；对于非手术治疗无效或Ⅱ、Ⅲ度子宫脱垂者可行手术治疗。

（五）护理诊断/问题

1. 焦虑　与长期的子宫脱出影响性生活有关。

2. 慢性疼痛　与子宫下垂牵拉韧带、子宫颈或阴道壁溃疡有关。

3. 功能性尿失禁　与脱垂的子宫压迫膀胱颈部有关。

（六）护理措施

1. 一般护理

（1）改善病人一般情况：避免长期超负荷重体力劳动，加强营养，增强体质，教会病人坚持做缩肛锻炼，积极治疗原发疾病，如慢性咳嗽等。

（2）心理护理。

2. 病情观察 术后监测生命体征；应注意观察尿量、尿液颜色、尿管是否通畅、是否发生泌尿系统感染；同时注意观察手术切口情况，阴道残端是否有渗血及感染情况。

3. 对症护理

（1）教会病人子宫托的放取方法并告知注意事项。★

1）放置前阴道内要有一定的雌激素水平。绝经后妇女在应用子宫托前4~6周开始应用阴道雌激素霜并在放托的过程中长期使用。

2）子宫托应每天早上放入阴道，睡前取出清洁后备用，避免放置过久。

3）保持阴道清洁，月经期及妊娠期停用。

4）上托后分别于第1、3、6个月各到医院检查1次，以后每3~6个月到医院检查1次。

（2）做好术前准备：★术前5天开始进行阴道准备，应每天坐浴2次；积极治疗局部炎症，按医嘱使用抗生素及涂含雌激素的软膏。

（3）术后护理：术后病人除按一般会阴部手术病人的护理外，应卧床休息7~10天；★尿管留置10~14天；避免增加腹压的动作，如蹲、咳嗽等；术后用缓泻剂预防便秘；每天行外阴冲洗3次，冲洗液温度为41~45℃并注意观察阴道分泌物的特点。

4. 出院指导 术后休息3个月，半年内避免重体力劳动、禁盆浴和性生活；术后2个月门诊复查；3个月复诊后医生确认完全恢复后方可有性生活。

模拟试题测试，提升应试能力

一、名词解释

1. 子宫脱垂
2. 尿瘘

二、填空题

1. 诊断尿瘘的特殊检查方法有亚甲蓝实验、_____、_____和肾盂输尿管造影等。

2. 子宫脱垂的主要原因是_____，而慢性咳嗽、便秘等增加_____的因素是子宫脱垂的诱因。

3. 处女膜闭锁术后体位应为_____，术后需保留尿管_____天。

4. 尿瘘修补术后患者尿管应保留_____天。

三、选择题

A₁型题（每题下设A、B、C、D、E五个备选答案，请从中选择一个最佳答案）

1. 子宫脱垂Ⅰ度重型是指

A. 子宫颈脱出于阴道口外

B. 子宫体全部脱出于阴道口外

C. 子宫颈已达处女膜，但未超过处女膜缘，检查时可见子宫颈

D. 子宫颈距处女膜缘小于4cm

E. 子宫颈及部分子宫体已脱出于阴道口外

2. 尿瘘病人最主要的临床表现是

A. 下腹坠胀不适感　　B. 感染及皮炎

C. 漏尿　　　　　　　D. 大便困难

E. 闭经

3. 外阴癌最常见的组织学病理类型是

A. 鳞状细胞癌　　　　B. 腺癌

C. 鳞腺癌　　　　　　D. 腺癌

E. 透明细胞癌

4. 子宫脱垂Ⅱ度重型是指

A. 子宫颈外口下降至处女膜缘不足4cm

B. 子宫颈外口脱出于阴道口外

C. 子宫颈及部分子宫体脱出于阴道口外

D. 子宫颈及全部子宫体脱出于阴道口外

E. 子宫颈外口下降至处女膜缘超过4cm

5. 子宫脱垂是指子宫颈外口达

  A. 坐骨结节水平以下 B. 坐骨结节水平以上

  C. 坐骨棘水平以下 D. 坐骨棘水平以上

  E. 骶、尾骨以下

6. 下列与发生子宫脱垂无关的是

  A. 肛提肌   B. 卵巢固有韧带

  C. 主韧带   D. 子宫骶韧带

  E. 圆韧带

7. 会阴部手术后护理要点不包括

  A. 外阴擦洗每天两次 B. 保持导尿管通畅

  C. 术后3天流食   D. 早期下床活动

  E. 术后5天口服液体蜡油软化大便

8. 进行阴道灌洗时，灌洗筒距床沿高度不应超过

  A. 30cm   B. 40cm

  C. 50cm   D. 60cm

  E. 70cm

9. 会阴局部进行湿热敷的一般温度为

  A. 31~38℃   B. 41~48℃

  C. 51~58℃   D. 60~64℃

  E. 65~70℃

10. 下列哪项不是坐浴的适应证

  A. 子宫内膜炎   B. 外阴炎

  C. 外阴瘙痒   D. 尿道炎

  E. 子宫脱垂

11. 有利于尿瘘修补术患者康复的因素是

  A. 便秘   B. 慢性咳嗽

  C. 少量饮水   D. 久蹲

  E. 采取瘘孔高于尿液液面的体位

12. 外阴、阴道术后患者大便时间应控制在术后

  A. 1天   B. 3天

  C. 5天   D. 7天

  E. 9天

13. 对外阴癌术后恢复不利的措施是

  A. 术前坐浴

  B. 保留尿管期间鼓励患者多饮水

  C. 术后6小时半坐卧位

  D. 术后外阴及腹股沟伤口加压包扎24小时，压沙袋4~8小时

  E. 术后1天进流食，术后2天进半流食

14. 子宫脱垂患者手术后应采用的体位是

  A. 头高脚低位   B. 半卧位

  C. 平卧位   D. 侧卧位

  E. 胸膝位

A₂型题（每题下设A、B、C、D、E五个备选答案，请从中选择一个最佳答案）

15. 尿瘘患者向护士咨询发生尿瘘的原因，其中最常见的是

  A. 产伤及妇科手术损伤

  B. 长期安放子宫托

  C. 放射性损伤

  D. 膀胱结核

  E. 感染

16. 20岁未婚女性，骑跨伤后，自觉外阴疼痛、肿胀就诊。根据女性解剖学特点最可能发生的是

  A. 小阴唇裂伤   B. 大阴唇血肿

  C. 阴道前庭损伤 D. 前庭大腺血肿

  E. 膀胱损伤

17. 患者，女性，23岁。第一胎顺产后不能自主排尿，有尿液自阴道流出，最有可能出现了下列哪种并发症

  A. 尿失禁   B. 尿潴留

  C. 尿瘘   D. 尿路感染

  E. 阴道后壁膨出

18. 患者，女性，60岁。阴道前后壁修补术后，护士应告知患者采取的体位是

  A. 平卧位   B. 半卧位

  C. 端坐位   D. 俯卧位

  E. 中凹位

19. 患者，女性，外阴创伤10小时急诊患者，以下护理措施哪项不正确

  A. 出血较多应配血，建立静脉通道，预防休克

  B. 疼痛剧烈者，遵医嘱给予止痛药

  C. 外阴小血肿给予热敷

  D. 血肿较大应该手术治疗

  E. 提供心理支持

20. 在预防子宫脱垂的健康指导中，护士的说法下列错误的是

  A. 积极开展计划生育

  B. 提高科学接产技术

  C. 产褥期增加腹压活动

  D. 加强营养，增强体质

E. 执行妇女劳动保护条例

A₃/A₄型题（共同选项/共同题干选择题，每题下设若干个相关问题，请从 A、B、C、D、E 五个备选答案中选择一个最佳答案）

(21~22 题共用题干)

患者，女性，55 岁。阴道口脱出肿物已 2 年，休息时能还纳，近 10 天来，经休息亦不能还纳。大笑、咳嗽时有小便流出，伴尿频，每次解尿量不多。以往有 3 次足月产史。妇科检查：会阴Ⅱ度陈旧性裂伤，阴道前壁有膨出，子宫颈脱出于阴道外，子宫略小，水平位，两侧附件未触及。

21. 此患者最可能的诊断是

    A. 子宫脱垂Ⅲ度，Ⅲ度膀胱膨出伴尿道膨出

    B. 子宫脱垂Ⅱ度轻型伴阴道前壁膨出

    C. 子宫颈延长伴阴道前壁膨出

    D. 阴道前壁膨出伴张力性尿失禁

    E. 子宫脱垂Ⅲ度伴阴道前后壁膨出

22. 此类患者的最主要预防措施应是

    A. 积极治疗慢性咳嗽

    B. 对老年人适当补充激素

    C. 推行科学接生和做好产褥期保健

    D. 经常保持大便通畅

E. 注意休息，加强营养

(23~25 题共用题干)

患者，女性，38 岁。孕 4 产 3，1 年前产钳助产后，长期参与农活，下蹲后自诉外阴脱出一肿物。妇科检查：子宫颈脱出阴道口，宫体仍在阴道内。诊断为子宫脱垂。

23. 该患者子宫脱垂的分度为

    A. Ⅰ度轻型   B. Ⅰ度重型

    C. Ⅱ度轻型   D. Ⅱ度重型

    E. Ⅲ度

24. 术后患者适宜的体位为

    A. 半卧位   B. 半坐位

    C. 侧卧位   D. 俯卧位

    E. 膀胱截石位

25. 护士指导患者盆底肌肉组织锻炼的方法为

    A. 缩肛运动   B. 仰卧起坐

    C. 上肢运动   D. 下蹲起

    E. 俯卧撑

四、简答题

1. 简述子宫脱垂的病因及分度。

2. 子宫托放置术后有何注意事项？

第十七章

不孕症妇女的护理

浓缩教材精华，涵盖重点考点

第一节 不 孕 症

（一）概述

1. 概念 ★凡婚后未避孕、有正常性生活、同居 2 年而未曾受孕者，称为不孕症。

2. 分类 从未妊娠者称为原发不孕；曾有过妊娠而后不孕者称继发不孕。按照不孕是否可以纠正又分为绝对不孕和相对不孕。

（二）病因

1. 女性不孕因素

（1）输卵管因素：★是不孕最常见的因素。如输卵管粘连、堵塞、感染，子宫内膜异位、先天性发育不良、纤毛运动及管壁蠕动功能丧失等。

（2）卵巢因素：包括排卵因素和内分泌因素。

（3）子宫因素：子宫先天性畸形及子宫黏膜下肌瘤可造成不孕或孕后流产；子宫内膜分泌反应不良、子宫内膜炎等影响精子通过，也可造成不孕。

（4）子宫颈因素：子宫颈狭窄或先天性子宫颈发育异常可以影响精子进入宫腔；子宫颈感染可影响受孕。

（5）阴道和外阴因素：处女膜发育异常、阴道部分或完全闭锁、先天性无阴道和阴道损伤后、严重阴道炎均可影响受孕。

2. 男性不育因素

（1）精液异常：包括精子的数量、结构和功能的异常。

（2）输精管道堵塞及精子运送受阻。

（3）免疫因素。

（4）内分泌因素：男性内分泌受下丘脑-垂体-睾丸轴调节，内分泌因素可能影响精子的产生而引起不育。

（5）勃起异常：可分为生理性和心理性两种因素。

3. 男女双方因素

（1）缺乏性生活的基本知识。

（2）精神因素：夫妇双方过分盼望妊娠，工作压力、经济负担、家人患病、抑郁、疲乏等都可以导致不孕。

（3）免疫因素：有两种免疫情况影响受孕，一是自身免疫；二是同种免疫。

4. 不明原因不孕。

（三）临床表现

育龄期女性主要表现为不孕。妇科检查可发现处女膜异常、阴道痉挛或横隔、纵隔、瘢痕或狭窄，子宫颈或子宫异常，子宫附件区压痛、增厚或肿块。

（四）辅助检查

1. 男方检查

（1）全身及外生殖器检查。

（2）精液常规检查：★正常精液量为 2～6ml，pH 为 7.0～7.8，在室温下放置 5～30 分钟完全液化，总精子数 $\geqslant 40 \times 10^6$，精子密度为（20～200）$\times 10^9$/L，精子活率>50%，正常精子占 66%～88%，射精 1 小时内向前运动数 $\geqslant 50\%$。

2. 女方检查

（1）卵巢功能检查：★方法包括基础体温测定、子宫颈黏液评分、阴道脱落细胞涂片检查、B 型超声监测卵泡发育、月经来潮前子宫内膜活组织检查、血清内分泌激素测定等。

（2）输卵管通畅试验。

（3）宫腔镜检查及腹腔镜检查。

（4）性交后精子穿透力试验：上述检查未见异常者进行该试验。每高倍镜视野内有 20 个活动精子为正常。

3. 生殖免疫学检查　包括精子抗原，抗精子抗体、抗子宫内膜抗体的检查，有条件者可进一步做体液免疫学检查，包括 IgA、IgG、IgM 等。

（五）处理原则

★促进健康、保持良好乐观的生活态度，养成良好的生活习惯，增加性知识。针对病因进行处理，根据具体情况采用辅助生殖技术。

（六）护理诊断/问题

1. 知识缺乏　缺乏解剖知识和性生殖知识；缺乏性技巧。

2. 自尊紊乱　与不孕症诊治过程中繁杂的检查、无效的治疗效果有关。

（七）护理措施

（1）注重心理护理，应对夫妇双方提供心理支持，帮助夫妇正面面对治疗结果，帮助他们选择停止治疗或选择继续治疗，同时应尊重并支持病人的最终选择。

（2）向妇女解释诊断性检查可能引起的不适。

（3）指导服药，★告知促排卵等药物的不良反应，教会妇女在月经周期遵医嘱正确按时服药；提醒妇女及时报告药物的不良反应如潮热等；指导妇女在确定妊娠后立即停药。

（4）教会妇女提高妊娠的技巧。

（5）协助选择人工辅助生殖技术。

（6）帮助夫妇进行交流。

（7）提高妇女的自我控制感。

（8）降低妇女的孤独感。

（9）提高妇女的自我形象。

（10）正视不孕症治疗的结局。

第二节 辅助生殖技术及护理

（一）概述

1. 概念 ★辅助生殖技术也称医学助孕，以治疗不孕夫妇达到生育的目的，是生育调节的主要组成部分。

2. 种类 ★辅助生殖技术包括人工授精（AI）、体外受精-胚胎移植（IVF-ET）、配子输卵管内移植（GIFT）以及在这些技术基础上演进的各种新技术。

（二）常用辅助生殖技术

1. 人工授精 ★是用器械将精液注入子宫颈管内或宫腔内取代性交使女性妊娠的方法。按精液来源不同分丈夫精液人工授精（AIH）和供精者精液人工授精（AID）。

2. 体外受精与胚胎移植（IVF-ET） ★即试管婴儿。体外受精是指从妇女体内取出卵子，放入试管内培养一个阶段，与精子受精后发育成早期胚泡；胚胎移植指将胚泡移植到妇女宫腔内使其着床发育成胎儿的全过程。

3. 配子输卵管内移植（GIFT）

4. 宫腔内配子移植（GIUT）

5. 供胚移植

（三）辅助生殖技术主要并发症

1. 卵巢过度刺激综合征（OHSS） ★是一种由于诱发超排卵所引起的医源性并发症。其发病机制尚不完全清楚，可能与超排卵药物的种类、剂量、治疗方案、不孕症妇女的内分泌状态、体质及妊娠等诸多因素有关。

2. 卵巢反应不足

3. 多胎妊娠

4. 自然流产

5. 卵巢或乳腺肿瘤

6. 疾病传染

（四）护理措施

1. 做好全面评估 详细询问健康史，充分了解病情变化，及时处理各种意外情况。

2. 咨询常做的辅助检查

3. 严密观察并监测并发症　尤其对于已经发生 OHSS 的病人。

4. 配合治疗　遵医嘱用药。

5. 积极采取预防措施　预防 OHSS、卵巢反应不足及自然流产。

模拟试题测试，提升应试能力

一、名词解释

1. 不孕症

2. 辅助生殖技术

3. 试管婴儿

二、填空题

1. 女性不孕的常见原因是_____和_____。

2. 男性常见的不育原因是_____和_____。

3. 常见辅助生殖技术有_____、_____和配子移植。

三、选择题

A_1 型题（每题下设 A、B、C、D、E 五个备选答案，请从中选择一个最佳答案）

1. 导致女方不孕最常见的因素是
   A. 子宫因素　　　　　B. 子宫颈因素
   C. 输卵管因素　　　　D. 外阴、阴道因素
   E. 排卵因素

2. 原发性不孕症是指夫妇婚后同居几年未孕
   A. 1 年　　　　　　　B. 2 年
   C. 3 年　　　　　　　D. 4 年
   E. 5 年

3. 属于辅助生殖技术的是
   A. 人工授精　　　　　B. 输卵管造影
   C. 输卵管复通　　　　D. 输卵管通液
   E. 选择性胚胎减灭

4. 关于原发性不孕的定义以下正确的是
   A. 夫妇婚后未避孕，性生活正常，同居 1 年而未妊娠者
   B. 夫妇婚后未避孕，性生活正常，第一次生育后同居 1 年而未妊娠者
   C. 夫妇婚后未避孕，性生活正常，同居 2 年而未妊娠者
   D. 夫妇婚后未避孕，性生活正常，从未妊娠者
   E. 夫妇婚后同居 1 年而未妊娠，一方有无法纠正的解剖生理缺陷者

5. 下列哪项不是造成不孕的原因
   A. 子宫发育不良　　　B. 子宫肌瘤
   C. 子宫内膜异位症　　D. 子宫颈内口松弛
   E. 子宫内膜结核

6. 下列哪项是无损伤、最简单、费用少、又有助于预测排卵的手段
   A. 超声检查　　　　　B. 子宫颈评分
   C. 内分泌测定　　　　D. 基础体温测定
   E. 腹腔镜检查

7. 下列哪项不是造成不孕的原因
   A. 子宫发育不良　　　B. 子宫肌瘤
   C. 子宫内膜异位症　　D. 子宫内膜结核
   E. 子宫颈内口松弛

8. 据统计，有正常性生活，未避孕夫妻在 1 年内妊娠者占
   A. 70% ~ 80%　　　　B. 80% ~ 90%
   C. <70%　　　　　　 D. >90%
   E. >95%

9. 曾有过妊娠而后来未避孕连续 2 年不孕者称
   A. 原发不孕　　　　　B. 暂时不孕
   C. 继发不孕　　　　　D. 绝对不孕
   E. 相对不孕

10. 据调查，不孕属女性因素约占
    A. 75%　　　　　　　B. 70%
    C. 65%　　　　　　　D. 60%
    E. 55%

11. 正常精子总数为
    A. 4000 万个/ml　　　B. >6000 万个/ml
    C. 8000 万个/ml　　　D. >8000 万个/ml
    E. 7000 万个/ml

12. 正常精液在室温下完全液化需
    A. 0.5 ~ 1 小时　　　 B. 1 ~ 2 小时
    C. 1 ~ 1.5 小时　　　 D. 2 ~ 3 小时
    E. 5 ~ 30 分钟

13. 不孕症中因男女双方因素引起的约占

A. 5%　　　　　B. 10%

C. 15%　　　　D. 25%

E. 40%

14. 在正常的排卵周期中，子宫颈黏液清亮，有粗大分枝，典型的羊齿植物状结晶出现在

A. 月经前 3~5 天　　B. 下次月经前 1~2 天

C. 月经干净后 3 天　D. 月经周期中期

E. 育龄妇女月经周期中的任何时间

15. 子宫颈黏液、精液相结合试验，检查时间是

A. 月经干净后 3 天　B. 月经前 3~5 天

C. 排卵期　　　　D. 月经见红 12 小时

E. 非经期的任何时间

16. 较理想的输卵管通畅度的检查是

A. 腹腔镜下输卵管通液

B. 输卵管通液

C. 子宫输卵管造影

D. 子宫镜

E. B 超检查

17. 有闭经溢乳表现的不孕妇女进行内分泌检查时，下列哪项不必要

A. FSH　　　　　B. LH

C. E2　　　　　D. PRL

E. hCG 和 β-hCG

18. 若月经周期是 25 天，估计排卵应在月经周期第几天

A. 5 天　　　　　B. 8 天

C. 11 天　　　　D. 14 天

E. 18 天

19. 不孕症伴有痛经患者常发生于

A. 多囊卵巢综合征　B. 子宫内膜异位症

C. 子宫内膜增生过长　D. 子宫黏膜下肌瘤

E. 卵巢畸胎瘤

20. 下列哪种疾病不属于不孕症的原因

A. 子宫内膜异位症　　B. 多囊卵巢综合征

C. 子宫颈肌瘤　　　　D. 子宫脱垂

E. 生殖器结核

21. 确定本次月经周期有排卵的依据

A. 阴道脱落细胞 90% 有角化细胞

B. 基础体温单相型

C. 子宫内膜呈分泌期改变

D. 阴道 B 超见有塌陷卵泡，直肠子宫陷凹有暗区

E. 月经后期子宫颈黏液出现典型的羊齿状结晶

22. 人工授精适合于

A. 男方性功能障碍经治疗无效

B. 女方子宫颈管狭窄

C. 男方无精症

D. 输卵管结扎术后

E. 男方为不良遗传基因携带者

23. 适合于体外受精胚胎移植的有

A. 结核性子宫内膜炎　B. 双侧输卵管阻塞

C. 原因不明的不孕　　D. 子宫内膜异位症

E. 男方无精症

24. 精液常规检查不在正常范围的是

A. 量 5ml　　　　　B. pH7.6

C. 20 分钟液化　　　D. 精子总数 1000 万/ml

E. 活动数 50%

25. 下列说法正确的是

A. 结婚 2 年，性生活正常，未避孕而从未妊娠者为继发不孕

B. 甲亢可影响卵巢功能而导致不孕

C. 长期营养不良可导致不孕

D. 精神过度紧张可导致不孕

E. 阴道炎症不会影响受孕

26. 关于性交后精子穿透力试验，描述不正确的是

A. 预测的排卵期进行

B. 试验前 3 天禁止性交

C. 性交 5~24 小时内就诊检查

D. 实验前避免阴道用药或冲洗

E. 子宫颈黏液涂片每高倍视野有 20 个活动精子为正常

A₂型题（每题下设 A、B、C、D、E 五个备选答案，请从中选择一个最佳答案）

27. 患者，女性，30 岁。婚后 5 年未孕，幼时患过结核性胸膜炎，已愈，月经规则，妇检除子宫稍小外，余无特殊，经前诊刮为分泌期子宫内膜，未见结核，B 超下输卵管通液检查通畅，男方精液检查正常。进一步检查首先考虑

A. 腹腔镜检查

B. 子宫镜检查

C. 内分泌检测

D. 性交后精子穿透力试验

E. 腹部 X 线片

28. 患者，女性，32 岁。孕 0 产 0，婚后不孕 3 年，月经 3~5 天/28~30 天，妇检：左侧穹隆稍增厚，余未发现异常，进一步检查应首先考虑

  A. 月经前诊断性刮宫　B. 输卵管通液

  C. 子宫输卵管造影　　D. 宫腔镜

  E. 腹腔镜

A_3/A_4 型题（共同选项/共同题干选择题，每题下设若干个相关问题，请从 A、B、C、D、E 五个备选答案中选择一个最佳答案）

（29~30 题共用题干）

  患者，女性，37 岁。因婚后 4 年未孕就诊，情绪不稳定。查体：子宫附件未见异常，腹腔镜检查提示右侧输卵管不通，左侧通畅度欠佳。卵巢功能检查正常。其配偶精液检查正常。

29. 病人目前的最佳治疗方案是什么

  A. 促排卵　　　　　B. 免疫检查

  C. 输卵管通液　　　D. 人工授精

E. 试管婴儿

30. 病人目前存在的主要护理问题是什么

  A. 组织灌注量不足　　B. 有感染的危险

  C. 疼痛　　　　　　　D. 知识缺乏

  E. 焦虑

（31~32 题共用题干）

  患者，女性，29 岁。婚后 5 年未孕。经促排卵治疗后，患者出现腹胀、腹水，B 超提示，卵巢增大。

31. 患者目前可能的临床诊断是

  A. 药物性肝炎　　　　B. 卵巢肿瘤

  C. OHSS　　　　　　　D. 异位妊娠

  E. 子宫肌瘤

32. 关于目前的护理措施，不正确的是

  A. 每 4 小时监测生命体征

  B. 不必记录 24 小时出入量

  C. 每天测量体重、腹围

  D. 密切观察病情变化

  E. 监测 B 超

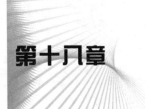

第十八章

计划生育妇女的护理

浓缩教材精华，涵盖重点考点

★计划生育的内容包括晚婚（按照国家法定年龄推迟 3 年以上结婚）、晚育（按照国家法定年龄推迟 3 年以上生育）、节育（一对夫妇只生一个子女，坚持以避孕为主的节育措施）和优生优育（提高人口素质）。

第一节 常用避孕方法及护理

用科学的方法使妇女暂时不受孕，称避孕。★常用的方法有工具避孕、药物避孕和安全期避孕等。

（一）工具避孕

工具避孕是指利用工具防止精子和卵子结合或通过改变宫腔内环境达到避孕目的的方法。

1. 宫内节育器 ★采用宫内节育器（intrauterine device，IUD）避孕是目前我国育龄妇女的主要避孕措施，具有安全、有效、简便、经济、可逆性的特点。

（1）种类：大致可分为惰性宫内节育器和活性宫内节育器两类。

1）惰性宫内节育器：为不含活性物质的第一代宫内节育器。

2）活性宫内节育器：是第二代宫内节育器，含有活性物质如金属、激素、药物、磁性物质等，包括带铜宫内节育器（首选）和药物缓释宫内节育器两种。

（2）宫内节育器放置术

1）适应证：凡育龄妇女自愿要求放置且无禁忌证者。

2）禁忌证：★①急、慢性生殖道炎症；②生殖器官肿瘤；③月经紊乱：月经过多、过频或不规则出血；④子宫畸形或生殖器官肿瘤；⑤子宫颈口过松、重度陈旧性子宫颈裂伤或子宫脱垂；⑥严重全身性疾病；⑦有铜过敏史者，禁止放置含铜 IUD；⑧宫腔<5.5cm 或>9.0cm 者；⑨妊娠或可疑妊娠。

3）放置时间：★①月经干净后 3~7 天，无性生活；②剖宫产术后半年；③人工流产术后（出血少、宫腔长度小于 10cm 者）；④哺乳期排除早孕者；⑤产后 42 天子宫恢复正常大小、恶露已停，会阴切口愈合。

4）节育器大小的选择：T形节育器按其横臂宽度（mm）分为26、28、30号3种。如宫腔深度在>7cm者用28号，≤7cm者用26号。

5）术前准备：①手术器械。②敷料。③手术前，护士应向受术者介绍手术步骤，解除其思想顾虑，取得合作。④受术者测试体温正常后，排空膀胱。

6）放置方法：排空膀胱，常规冲洗外阴及阴道后进入手术室。取膀胱截石位，常规消毒外阴部，铺洞巾，双合诊复查子宫大小、位置及附件情况。阴道窥器暴露子宫颈后，消毒子宫颈，以子宫颈钳夹持固定子宫颈，用子宫探针顺子宫屈向探测宫腔深度，子宫颈管较紧者应以子宫颈扩张器顺序扩张至6号。用相应放环器将节育器推至宫腔底部，节育器带有尾丝在距宫口2cm处剪断。观察无出血即可取出子宫颈钳及窥器。

7）术后健康指导★：①术后休息3天；1周内避免重体力劳动；2周内禁性生活及盆浴。②3个月内月经或大便时注意有无节育器脱落。③复查：术后1个月、3个月、6个月、一年各复查1次，以后每年复查1次。④注意保持外阴清洁，防止感染。⑤术后如出现腹痛、发热、出血大于月经量，持续时间大于7天应随时就诊。

（3）宫内节育器取出术

1）适应证：★①因副反应治疗无效或出现并发症者；②带器妊娠者；③改用其他避孕措施或绝育者；④计划再生育者；⑤放置期限已满需更换者；⑥围绝经期停经1年者；⑦确诊节育器嵌顿或异位者。

2）取器时间：★①月经干净后3~7天；②出血多者随时取出；③带器妊娠者于人工流产时取出。

3）取器方法：取器前通过尾丝、B超、X线等检查确定宫腔内是否存在节育器及其类型。无尾丝者，先用子宫探针查清节育器位置，以取环钩钩住节育环下缘缓缓牵引取出。

4）护理要点：★术后休息1天，禁止性生活和盆浴2周，保持外阴清洁。

（4）宫内节育器的副反应及护理

1）出血：常发生于放置后1年内，最初3个月内尤甚。表现为月经过多、经期延长或周期中点滴出血。建议病人休息、补充铁剂、严密注意出血的量和持续时间外，劝告病人严格按医嘱用药，如经上述处理仍无效，应更换节育器或采用其他方法。

2）腰酸腹胀：节育器与宫腔大小或形态不符，可引起子宫过度收缩而致腰酸或下腹坠胀。轻症不需处理，重症可休息或按医嘱给予解痉药物。上述处理无效者，更换合适的节育器为宜。

（5）宫内节育器的并发症及护理

1）感染：应用抗生素治疗并取出节育器。

2）节育器嵌顿、异位：一经确诊应立即住院取出。

3）宫内节育器脱落及带器妊娠：放器一年内应定期随访，当确诊带器妊娠时，应行人工流产终止妊娠。

4）子宫穿孔：确诊好后住院治疗。

2. 阴茎套　阴茎套也称避孕套，为男用避孕工具，使用阴茎套既可避孕，又可防止性传播疾病的传播。

（二）药物避孕

国内应用的避孕药为人工合成的甾体激素避孕药，其特点为安全、有效、经济、简便，是一种目前应用最广的女用避孕药。制剂主要有三大类：①睾酮衍生物，如炔诺酮、炔诺孕酮、双醋炔诺酮等；②黄体酮衍生物，如甲地孕酮、甲羟孕酮、氯地孕酮等；③雌激素衍生物，如炔雌醇、炔雌醚、戊酸炔雌醇等。

1. 避孕原理

（1）抑制排卵。

（2）干扰受精和受精卵着床。

（3）改变子宫内膜形态与功能。

（4）改变输卵管的功能。

2. 适应证　育龄健康妇女。

3. 禁忌证★

（1）严重心血管疾病者不宜服用。

（2）急、慢性肝炎和肾炎。

（3）血液病、血栓性疾病。

（4）内分泌疾病如糖尿病需用胰岛素控制者、甲状腺功能亢进者。

（5）恶性肿瘤、癌前期病变、子宫或乳房肿块病人。

（6）哺乳期，因药物可抑制乳汁分泌。

（7）月经稀少或年龄>45 岁者。

（8）用药后有偏头疼或持续头疼者。

（9）精神病患者生活不能自理者。

（10）年龄>35 岁的吸烟妇女。

4. 用法及注意事项

（1）短效口服避孕药：★自月经周期第 5 天起，每晚 1 片，连服 22 天不能间断，若漏服必须在 12 小时内补服 1 片。

（2）长效口服避孕药：★第一周期于月经来潮第 5 天开始服第 1 片，第 10 天服第 2 片，以后每次月经来潮第 5 天服 1 片。

（3）停用长效避孕药时，应在月经周期第 5 天开始服用短效口服避孕药物 3 个月作为过渡期，以免引起月经失调。

5. 药物副作用及不良反应

（1）类早孕反应：轻症无需处理，数天后减轻或消失。较重者遵医嘱服药，一般坚持 1~3 个周期后上述症状可自行消失。

（2）月经改变：★一般服药后月经变得规则、经期缩短、经血量减少、痛经症状减轻或消失。但也可发生闭经或突破性出血等现象。

（3）体重增加、色素沉着：一般无需处理，如症状显著可改用其他避孕措施。

6. 其他避孕方法

（1）紧急避孕：是指在无防护性措施情况下性生活后或避孕失败后一定时间内采取的防止妊娠的避孕方法。此种方法只能对一次性无防护性性生活起保护作用。

1）适应证：★无保护性性生活、避孕失败者或遭到性强暴后 3~5 天内，为防止非意愿性妊娠而采取的避孕方法。

2）紧急避孕的方法：①宫内节育器：为带铜宫内节育器，适合于希望长期避孕且符合放置节育器条件者。放置时间为无防护性措施性交 120 小时内的妇女。②紧急避孕药物：一般应在无防护性措施性交后 3 天内服用。

（2）安全期避孕法：又称自然避孕法。排卵前后 4~5 天内为易孕期，其他时间不易受孕，被视为安全期。

（3）免疫避孕法：目前正在研究利用单抗将药物导向受精卵或滋养细胞，引起抗原抗体免疫反应，达到抗着床的作用。

第二节　终止妊娠的方法及护理

（一）早期妊娠终止方法及护理

凡在妊娠早期采用人工方法终止妊娠称为早期妊娠终止，亦称为人工流产，★是避孕失败的补救措施。人工流产可分为手术流产和药物流产两种方式。

1. 人工流产术

（1）适应证

1）因避孕失败，★妊娠 14 周内自愿要求终止妊娠者。

2）因各种疾病不宜妊娠者。

（2）禁忌证★

1）各种疾病的急性期，或慢性传染病急性发作期。

2）生殖器官急性炎症者。

3）严重的全身疾病或全身状况不良，不能耐受手术。

4）术前相隔 4 小时测 2 次体温≥37.5℃者。

（3）术前准备

1）人工流产负压吸引术：★适用于孕 10 周以内者。

2）人工流产钳刮术：★适用于孕 10~14 周者。

（4）护理要点

1）协助医师严格核对手术适应证及禁忌证，简单介绍手术过程及术中配合，解除患者的思想顾虑。

2）做好术前准备，物品、器械严格消毒。

3）术中护理：遵医嘱给药物治疗，术中严密观察受术者情况。

4）★术后受术者在观察室休息 1~2 小时，注意观察腹痛及阴道流血情况。

5）★嘱受术者保持外阴清洁，1 个月内禁止盆浴、性生活，预防感染。

6）★嘱吸宫术后休息 3 周；钳刮术后休息 4 周；有腹痛或出血多者，应随时就诊。

7）指导夫妇双方采用安全可靠的避孕措施。

8）术后出现阴道流血时间长、出血量多、腹痛、发热等异常情况者，应及时就诊。

（5）并发症及防治

1）★人工流产综合反应：是指手术中或手术结束时，部分受术者出现心动过缓、心律不齐、血压下降、面色苍白、头晕、胸闷、大汗、甚至发生昏厥和抽搐，称为人工流产综合征。术前作好受术者的心理护理，术中操作轻柔。受术者一旦出现心律减慢，★遵医嘱静脉注射阿托品 0.5～1mg，即可缓解症状。

2）子宫穿孔：多见于哺乳期子宫、瘢痕子宫、子宫过度倾屈或畸形、术者未探清子宫位置或技术不熟练等。一旦发生，需立即停止手术，给予缩宫素和抗生素；胚胎组织尚未吸净者，可在 B 超或腹腔镜监护下清宫；尚未进行吸宫操作者，应立即入院准备剖腹探查。

3）吸宫不全：表现为术后阴道流血超过 10 天，血量过多，或流血暂停后又有多量出血者。经 B 超确诊后需服用抗生素 3 天再行清宫术。刮出物送病理检查，术后继续抗感染治疗。

4）漏吸：术后检查吸出物未发现胎囊等妊娠物时，应复查子宫及位置，重新探测宫腔后行吸引术，如仍未见胚胎组织，应将吸出物送病理检查以排除异位妊娠。

5）术中出血：多为钳刮术中子宫收缩不良所致，可在扩宫后在子宫颈注射缩宫素，同时尽快钳取或吸出妊娠物。

6）术后感染：临床表现体温升高、下腹疼痛、白带混浊或不规则阴道出血。妇科检查发现子宫或附件区有压痛。病人需要卧床休息，采用全身性支持疗法，积极抗感染。宫腔内有妊娠物残留者，应按感染性流产处理。

7）羊水栓塞：行人工流产钳刮术时，由于子宫颈裂伤或胎盘剥离导致血窦开放，此时应用缩宫素使羊水进入母体血液循环而发生羊水栓塞。临床表现为肺动脉高压致心衰，循环呼吸衰竭及休克、出血及衰竭，应立即抢救。

2. 药物流产　★药物流产适用于妊娠 7 周内（49 天以内）者。目前米非司酮和米索前列醇为最佳方案。

（1）适应证：★妊娠 7 周内、B 超确诊为宫内妊娠者。

（2）禁忌证：严重的心肝肾疾病、肾上腺疾病、糖尿病、青光眼、过敏体质、胃肠道功能紊乱、带器妊娠及其他内分泌疾病者。

（3）具体用法：米非司酮 25mg，每天 2 次口服，或遵医嘱服用，共 3 天，于第 4 天上午口服米索前列醇 0.6mg，一次顿服。留院观察胎囊组织排出情况。

（4）注意事项：用药后应遵医嘱定时返院复查。若流产失败，宜及时终止；不全流产者，应及时清宫，并给予抗生素预防感染。

（二）中期妊娠终止方法及护理

孕妇患有严重疾病不宜继续妊娠或防止先天畸形儿出生需要终止中期妊娠，可以采用依沙吖啶（利凡诺）引产或者水囊引产。

1. 适应证

（1）★妊娠 13 周至不足 28 周患有严重疾病不宜继续妊娠者。

（2）妊娠早期解除导致胎儿畸形因素，检查发现胚胎异常者。

2. 禁忌证★

（1）严重的全身性疾病。肝、肾疾病能胜任手术者不能作为水囊引产的禁忌证。

（2）各种急性感染性疾病、慢性疾病急性发作期及生殖器官感染尚未治愈者。

（3）剖宫产手术或肌瘤挖除术 2 年内者。

（4）术前当日体温两次超过 37.5℃者。

（5）前置胎盘或局部皮肤感染者。

3. 物品准备

4. 操作步骤

（1）羊膜腔内注入法

1）排空膀胱后取平卧位，常规消毒、铺巾。

2）用穿刺针从 B 超选定的穿刺点或宫底下 2~3 横指，中线旁空虚部位垂直进针，经过两次落空感后即进入宫腔，拔出针芯，见羊水溢出，用注射器抽出羊水，将 0.2% 依沙吖啶 25~50ml 注入羊膜腔内。

3）拔出穿刺针，局部用消毒纱布 2~3 块压迫数分钟后胶布固定。

（2）宫腔内羊膜腔外注射法

1）孕妇排空膀胱，取截石位、消毒、铺巾。

2）暴露子宫颈后，子宫颈钳住子宫颈前唇，用敷料镊将导尿管送入子宫壁与胎囊间，将 0.2% 依沙吖啶液 25~50ml 经导尿管注入宫腔，折叠尿管，结扎外露的导尿管放入阴道穹隆部，填塞纱布，24 小时后取出纱布及导尿管。

（3）水囊引产

1）孕妇排空膀胱，取截石位，消毒，铺巾。

2）暴露子宫颈，消毒子宫颈阴道。

3）用子宫颈钳钳夹子宫颈前唇，用子宫颈扩张器依顺序扩张宫口至 8~10 号。

4）用敷料镊将水囊送入子宫腔，直到整个水囊全部放入。

5）自尿管末端缓慢注入无菌生理盐水 300~500ml 后，折叠导尿管，扎紧后放入阴道穹隆部。

6）取水囊：放置水囊 24 小时后取出水囊。

5. 术中注意事项

（1）依沙吖啶（利凡诺）引产

1）给药量：★一般为 50~100mg，不要超过 100mg。

2）★宫腔内羊膜腔外注药，必须稀释，浓度不能超过 0.4%。

3）如从穿刺针向外溢血或针管抽出血液时应向深部进针或向后退针，如仍有血，则应更换穿刺部位。

4）严格无菌操作。

（2）水囊引产

1）★水囊注水量不超过 500ml。

2）放置水囊后出现规律宫缩时应取出水囊。若出现宫缩乏力，或取出水囊无宫缩，或出现较多阴道流血，应静脉滴注缩宫素。

3）★放置水囊不得超过 2 次。再次放置，应在前次取出水囊 72 小时后且无感染征象。

4）放置水囊时间不得超过 48 小时。若宫缩过强、出血较多或体温超过 38℃，应提前取出水囊。

5）放置水囊后定时测量体温，特别注意观察有无寒战、发热等感染迹象。

6. 中期妊娠引产并发症

★全身反应（体温升高）、阴道流血、产道损伤、胎盘胎膜残留、感染等。

7. 护理要点

（1）心理护理。

（2）术前护理

1）身心评估：协助医生严格掌握适应证及禁忌证。

2）协助完成各项常规辅助检查，必要时 B 超行胎盘定位及穿刺点定位。

3）★术前 3 天禁止性生活，每天冲洗阴道 1 次。

4）排空膀胱，送至手术室。

（3）术中护理：★注意孕妇的生命体征，并识别有无呼吸困难、发绀等羊水栓塞症状。

（4）术后护理

1）★嘱孕妇尽量卧床休息，防止突然破水。

2）注意观察患者生命体征，严密观察并记录宫缩，如宫缩开始时间、宫缩持续时间、间隔时间，阴道流血等情况。

3）注意观察产后宫缩、阴道流血及排尿情况。

4）产后仔细检查软产道及胎盘的完整性，通常待组织排出后常规行清宫术。

5）保持外阴清洁，预防感染。

6）指导产妇及时采取回奶措施。

（5）健康指导

1）★术后 6 周内禁止性交及盆浴，为产妇提供避孕措施的指导。

2）术后出现发热、腹痛及阴道流血量增多，及时就诊。

第三节　女性绝育方法及护理

绝育是指通过手术或药物，达到永久不生育的目的。★女性绝育的主要方法为输卵管绝育术。手术操作可经腹输卵管结扎术或经腹腔镜输卵管结扎术。

（一）经腹输卵管结扎术

1. 适应证

（1）夫妻双方不愿再生育、自愿接受绝育术且无禁忌证者。

（2）患有严重的全身性疾病不宜生育者，可行治疗性绝育术。

（3）患遗传性疾病不宜生育者。

2. 禁忌证★

（1）各种疾病的急性期，腹部皮肤感染或内外生殖器炎症者。

（2）24 小时内 2 次体温≥37.5℃。

（3）全身健康情况不良不能胜任手术者，如产后失血性休克、心力衰竭、肝肾功能不全等。

（4）患严重的神经官能症。

3. 手术时间选择★

（1）非孕妇女在月经干净后 3~7 天。

（2）人工流产、中期妊娠终止或宫内节育器取出术后立即施行手术；自然流产待一个月转经后再做绝育手术。

（3）剖宫产同时即可作绝育术；足月顺产后 24 小时内为宜；难产或疑有产时感染者，需抗生素预防感染 3~5 天后；无异常情况可施行手术。

（4）哺乳期或闭经妇女应排除早孕后，再行手术。

4. 术前准备

（1）评估受术者的认识水平、对手术的接受程度。耐心解答提问，解除其思想顾虑。

（2）详细询问病史，进行全面评估。

（3）按腹部手术要求准备皮肤，作普鲁卡因皮试。

（4）测生命体征，排空膀胱。

5. 护理措施

（1）协助医师严格掌握手术适应证，选择恰当手术时间，做好术前准备，促进手术顺利进行。

（2）术后密切观察体温、脉搏及有无腹痛、内出血或脏器损伤等征象。

（3）严格执行医嘱。

（4）保持伤口敷料干燥、清洁，防止感染。

（5）鼓励受术者及早排尿及早日下床活动。

（6）★术后休息 3~4 周，禁止性生活 1 个月，术后 1 个月复查。

6. 术后并发症 一般不易出现并发症，近期可出现出血、水肿、感染、脏器损伤、绝育失败等；远期并发症偶有慢性盆腔炎、肠粘连，个别受术者术后出现神经官能症的症状，严重者影响工作与生活。

（二）经腹腔镜输卵管绝育术

1. 适应证 同经腹输卵管结扎术。

2. 禁忌证　多次腹部手术史或腹腔粘连，心肺功能不全，多部位疝病史等，其他同经腹输卵管结扎术。

3. 手术时间　★月经干净后3~7天，人工流产术后24小时内、正常分娩48小时内，闭经者排除妊娠后。

4. 术前准备　术前晚作肥皂水灌肠，术前6小时禁食水，进手术室前排空膀胱，术时取头低仰卧位。其余同经腹输卵管结扎术。

5. 术后护理　术后需静卧数小时后下床活动；严密观察手术者生命体征、有无腹痛、腹腔内出血或脏器损伤的征象。

模拟试题测试，提升应试能力

一、名词解释

1. 人工流产综合征
2. 自然避孕法

二、填空题

1. 短效口服避孕药的作用原理有_____、_____、_____、_____。
2. 宫内节育器的并发症有_____、_____、_____。

三、选择题

A₁型题（每题下设 A、B、C、D、E 五个备选答案，请从中选择一个最佳答案）

1. 目前药物流产的最佳方案是
    A. 米非司酮与米索前列醇配伍
    B. 雌孕激素联合治疗
    C. 雌孕激素序贯治疗
    D. 大剂量孕激素疗法
    E. 米非司酮顿服法

2. 关于带器妊娠，下列错误的是
    A. 与宫内节育器型号偏大有关
    B. 与节育器型号偏小有关
    C. 与节育器未放至宫底有关
    D. 与节育器部分嵌顿于肌层有关
    E. 带药节育器的带器妊娠发生率高于不带药节育器

3. 关于女用短效口服避孕药的副反应，正确的说法是
    A. 类早孕反应系孕激素刺激胃黏膜所致
    B. 服药期间的阴道流血，多因漏服药引起
    C. 不适用于经量多的妇女
    D. 体重增加是孕激素引起水钠潴留所致

E. 服药后妇女颜面部皮肤出现大色素沉着，是因药物变质所致

4. 实施输卵管结扎术的最佳时间是
    A. 月经来潮之前3~7天
    B. 月经来潮后3~7天
    C. 月经干净后3~7天
    D. 人工流产后3~7天
    E. 正常分娩后3~7天

5. 关于人工流产的并发症，下列做法错误的是
    A. 术后阴道流血延续10天以上，经用抗生素及宫缩剂治疗无效，应考虑吸宫不全
    B. 子宫穿孔多发生于哺乳期妇女
    C. 术中出血应停止操作
    D. 术中出现人工流产综合征时，可用阿托品治疗
    E. 流产后感染多为子宫内膜炎

6. 放置宫内节育器的禁忌证是
    A. 经产妇
    B. 经量过多者
    C. 糖尿病使用胰岛素治疗者
    D. 习惯性流产者
    E. 心脏病患者

7. 药物流产的禁忌证不包括
    A. 肝脏疾病　　　　B. 肾上腺疾病
    C. 糖尿病　　　　　D. 青光眼
    E. 孕妇超过35岁

8. 依沙吖啶引产的禁忌证不包括
    A. 孕期接触胎儿致畸因素
    B. 血液病
    C. 滴虫性阴道炎

D. 慢性肝炎

E. 前置胎盘

9. 不宜放置宫内节育器的时机是

  A. 月经干净后 3~7 天

  B. 剖宫产术后 3 个月

  C. 人工流产术后出血少，宫腔长度小于 10cm

  D. 哺乳期排除早孕者

  E. 自然分娩 3 个月后

10. 妇女不宜服用避孕药的情况是

  A. 月经过多   B. 阴道炎

  C. 血栓性静脉炎   D. 附件炎

  E. 宫颈糜烂

11. 避孕方法失败率最低的是

  A. 安全期避孕   B. 按规定口服避孕药

  C. 应用避孕套   D. 外用杀精剂

  E. 放置宫内节育器

12. 新婚夫妇欲半年后受孕，应选用的最佳避孕措施是

  A. 阴茎套   B. 安全期避孕

  C. 口服避孕药   D. 宫内节育器

  E. 皮下埋植法避孕

13. 具有防止传染性传播疾病作用的避孕方法是

  A. 安全期避孕   B. 应用阴道杀精剂

  C. 应用避孕套   D. 按规定口服避孕药

  E. 放置宫内节育器

14. 可以放置宫内节育器的是

  A. 重度陈旧性子宫颈裂伤

  B. 产后 3 个月，哺乳期月经未复潮

  C. 子宫脱垂Ⅰ度轻型

  D. 滴虫性阴道炎

  E. 子宫颈内口过松

15. 漏服短效口服避孕药后，补服的时间应在

  A. 12 小时内   B. 24 小时内

  C. 36 小时内   D. 48 小时内

  E. 72 小时内

16. 非哺乳妇女拟应用宫内节育器避孕，至少应在剖宫产术后满

  A. 1 个月   B. 3 个月

  C. 6 个月   D. 9 个月

  E. 12 个月

17. 为预防负压吸引人工流产术后感染，嘱受术者术后禁止性生活及盆浴的期限是

A. 1 周   B. 2 周

C. 3 周   D. 1 个月

E. 2 个月

18. 在负压吸引人工流产术中，吸管进出子宫颈管时应注意

  A. 降低负压   B. 关闭负压

  C. 可加大负压   D. 控制负压

  E. 保持吸引时的负压

19. 属于手术流产严重并发症，但发病率低的是

  A. 子宫穿孔   B. 吸宫不全

  C. 漏吸   D. 术中出血

  E. 人工流产综合征

20. 口服避孕药的副反应不包括

  A. 可致卵巢癌   B. 类早孕反应

  C. 面部色素沉着   D. 体重增加

  E. 月经量减少

A₂型题（每题下设 A、B、C、D、E 五个备选答案，请从中选择一个最佳答案）

21. 患者，女性，44 岁。妇科检查发现子宫脱垂Ⅱ度重型，既往曾患乙型肝炎，首选的避孕方法是

  A. 宫内节育器   B. 口服避孕药

  C. 注射长效针避孕   D. 皮下埋植避孕

  E. 避孕套

22. 患者，女性，32 岁。孕产史是 1-0-0-1。去外地丈夫处探亲 2 周，拟用探亲避孕片 1 号，正确的服法是

  A. 月经来潮第 5 天起每晚服 1 片，连服 22 天

  B. 探亲前 1 天或当天中午服 1 片，以后每晚服 1 片至探亲结束

  C. 月经来潮第 5 天开始每晚服 1 片，连服 12 天

  D. 性交后即刻服 1 片，次早加服 1 片，以后每次性交后即服 1 片

  E. 性交后即刻服 1 片，以后每晚服 1 片至探亲结束

23. 某 33 岁健康女性，孕产史为 1-0-1-1，现妊娠 20 周需终止妊娠。B 型超声检查：胎头双顶径 5.3cm，胎头、脊柱完整连续，胎心、胎动良好，胎盘位于子宫后壁Ⅰ级，羊水平段最深处 4.5cm。应采用的终止妊娠方法是

  A. 钳刮术

B. 负压吸引术

C. 药物流产

D. 小剂量缩宫素静脉滴注

E. 依沙吖啶引产

24. 患者，女性，30 岁。采用短效口服避孕药避孕，在服药第 9 天因漏服出现阴道流血，出血量少于月经量，第二天下午前来就诊。妇科检查阴道内有少量血液，余未发现异常。医护人员应给予的正确指导是

　　A. 需每晚加服炔雌醇 1 片（0.005mg），与避孕药同时服至 22 天

　　B. 需每晚增服短效口服避孕药 1/2～1 片至 22 天停药

　　C. 停药若阴道流血量如月经量，应停止用药，在流血第 5 天再开始按规定重新服药

　　D. 补服短效口服避孕药 1 片

　　E. 考虑出血量不多，继续按规定服药即可

25. 患者，女性，30 岁。足月顺产后 3 个月，母乳喂养，月经尚未复潮，排除早孕，无肝肾疾病史。到门诊咨询避孕措施。该妇女不宜用的避孕方法是

　　A. 口服避孕药　　　　B. 女用避孕套

　　C. 男用阴茎套　　　　D. 皮下埋植避孕

　　E. 宫内节育器

A_3/A_4 型题（共同选项/共同题干选择题，每题下设若干个相关问题，请从 A、B、C、D、E 五个备选答案中选择一个最佳答案）

（26～29 题共用题干）

　　患者，女性，30 岁。孕 2 产 1，孕 9 周。今来医院行人工流产术。

26. 护士对其进行人工流产术的相关知识介绍，正确的描述是

　　A. 妊娠 10 周内可行钳刮术

　　B. 妊娠 14 周内可行吸宫术

　　C. 子宫过软者，术前应该静脉注射麦角新碱

　　D. 术后及时检查吸出物中有无妊娠物，并注意数量是否与妊娠月份相符

　　E. 吸宫过程中为尽快吸出组织，应及时将负压调至最大

27. 护士建议患者此时最佳终止妊娠的方式应选择

　　A. 药物流产

　　B. 负压吸宫术

　　C. 水囊引产

　　D. 依沙吖啶羊膜腔内注射引产

　　E. 钳刮术

28. 护士对患者进行术前宣教时，告知下列不属于该手术禁忌证的是

　　A. 术前相隔 4 小时测体温 2 次≥37.5℃者

　　B. 各种疾病的急性期

　　C. 生殖器官的急性炎症

　　D. 全身性疾病，不能耐受手术者

　　E. 生殖器官的慢性炎症

29. 关于术后护理措施的描述，不正确的是

　　A. 术后 2～4 个月严禁盆浴及性生活

　　B. 术后 1 个月随访

　　C. 术后休息 2 周

　　D. 术后在观察室中观察 1～2 小时，注意观察阴道流血及子宫收缩情况

　　E. 术后若出血时间超过 10 天以上并伴有明显腹痛者，及时就诊

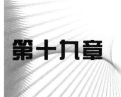

第十九章

妇 女 保 健

浓缩教材精华，涵盖重点考点

（一）妇女保健工作的目的和意义

1. 目的　通过普查、普治、预防保健和监护，降低孕产妇及围生儿死亡率，提高出生人口质量，降低妇科患病率和伤残率，控制遗传病的发生和性传播疾病的传播，提高妇女的生存和生活质量。

2. 意义

（1）是我国人口卫生事业的一个重要组成部分。

（2）宗旨是维护和促进妇女的身心健康。

（3）采取以群体为服务对象，以保健为中心，以临床为基础，预防和医疗相结合的方法。

（4）维护后代健康和家庭幸福，提高民族素质，并促进计划生育国策的贯彻和落实。

（二）妇女普查普治及劳动保护

1. 妇女疾病普查和普治

（1）★目的：定期普查，做到"三早"（早发现、早诊断、早治疗），提高妇女生活质量。

（2）★时间：已婚妇女每1~2年一次，重点为女性常见病和良、恶性肿瘤；老年妇女，每年一次，以防癌普查为主。

（3）★方法：宫颈刮片细胞学检查为最常见的防癌普查方法。

2. 劳动保护

（1）月经期：避免高空、低温、冷水、野外作业及国家规定的第三级体力劳动强度的劳动。

（2）孕期：妇女怀孕后在劳动时间进行产前检查，应当算作劳动时间；孕期不得加班；★妊娠满7个月后不得安排夜班；孕期不得从事重体力劳动；保障妇女在孕期的基本工资待遇，不得随意降低或解除劳动合同。

（3）产褥期：★产假为90天，其中产前休假15天，难产者增加产假15天，多生育一个婴儿增加产假15天。

（4）哺乳期：★哺乳时间为 1 年，每班工作应给予两次授乳时间，每次 30 分钟；哺乳期间不得安排加班和夜班。

（5）围绝经期：围绝经期女职工应得到社会广泛的体谅和关怀；已经诊断的围绝经期妇女，若经治疗效果不佳，不能适应现任工作时，应暂时安排其他适宜的工作。

（6）其他：妇女应遵守国家计划生育法规，但有不育的自由；各单位应定期对妇女进行以防癌为主的妇科病的普查、普治；女职工的劳动负荷，单人不得超过 25kg，两人抬运总重量不得超过 50kg。

（三）妇女保健统计指标

1. 妇女病普查普治常用统计指标

（1）妇女常见病筛查率＝期内（次）实查人数/期内（次）应查人数×100%。

（2）妇女常见病患病率＝期内患妇女病人数/期内受检查妇女人数×100%。

（3）妇女常见病的普治率＝接受治疗人数/患病总人数×100%。

2. 孕产期保健工作统计指标

（1）产前检查率＝期内接受产前检查的人数/同期孕妇总数×100%。

（2）高危妊娠管理率＝期内高危妊娠管理人数/同期高危妊娠人数×100%。

（3）住院分娩率＝期内住院分娩的产妇数/期内分娩产妇数×100%。

（4）剖宫产率＝期内某地区剖宫产活产儿数/期内该地区活产儿数×100%。

（5）产后访视率＝期内产后访视的产妇数/期内同期产妇数×100%。

（6）孕产妇系统管理率＝期内接受系统管理的孕产妇人数/活产儿数×100%。

3. 孕产期保健效果指标

（1）孕产妇死亡率＝期内孕产妇死亡数/期内孕产妇总数×10 万/10 万。

（2）围生儿死亡率＝（孕 28 足周以上死胎、死产数+出生后 7 天内新生儿死亡人数）/（孕 28 周以上死胎、死产数+活产数）×1000‰。

（3）新生儿死亡率＝期内生后 28 天内新生儿死亡数/期内活产儿数×1000‰。

（4）母乳喂养率＝4 个月婴儿接受母乳喂养人数/同期被访视的婴儿总数×100%。

（5）新生儿访视率＝期内新生儿访视人数/期内活产儿数×100%。

4. 计划生育统计指标

（1）人口出生率＝期内出生人数/期内平均人口数×1000‰。

（2）计划生育率＝符合计划生育要求的活胎数/同年活产儿总数×100%。

（3）节育率＝落实节育措施人数（夫妻任一方）/已婚有生育能力的育龄期妇女数×100%。

（4）节育失败率＝采取节育措施而妊娠的人数/落实节育措施总人数×100%。

（5）某项计划生育手术并发症发生率＝期内该项计划生育手术并发症发生例数/期内该地该项计划生育手术总例数×10 000/万。

模拟试题测试，提升应试能力

一、填空题

1. 定期对妇女疾病及恶性肿瘤的普查普治，必须做到"三早"原则，即_____、_____和_____。

2. 围绝经期生育力下降，但是仍应指导其避孕至停经_____年以上。有宫内节育器者，应于绝经_____年后取出。

3. 产后访视的时间，开始于出院后 3 天内、产后_____天和产后_____天。

4. 女职工产假为_____天，其中产前休息_____天，难产者增加产假_____天。

二、选择题

A₁型题（每题下设 A、B、C、D、E 五个备选答案，请从中选择一个最佳答案）

1. 产妇分娩后，首次到医院接受产后健康检查的时间为
   A. 产后 28 天　　　　B. 产后 30 天
   C. 产后 36 天　　　　D. 产后 42 天
   E. 产后 60 天

2. 劳动保护法规定，女性哺乳期的哺乳时间是
   A. 4 个月　　　　　　B. 6 个月
   C. 8 个月　　　　　　D. 10 个月
   E. 12 个月

3. 以下哪项描述不是妇女普查普治的目的
   A. 制订治疗措施　　　B. 降低发病率
   C. 维护妇女健康　　　D. 提高治愈率
   E. 制订预防措施

4. 妇女保健的目的是
   A. 保证妇女的合法权益
   B. 保证妇女的婚姻自由
   C. 维护和促进妇女的健康
   D. 促进妇女婚姻自由
   E. 提高妇女的身心素质

5. 最常见的妇女健康状况的指标有
   A. 产前检查率
   B. 剖宫产率
   C. 孕产妇死亡率、围生儿死亡率
   D. 产后检查率
   E. 产后出血防治率

6. 妇科防癌普查最常用的方法为
   A. 阴道分泌物涂片检查
   B. 双合诊
   C. 三合诊
   D. 宫颈刮片细胞学检查
   E. B 超检查

7. 分娩期保健中的"五防"不包括
   A. 防出血　　　　　　B. 防感染
   C. 防产伤　　　　　　D. 防早产
   E. 防滞产

A₂型题（每题下设 A、B、C、D、E 五个备选答案，请从中选择一个最佳答案）

8. 王女士，产后 10 天，今天来院向护士咨询哺乳期的相关保健知识，护士的回答中描述不妥的是
   A. 哺乳期为 1 年
   B. 每班工作有两次哺乳时间
   C. 每班要安排三次授乳时间
   D. 有未满周岁婴儿的女职工不得安排加班或夜班
   E. 每次授乳的时间为 30 分钟

9. 章女士，46 岁，因近两年来月经紊乱来院就诊。医生告知其正处于围绝经期，并向其进行卫生宣教，告知相关的保健知识。当妇女出现下列陈述时，医生需要再次向其说明
   A. 围绝经期妇女保健的重点是提高妇女的自我保护意识和生活质量
   B. 可自行服用雌激素延缓衰老
   C. 应 1~2 年定期进行妇科常见病和肿瘤的筛查
   D. 高度重视绝经后阴道流血，及时到医院就诊
   E. 注意外阴清洁，防止感染

A₃/A₄型题（共同选项/共同题干选择题，每题下设若干个相关问题，请从 A、B、C、D、E 五个备选答案中选择一个最佳答案）

（10~12 题共用题干）

李女士，34 岁，7 天前剖宫产下一男婴，新生儿正常，今天出院。

10. 出院前，护士告知其产假应该休息
    A. 30 天　　　　　　B. 60 天

C. 90 天　　　　　　　　D. 105 天

E. 120 天

11. 护士对其进行出院时的健康教育，描述不正确的是

A. 产褥期注意休息，避免从事重体力劳动

B. 哺乳期为 10 个月

C. 注意外阴清洁，防止感染

D. 婴儿未满 1 周岁不用上夜班及加班

E. 定期进行以防癌为主的妇女病的普查和普治

12. 李女士在描述母乳喂养的相关知识时，出现下列哪项护士应及时纠正

A. 母乳富含营养和抗体，易于婴儿消化吸收并能防病

B. 哺乳前应清洁乳房

C. 哺乳时应让婴儿含吮母亲的乳头和大部分乳晕

D. 哺乳后可在乳头上涂抹少许乳汁防止皲裂

E. 乳汁充沛时，不必交替哺乳，也不必完全吸空乳房

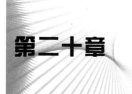

第二十章

妇产科常用护理技术

浓缩教材精华，涵盖重点考点

第一节 会阴擦洗/冲洗

（一）目的

清除会阴部分泌物，保持会阴及肛门部清洁，促进舒适和会阴伤口愈合；防止生殖系统、泌尿系统逆行感染。

（二）适应证★

（1）妇科或产科手术后，留置导尿管者。

（2）会阴部手术后术后病人。

（3）产后会阴有伤口者。

（4）长期卧床病人。

（三）物品准备

擦洗消毒液（0.05% 氯己定溶液，0.02% 聚维酮碘溶液等）；会阴擦洗盘1个（盘内放置消毒碗2个、无菌镊子2把、干纱布2块、消毒棉球若干）；弯盘1个、一次性垫巾、一次性手套。会阴冲洗时备冲洗壶和便盆。

（四）操作流程

1. 备齐用物　用物齐全，检查灭菌有效期，保持无菌。

2. 核对、解释　核对床号、姓名、住院号，评估会阴情况，告知患者的目的、方法以取得配合。注意请房内多余人员暂时回避。

3. 安置体位　嘱患者排空膀胱，协助患者取仰卧屈膝位，脱去一侧裤脚，暴露外阴，臀下垫一次性垫巾。

4. 擦洗　用一把镊子夹取干净的消毒药液棉球，另一把用于擦洗。★擦洗顺序：第1遍自上而下，自外向内，初步清除会阴部的分泌物和血迹。第2遍以自内向外，或以伤口为中心向外擦洗，最后擦洗肛门及肛门周围。第3遍同第2遍。一个棉球限用一次，必要时可根据患者情况增加擦洗次数，直至擦净，最后用干纱布擦干。

5. 整理　擦洗结束后撤去一次性垫巾，协助病人整理衣裤及床单位。

6. 清理用物，脱手套，洗手　如需进行冲洗者，需另备冲洗壶和便盆，调节好冲洗液的温度。冲洗时用无菌纱布堵住阴道口，以免污水进入阴道，引起逆行感染。

（五）护理要点

（1）擦洗过程中注意保暖和保护患者隐私。

（2）擦洗时观察会阴部及会阴伤口周围组织有无红肿、分泌物及其性质和伤口愈合情况。发现异常及时记录并向医生汇报。

（3）对有留置尿管者，应注意尿管是否通畅，避免脱落或打结。

（4）注意最后擦洗有伤口感染的患者，以避免交叉感染。

（5）产后及会阴部手术的病人，每次排便后均应擦洗会阴，预防感染。

（6）每次擦洗前后，护士均要洗净双手。

第二节　阴道灌洗

（一）目的

阴道灌洗可促进阴道血液循环，减少阴道分泌物，缓解局部充血，达到控制和治疗炎症的目的。

（二）适应证★

（1）各种阴道炎、子宫颈炎的治疗。

（2）子宫切除术前或阴道手术前的常规阴道准备。

（三）物品准备

（1）中单橡胶布 1 块，一次性垫巾 1 块，一次性手套 1 副，窥阴器 1 个。

（2）灌洗装置：消毒灌洗筒 1 个，橡胶管 1 根、灌洗头 1 个，卵圆钳 1 把，输液架 1 个，弯盘 1 个，便盆 1 个，棉球若干，纱布 2 块。

（3）灌洗溶液：常用的有 0.02% 聚维酮碘溶液、1% 乳酸溶液、4% 硼酸溶液、0.5% 乙酸溶液、2%~4% 的碳酸氢钠溶液、生理盐水、1：5000 高锰酸钾溶液等。

（四）操作流程

1. 核对、解释以取得配合，屏风遮挡患者

2. 患者准备　排空膀胱，取膀胱截石位，臀下放置中单橡胶布、一次性垫巾及便盆。

3. 物品准备　★需要配制灌洗溶液 500~1000ml，将灌洗筒挂于离床面适当位置处，排去管内空气备用，试溶液温度适当后备用。

4. 步骤　操作者戴一次性手套，右手持冲洗头，先冲洗外阴部，然后用左手将小阴唇分开，将灌洗头沿阴道纵侧壁的方向缓缓插入阴道达阴道后穹隆部。边冲洗边将灌洗头围绕子宫颈轻轻地上下左右移动；或用阴道窥器暴露子宫颈后再冲洗，冲洗时不断地转动阴道窥器，使整个阴道穹隆及阴道侧壁冲洗干净。当灌洗液剩下约 100ml 时，拔出灌洗头，再冲洗外阴部，然后扶患者坐于便盆上，使阴道内残留液体流出。

5. 整理　撤去便盆，擦干外阴，协助患者整理衣裤，整理用物。

6. 脱手套，洗手

（五）护理要点

（1）★灌洗溶液温度以 41~43℃ 为宜，以患者感到舒适为准。

（2）★灌洗筒与床沿的距离不超过 70cm，以免压力过大，使液体或污物进入子宫腔或灌洗液与局部作用时间不足。

（3）灌洗头不宜过深，避免损伤局部组织。

（4）灌洗溶液应根据不同灌洗目的选择。★滴虫性阴道炎应用酸性溶液灌洗；假丝酵母菌则用碱性溶液。

（5）灌洗动作要轻柔，勿损伤阴道壁和子宫颈组织。

（6）★产后 10 天或妇产科手术后 2 周患者，若合并阴道分泌物浑浊、有臭味、阴道伤口愈合不良、黏膜感染坏死等，可行低位阴道灌洗，灌洗筒高度不超过 30cm。

（7）★月经期、妊娠期、产后或人流术后子宫内口未闭、阴道出血者禁行阴道灌洗。未婚妇女可用导尿管进行阴道灌洗，不能使用阴道窥器。

第三节　会阴湿热敷

（一）目的

可促进局部血液循环，改善组织营养，增加局部白细胞的吞噬作用，加速组织再生和消炎、止痛。可使陈旧性血肿局限，有利于外阴伤口的愈合。

（二）适应证★

（1）会阴部水肿及会阴血肿的吸收期。

（2）会阴伤口硬结及早期感染等病人。

（三）物品准备

（1）中单橡胶布 1 块，棉垫 1 块，一次性垫巾 1 块。

（2）会阴擦洗盘 1 个，内有消毒弯盘 2 个、镊子 2 把、无菌纱布数块，医用凡士林，沸水，热源袋。

（3）热敷药品：★煮沸的 50% 硫酸镁溶液、95% 乙醇。

（四）操作流程

（1）核对、解释热敷的目的，方法和要求，取得配合。

（2）排空膀胱，暴露热敷部位，垫中单橡胶布和一次性垫巾于臀下，先行外阴擦洗，清除外阴污垢。

（3）热敷部位先涂上一薄层凡士林软膏，盖上纱布，再将热敷溶液中的纱布轻轻敷上，外面盖上棉垫保温。

（4）★每 3~5 分钟更换敷料一次，也可在棉垫外放热水袋，以延长更换敷料的时间。★每次热敷时间为 15~30 分钟，2~3 次/天。

（5）热敷结束，观察热敷部位皮肤，更换会阴垫，整理床单位。

（五）护理要点

（1）湿热敷应该在会阴擦洗、清洁外阴局部伤口的污垢后进行。

（2）★热敷的温度一般为 41~48℃。

（3）★湿热敷的面积是病损范围的 2 倍。

（4）注意观察患者的全身反应，应定期检查热水袋的性能，防止烫伤，对休克、虚脱、昏迷及感觉迟钝者应特别注意。

（5）在湿热敷的过程中，护士应随时评价热敷效果，并为患者提供一切生活护理。

第四节　阴道或子宫颈上药

（一）目的

阴道、子宫颈上药可治疗各种阴道和子宫颈的炎症。

（二）适应证

★各种阴道炎、子宫颈炎或术后阴道残端炎。

（三）物品准备

阴道灌洗用物一套、窥阴器、消毒干棉球、消毒长棉签、药品、一次性手套 1 副及一次性垫巾 1 块。

（四）操作流程

（1）核对、解释并取得配合。

（2）排空膀胱，取膀胱截石位，臀下垫一次性垫巾。

（3）应先行阴道冲洗或灌洗，使药物直接接触炎性组织。

（4）根据病情及药物的不同性状采用以下方法。

1）阴道后穹隆塞药：常用于滴虫性阴道炎、阴道假丝酵母菌病、老年性阴道炎及慢性子宫颈炎等患者。可教会患者自行放置，于临睡前洗净双手或戴无菌手套用一手示指将药物沿阴道后壁推进，直至示指完全进入为止。一般睡前用药，每晚一次，10 次为一个疗程。

2）局部用药：非腐蚀性药物用棉球或棉签涂于阴道或子宫壁。腐蚀性药物，先用棉签将少许药液涂于局部，稍后再用生理盐水棉球擦去表面残留药液，最后用棉球吸干。

3）子宫颈棉球上药：先用窥器暴露子宫颈，用长镊子夹持带有尾线的子宫颈棉球浸蘸药液塞压到子宫颈处，同时去除窥器，然后取出镊子，将线尾露于阴道外口，胶布固定。★嘱患者 12~24 小时后自行取出。

4）喷雾器上药：粉剂药物可用喷雾器，将药物均匀地喷洒在炎症组织表面。

（五）护理要点

（1）上非腐蚀性药物时，应转动阴道窥器，使阴道四壁均能涂上药物。

（2）应用腐蚀性药物时，要注意保护好阴道壁及正常组织。上药前应将干纱布或干棉球垫于阴道后壁及阴道后穹隆，以免药物下流灼伤正常组织。药物涂好后用干棉球吸干，应立即如数取出所垫纱布或棉球。

（3）棉签上的棉花必须捻紧，涂药时应按同一方向转动，防止棉花落入阴道难以取出。

（4）阴道栓剂最好于晚上或休息时上药，以免起床后脱出，影响治疗效果。

（5）给未婚妇女上药时不用阴道窥器，用长棉签涂抹或用手指将药片推入阴道。

（6）经期或子宫出血者不宜阴道给药。

（7）用药期间禁止性生活。

模拟试题测试，提升应试能力

一、填空题

1. 阴道灌洗时，灌洗筒与床沿的距离不超过_____，温度以_____为宜。

2. 给滴虫性阴道炎病人行阴道灌洗时，应用_____灌洗。

3. 会阴湿热敷的时间为_____。

二、选择题

A_1型题（每题下设 A、B、C、D、E 五个备选答案，请从中选择一个最佳答案）

1. 下列属于阴道灌洗禁忌证的是

    A. 妇科术前阴道准备

    B. 产后 10 天后

    C. 慢性子宫颈炎

    D. 妇产科手术 2 周后合并阴道感染

    E. 阴道出血

2. 关于会阴擦洗的适应证叙述不正确的是

    A. 妇科手术后留置尿管者

    B. 先兆流产保胎的患者

    C. 陈旧性会阴撕裂伤修补术后

    D. 长期卧床患者

    E. 产后会阴有伤口者

3. 行阴道低位灌洗是灌洗筒距床面高度一般不超过

    A. 70cm

    B. 60cm

    C. 40cm

    D. 30cm

    E. 20cm

4. 会阴擦洗正确的做法是

    A. 擦洗的第 1 遍顺序为自上而下，自内向外

    B. 擦洗的第 2 遍顺序为自上而下，自外向内

    C. 擦洗时棉球可来回擦洗

    D. 擦洗一位病人后不用洗手可直接接触下一病人

    E. 操作过程中注意观察会阴有无红肿、分泌物性质等

5. 会阴湿热敷的最佳温度为

    A. 41~48℃

    B. 43~45℃

    C. 41~42℃

    D. 34~35℃

    E. 36~37℃

6. 妇科手术前，行阴道灌洗的目的是

    A. 防止术后肠粘连

    B. 预防阴道伤口出血

    C. 减轻阴道伤口疼痛

    D. 减少术后阴道伤口感染的机会

    E. 促进肠蠕动早恢复

7. 关于阴道灌洗，下列说法不正确的是

    A. 操作动作轻柔，防损伤阴道壁和子宫颈组织

    B. 灌洗的温度以 37~40℃ 为宜

    C. 灌洗头插入不宜过深

    D. 未婚女性可用导尿管进行灌洗

    E. 人工流产后不宜灌洗

8. 会阴湿热敷的作用不包括

    A. 可促进阴道局部血液循环

    B. 降低阴道局部血流，减轻水肿

    C. 加强组织再生和消炎、止痛

    D. 使得陈旧性血肿局限

    E. 增强白细胞吞噬作用

9. 在阴道、子宫颈上药时，随药塞进阴道的有尾棉球，取出时间为

    A. 放药后 2~4 小时

    B. 放药后 6~8 小时

    C. 放药后 12~24 小时

    D. 放药后 48 小时

E. 放药后 72 小时

A₂型题（每题下设 A、B、C、D、E 五个备选答案，请从中选择一个最佳答案）

10. 王女士，30 岁，因外阴瘙痒，尿痛明显而就诊。检查：阴道黏膜红肿，外阴皮肤有抓痕，阴道分泌物呈凝乳状。给此位患者作阴道灌洗选择的溶液应为

    A. 1%乳酸　　　　　　B. 1：5000 高锰酸钾

    C. 1：2000 苯扎溴铵　　D. 4%碳酸氢钠

    E. 1：1000 呋喃西林

11. 朱女士，57 岁，子宫脱垂Ⅲ度，行阴式子宫全切术，术前坐浴，正确的是

    A. 1%乳酸

    B. 0.5%乙酸溶液

    C. 1：5000 高锰酸钾

    D. 1：5000 苯扎溴铵

    E. 2%碳酸氢钠

12. 陈女士，35 岁，患滴虫性阴道炎行甲硝唑栓阴道后穹隆塞药，下列正确的是

    A. 用药期间正常性生活

    B. 上药前无需行阴道擦洗，直接用药

    C. 晨起用药

    D. 经期停药

    E. 月经前复查阴道分泌物

A₃/A₄型题（共同选项/共同题干选择题，每题下设若干个相关问题，请从 A、B、C、D、E 五个备选答案中选择一个最佳答案）

（13~14 题共用题干）

    患者，女性，28 岁。孕 2 产 1，产后 3 天，外阴水肿仍未消退。

13. 应该实施的局部处理措施为

    A. 坐浴　　　　　　　B. 会阴湿热敷

    C. 会阴冷敷　　　　　D. 阴道灌洗

    E. 刺破水肿加用抗生素

14. 治疗时使用的溶液为

    A. 1：5000 高锰酸钾　　B. 75%乙醇

    C. 4%硼酸　　　　　　D. 4%碳酸氢钠

    E. 50%硫酸镁

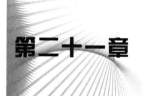

第二十一章

妇产科诊疗及手术病人的护理

浓缩教材精华，涵盖重点考点

第一节　阴道及子宫颈细胞学检查

（一）概述

阴道及子宫颈细胞学检查是一种简单、经济、实用，临床防癌普查和内分泌检查不可缺少的手段，但发现恶性细胞后不能定位，需行组织学检查才能确诊。

（二）适应证

（1）早期子宫颈癌筛查，30岁以上已婚妇女应每年检查1次。

（2）子宫颈炎症需排除癌变者。

（3）卵巢功能检查，适用于卵巢功能低下、功能失调性子宫出血、性早熟等。

（4）怀疑子宫颈管恶性病变者。

（5）胎盘功能检查，适用于疑似妊娠期间胎盘功能减退的孕妇。

（三）禁忌证

（1）生殖器急性炎症。

（2）月经期。

（四）物品准备

阴道窥器1个、子宫颈刮片（木质小刮板）2个或子宫颈刷1个、载玻片2张、无菌干燥棉签及棉球、装有固定液（95%乙醇）标本瓶1个或新柏液（细胞保存液）1瓶、无菌手套。

（五）操作方法

1. 阴道涂片

（1）已婚妇女：用未涂润滑剂的阴道窥器扩张子宫颈阴道，★一般在阴道上1/3段侧壁，用无菌干燥棉签轻轻刮取分泌物及浅层细胞（避免混入深层细胞而影响诊断），薄而均匀地涂在载玻片上，★置于95%乙醇溶液中固定。

（2）幼女及未婚妇女：棉签采集法。

2. 宫颈刮片

（1）★筛查早期子宫颈癌的重要方法。

（2）★取材应在子宫颈外口鳞柱状上皮交接处，以子宫颈外口为圆心，用木制刮板轻轻刮取 1 周，避免损伤组织引起出血而影响检查结果。

3. 子宫颈管涂片　子宫颈管涂片用于了解子宫颈管内情况。目前采用特制的"子宫颈采样拭子"或"细胞刷法"。

（六）结果评定及临床意义

1. 测定雌激素对阴道上皮细胞的影响程度　★若卵巢功能低落时出现底层细胞，底层细胞<20%，提示轻度低落；底层细胞占 20%～40%，提示中度低落；底层细胞>40%，提示高度低落。

2. 生殖道脱落细胞涂片　有助于对闭经、功能失调性子宫出血、流产及生殖道感染性疾病的诊断。

3. 生殖道脱落细胞在副科肿瘤方面的应用　报告方式有两种：一种是分级诊断，应用巴氏 5 级分类法；另一种是描述性诊断，采用 TBS 分类法，目前我国正在推广应用。

（1）巴氏 5 级分类法★

巴氏Ⅰ级：正常阴道细胞涂片，细胞形态及核浆比例正常。

巴氏Ⅱ级：炎症，细胞核普遍增大。

巴氏Ⅲ级：可疑癌，细胞核增大（核异质）。

巴氏Ⅳ级：高度可疑癌，细胞具有恶性改变。

巴氏Ⅴ级：多量典型的癌细胞。

（2）TBS 分类法：包括标本满意度的评估和对细胞形态特征的描述性诊断。目前子宫颈细胞学诊断已由巴氏分级诊断发展为子宫颈/阴道 TBS（the Bethesda system）系统，这种描述性诊断方法对镜下所见进行具体描述，结果更为客观。

（七）护理要点

（1）向受检查者讲解有关检查知识，使其积极配合检查；准备好检查用物。

（2）★告知受检者于检查前 2 天内禁止性交、行阴道检查及阴道内放置药物治疗。

（3）取标本时动作轻、稳、准，避免损伤组织引起出血。

（4）涂片均匀地向一个方向涂抹，禁忌来回涂抹，以免破坏细胞。

（5）标本应及时固定并送检。

（6）向受检者说明检查结果的意义，嘱其及时将结果反馈给医师，以免延误诊治。

第二节　子宫颈活体组织检查

子宫颈活体组织检查简称子宫颈活检，绝大多数子宫颈活检是诊断最可靠的依据，常用取材方法有局部活组织检查和诊断性子宫颈锥形切除。

（一）局部活组织检查

1. 适应证★

（1）子宫颈脱落细胞学检查巴氏Ⅲ级或以上者；子宫颈脱落细胞学涂片检查巴氏Ⅱ级经抗感染治疗后复查仍为巴氏Ⅱ级者；TBS分类为鳞状上皮细胞异常者。

（2）阴道镜检查反复可疑阳性或阳性者。

（3）疑有子宫颈癌或慢性特异性炎症（结核、尖锐湿疣、阿米巴等），需明确诊断者。

2. 禁忌证★

（1）生殖道急性或亚急性炎症。

（2）妊娠期或月经期。

（3）血液病有出血倾向者。

3. 物品准备　阴道窥器1个，子宫颈钳1把，子宫颈活检钳1把，长镊子2把，带尾棉球或带尾纱布卷1个，洞巾1块，棉球及棉签若干，手套1副，复方碘溶液，装有固定液10%甲醛（福尔马林）的标本瓶4~6个及0.5%聚维酮碘溶液。

4. 操作方法

（1）病人取膀胱截石位，常规消毒铺巾。

（2）用钳取法在子宫颈外口鳞柱上皮交接处或特殊病变处钳取组织。

（3）手术结束时以带尾棉球或带尾纱布卷局部压迫止血。

（4）将所取组织分别放置在标本瓶内，并做好部位标记，及时送检。

5. 护理要点　★术后嘱病人观察有无阴道流血，12小时后告知患者自行取出带尾棉球或纱布卷，1个月内禁止性生活及盆浴。

（二）诊断性子宫颈锥形切除

1. 适应证

（1）宫颈刮片找到恶性细胞，但活检及分段诊刮病理检查均未发现癌灶者。

（2）子宫颈活检为原位癌或镜下早期浸润癌，而临床可疑为浸润癌，为明确病变和程度及决定手术范围者。

（3）子宫颈活检证实有重度不典型增生者。

2. 禁忌证　同子宫颈局部活组织检查。

3. 物品准备

4. 操作方法　锥形切除术（略）。

5. 护理要点

（1）★手术应在月经干净后3~7天内进行。

（2）术中配合医生做好导尿、止血、标本标记与固定。

（3）★术后留观病人1小时，注意有无阴道流血、头晕及血压下降等出血反应。

（4）★术后休息3天，遵医嘱使用抗生素预防感染。保持会阴清洁，2个月内禁止性生活及盆浴。

（5）术后 6 周到门诊探查子宫颈管有无狭窄。

第三节　诊断性刮宫

（一）概念

诊断性刮宫（diagnostic curettage）简称诊刮，通过刮取子宫内膜和内膜病灶进行活体组织检查，做出病理学诊断。怀疑同时有子宫颈管病变时，应对子宫颈管和宫腔分别进行诊刮，简称分段诊刮（fractional curettage）。

（二）适应证

（1）子宫异常出血或阴道排液，需证实或排除子宫内膜癌或其他病变。

（2）无排卵型功能失调性子宫出血或怀疑子宫性闭经，需在月经周期后半期了解子宫内膜改变。

（3）女性不孕症，需要了解有无排卵及子宫内膜病变。

（4）功能失调性子宫出血或疑有宫腔内组织残留致长期多量出血时，彻底刮宫有助于诊断并有迅速止血的效果。

（三）禁忌证

（1）急性阴道炎、急性子宫颈炎、急性或亚急性附件炎。

（2）术前体温>37.5℃。

（四）操作方法

评估患者情况，排尿后取膀胱截石位→外阴消毒后铺巾，双合诊查清子宫位置、大小及附件→暴露子宫颈、消毒子宫颈及阴道，探针探查宫腔深度及方向→按子宫屈向，子宫颈扩张器自 4 号到 8 号逐一扩张→刮匙由内向外沿宫腔前、侧、后壁、宫底和两侧宫角刮取→标本送检。

（五）护理要点

1. 术前心理疏导　注意出血、穿孔和感染是刮宫的主要并发症，做好输液、备血准备。

2. ★刮宫前 5 天禁止性生活　了解卵巢功能时，术前至少已停用性激素 1 个月。

3. ★刮宫目的不同，其刮宫时间选择、部位和侧重点不同

（1）不孕症患者应选择月经前或月经来潮 12 小时内刮宫，以判断有无排卵。

（2）月经失调患者，若疑为子宫内膜增生者，应选择月经前 1~2 天或月经来潮 24 小时内刮宫。

（3）若疑为子宫内膜不规则脱落，应选择月经第 5~6 天刮宫。

（4）若怀疑子宫内膜结核，注意刮取两侧宫角部。

（5）分段诊刮时应先用小刮匙刮子宫颈内口以下的子宫颈管组织，然后按一般诊断性刮宫处理，将子宫颈管和宫腔组织分开送检。

（6）若高度怀疑刮出物为癌组织，应停止刮宫，以免引起出血及癌扩散。

4. 术后保持外阴清洁　★2 周内禁止性生活及盆浴，1 周后门诊复诊。

第四节　输卵管通畅检查

（一）概述

输卵管通畅检查的主要目的是检查输卵管是否通畅，了解宫腔和输卵管管腔形态及输卵管阻塞部位。主要有输卵管通液术、子宫输卵管造影术。

（二）适应证★

（1）女方不孕症，疑有输卵管堵塞。

（2）评价输卵管绝育术、输卵管再通术或输卵管成形术的效果。

（3）输卵管黏膜轻度粘连者。

（三）禁忌证★

（1）生殖器官急性炎症或慢性炎症急性或亚急性发作。

（2）月经期或不规则阴道流血。

（3）严重全身性疾病。

（4）碘过敏者不能做子宫输卵管造影术。

（5）体温>37.5℃者。

（四）操作方法

1. 输卵管通液术　病人取膀胱截石位→常规消毒外阴、阴道，铺巾→双合诊检查子宫大小和位置→消毒阴道和子宫颈→子宫颈钳固定子宫颈前唇→连接通液器→将通液器内的液体（生理盐水或抗生素药水）缓慢推注，观察患者情况→取下器械→术后观察。

2. 子宫输卵管造影术　方法同上，通液器内注满40%碘化油液，若用76%泛影葡胺造影，需在X线透视下观察并摄片。

（五）护理要点★

（1）检查宜在月经干净后3~7天内进行，术前3天禁止性生活。

（2）术前知识宣教，加强心理护理。造影术前询问过敏史并做碘过敏试验。

（3）检查用的0.9%氯化钠溶液应加温至体温，以免引起输卵管痉挛。

（4）术中通液器需紧贴子宫颈外口，以免液体外漏；术中推注液体速度不可过快，压力≤160mmHg，防止输卵管损伤。

（5）术后2周内禁止性生活及盆浴，遵医嘱应用抗生素。

（6）受检者在注射造影剂时出现呛咳，警惕造影剂栓塞，立即停止注射并取出造影管。严密观察生命体征，必要时按肺栓塞处理。

第五节　阴道后穹隆穿刺

（一）概述★

经阴道后穹隆穿刺（culdocentesis）是指在无菌条件下，用穿刺针经阴道后穹隆刺入盆腔，抽取直肠子宫陷凹处（直肠子宫陷凹是腹腔最低部位，腹腔内积血、积液、积脓易积存在该部位）积存物进行肉眼观察、化验和病理检查。

（二）适应证★

（1）怀疑有腹腔内出血，如输卵管妊娠流产或破裂等。

（2）怀疑盆腔内有积液、积脓时，若为盆腔脓肿，可行穿刺引流及注入广谱抗生素治疗。

（3）B超引导下行卵巢子宫内膜异位囊肿或输卵管妊娠部位注药治疗。

（4）B超引导下经后穹隆穿刺取卵，用于各种助孕技术。

（三）禁忌证★

（1）盆腔严重粘连，较大肿块占据直肠子宫陷凹部位并突向直肠者。

（2）疑有肠管和子宫粘连者。

（3）临床已高度怀疑恶性肿瘤者。

（4）异位妊娠准备采取非手术治疗者。

（四）操作方法

排空膀胱取膀胱截石位→0.5%聚维酮碘溶液消毒外阴，铺无菌洞巾→充分暴露子宫颈及阴道后穹隆，0.2%聚维酮碘溶液消毒→子宫颈钳夹持子宫颈后唇并向前提拉，充分暴露后穹隆，再次消毒→选择阴道后穹隆中央或稍偏病侧作为穿刺部位→穿刺针连接10ml注射器→穿刺针于子宫颈后唇与阴道后壁黏膜交界处稍下方平行子宫颈管刺入→针穿过阴道壁有落空感时，进针约2cm，立即抽吸→若无液体抽出，可边退针边抽吸→拔针，止血，取出阴道窥器及子宫颈钳。

（五）护理要点

1. 术前　认真评估病人健康状况，做好抢救准备。

2. 术中　严密观察患者生命体征，重视患者主诉。

3. ★穿刺时　一定要注意进针方向和深度，告知患者禁止移动身体，避免伤及直肠和子宫。

4. 抽出血液性质★

（1）血管内血液：抽出血在短时间（4~5分钟静置）内凝集。

（2）腹腔内血液：抽出血在短时间内不凝集。

（3）未抽出不凝血液：不能完全排除异位妊娠，因内出血量少，血肿位置较高或与周围组织粘连时可造成假阴性。

（4）浅红色稀薄液：多为盆腔炎症渗出液。

（5）抽出为脓液，应行细菌培养和药物敏感试验。

5. 术后　密切观察病人阴道流血情况，标本及时送检，★嘱患者半卧位休息，保持外阴清洁。

第六节　妇产科内镜检查

内镜检查是临床常用的一种诊疗技术，妇产科常用的内镜有阴道镜、宫腔镜和腹腔镜。

（一）阴道镜检查

1. 概念 阴道镜检查（colposcopy）是利用阴道镜将子宫颈阴道部上皮放大 10～40 倍，观察肉眼看不到的较微小病变（异型上皮、异形血管和早期癌前病变），取可疑部位活组织检查，以提高确诊率。

2. 适应证

（1）宫颈刮片细胞学检查巴氏Ⅱ级以上，或 TBS 提示上皮细胞异常。

（2）有接触性出血，肉眼观察无明显病变。

（3）肉眼观察可疑癌变者，行可疑病灶指导性活组织检查。

（4）子宫颈、阴道及外阴病变治疗后复查和评估。

（5）可疑下生殖道尖锐湿疣者。

3. 护理要点

（1）阴道镜检查前应排除滴虫性、淋病奈瑟菌等感染，急性子宫颈炎及阴道炎病人均需治疗。★检查前 24 小时内避免性交及阴道、子宫颈操作和治疗。

（2）向受检者提供检查的相关知识，做好心理护理。

（3）阴道窥器不能涂润滑剂，以免影响检查结果。

（4）及时将活组织固定、标记并送检。

（二）宫腔镜检查

1. 概念 宫腔镜检查（hysteroscopy）是直接利用宫腔镜观察子宫颈管、子宫颈内口、子宫内膜和输卵管开口，对可疑病变组织准确取材检查。

2. 适应证

（1）异常子宫出血者。

（2）不孕症、反复流产者或怀疑宫腔粘连者。

（3）评估 B 超及子宫输卵管碘油造影检查发现的宫腔异常。

（4）IUD 的定位及取出。

3. 禁忌证

（1）急性或亚急性生殖道炎症。

（2）严重心肺功能不全或血液疾病。

（3）近期（3 个月内）有子宫穿孔或子宫手术史。

（4）子宫颈瘢痕影响扩张者；子宫颈裂伤或松弛致灌流液外漏者。

4. 护理要点

（1）向受检者提供检查的相关知识，做好心理护理。

（2）术前详细询问病史，糖尿病患者应选用 5% 甘露醇溶液替代 5% 葡萄糖溶液，术前需进行妇科检查、子宫颈脱落细胞学检查和阴道分泌物检查。

（3）★月经干净后 1 周内检查，因此时子宫内膜薄且不易出血，黏液分泌少，病变易暴露。

（4）检查中注意配合控制宫腔内总灌流量，葡萄糖溶液进入受检者血循环量不超过 1L，防止低钠水中毒的发生。

（5）术后卧床休息 30 分钟，观察并记录生命体征、有无腹痛等。★遵医嘱用抗生素 3~5 天。

（6）术后保持外阴清洁，★2 周内禁止性生活及盆浴。

（三）腹腔镜检查

1. 概念　腹腔镜检查（laparoscopy）是利用腹腔镜观察盆、腹腔脏器的形态、有无病变，必要时取活组织行病理学检查，以明确诊断。

2. 适应证

（1）怀疑子宫内膜异位症，腹腔镜是确诊的"金标准"。

（2）原因不明的急性、慢性腹痛与盆腔痛及治疗无效的痛经者。

（3）不孕症患者，明确或排除盆腔疾病，判断输卵管通畅程度，观察排卵情况。

（4）绝经后持续存在小于 5cm 的卵巢肿块。

（5）恶性肿瘤术后或化疗后的效果评价。

（6）计划生育并发症的诊断，如子宫穿孔、腹腔脏器损伤或节育器异位。

3. 禁忌证

（1）严重心肺疾病或膈疝。

（2）盆腔肿块过大，超过脐水平及妊娠>16 周者。

（3）弥漫性腹膜炎或怀疑腹腔内广泛粘连。

（4）腹腔内大出血。

（5）凝血系统功能障碍。

4. 并发症

（1）血管损伤：误伤腹膜后大血管或腹壁下动脉，引起大出血。

（2）脏器损伤：误伤膀胱、直肠等。

（3）与气腹相关的并发症：气腹针未能正确穿入腹腔而引起皮下气肿。

（4）其他并发症：穿刺口不愈合、穿刺口疼痛。

5. 护理要点

（1）术前准备

1）协助医师掌握检查适应证。

2）术前 1 日晚肥皂水灌肠，腹部皮肤准备时注意清洁脐孔。

3）术日晨禁食水。

（2）术中配合注意观察患者生命体征的变化，若盆腔视野不清，可调整患者为头低臀高 15°体位。

（3）术后护理

1）拔除尿管，嘱患者自主排尿。卧床休息半小时后即可下床活动，以尽快排除腹腔气体。术后出现肩痛及上腹不适等症状是因腹腔残留气体刺激膈肌所致，会逐渐缓解或消失。

2）术后当日可进食半流质，次日可摄取正常饮食。

3）注意观察患者生命体征及穿刺口有无红肿、渗出。

4）按医嘱给予抗生素。

5）★告知患者术后 2 周内禁止性交。

第七节　会阴切开缝合术

（一）概述

会阴切开术（episiotomy）是最常用的产科手术，常用术式有会阴后-侧切开和会阴正中切开。

（二）适应证★

（1）初产妇需行产钳术、胎头吸引术、臀围助产术。

（2）初产妇会阴中心腱较长或会阴部坚韧，有严重撕裂可能。

（3）为缩短因继发性宫缩乏力或胎儿较大导致第二产程延长者。

（4）重度子痫前期需缩短第二产程者。

（5）预防早产儿因会阴阻力引起颅内出血。

（三）麻醉方式

阴部神经阻滞麻醉和局部皮下浸润麻醉。

（四）护理要点

（1）术前向产妇讲清会阴切开术的目的及术中注意事项。

（2）密切观察产程进展，协助医师掌握会阴切开的时机。

（3）指导产妇正确运用腹压，顺利完成胎儿经阴道娩出。

（4）术后嘱产妇右侧位，及时更换会阴垫，★每天进行会阴冲洗 2 次，保持会阴清洁、干燥。

（5）注意观察切口有无渗血、红肿、硬结及脓性分泌物，有异常及时上报。

（6）会阴切口肿胀伴明显疼痛者，★用 50%硫酸镁溶液湿热敷或 95%乙醇湿敷。

（7）★会阴后-侧切口伤口于术后第 5 天拆线，正中切开于术后第 3 天拆线。

第八节　胎头吸引术

（一）概述

胎头吸引术是将胎头吸引器（vacuum extractor）置于胎头，形成一定负压后吸住胎头，通过牵引协助胎儿娩出的一种助产手术。

（二）适应证★

（1）产妇患心脏病、子痫前期等需要缩短第二产程者。

（2）子宫收缩乏力致第二产程延长，或胎盘拨露达半小时胎儿仍不能娩出者。

（3）有剖宫产史或子宫有瘢痕，不宜过分屏气加压者。

（三）禁忌证★

（1）严重头盆不称、面先露、产道堵塞、尿瘘修补术后等，不能或不宜经阴道分娩者。

（2）宫口未开全或胎膜未破者。

（3）胎头位置高，未达阴道口者。

（四）护理要点

（1）术前向产妇讲解胎头吸引术助产目的及方法，取得产妇积极配合。

（2）牵拉胎头吸引器前，检查吸引器有无漏气，吸引器负压要适当。

1）★一般以每分钟使负压增加 $0.2kg/m^2$ 为度，最大负压以 $0.6kg/m^2$ 为度。

2）★若无负压表，则抽吸空气 150ml。

3）压力过大会使胎儿头皮受损，压力不足容易滑脱。若发生滑脱，可重新放置吸引器，★但不应超过 2 次，否则改行剖宫产。

（3）★牵引时间不应超过 20 分钟。指导产妇配合操作，当胎头双顶径超过骨盆出口时，避免用力增加负压。

（4）术后仔细检查软产道，有撕裂伤应立即缝合。

（5）★留产妇在产房观察 2 小时，注意监测产妇生命体征、宫缩及阴道流血等。

（6）新生儿护理

1）观察新生儿头皮产瘤大小、位置，有无头皮血肿及头皮损伤，以便及时处理。

2）注意观察新生儿面色、反应、肌张力等，警惕发生颅内出血，做好新生儿抢救准备。

3）★新生儿静卧 24 小时，避免搬动，3 天内禁止洗头。

4）★给予新生儿维生素 K_1 10mg 肌内注射，预防出血。

第九节　产　钳　术

（一）概述

产钳术是用产钳（forceps）牵拉胎头以娩出胎儿的手术。根据手术时胎头所在位置分为出口、低位、中位、高位产钳 4 种。目前临床上仅行出口产钳术及低位产钳术。

（二）适应证★

（1）同胎头吸引术。

（2）胎头吸引术因阻力大而失败者。

（3）臀先露后出胎头娩出困难者。

（三）禁忌证★

（1）同胎头吸引术。

（2）胎头颅骨最低点在坐骨棘水平及以上，有明显头盆不称者。

（3）确定为死胎、胎儿畸形者，应行穿颅术。

（四）护理要点

（1）术前检查产钳是否完好。向产妇及家属说明行产钳术的目的，指导产妇正确运用腹压，减轻其紧张情绪。

（2）★放置及取出产钳时，指导产妇全身放松，张口呼气。产钳扣合时，立即听胎心，及时发现有无脐带受压。术中注意观察产妇宫缩及胎心变化。

（3）术后产妇及新生儿护理同胎头吸引术。

第十节　人工剥离胎盘术

（一）概念

人工剥离胎盘术是指胎儿娩出后，术者用手剥离并取出滞留于宫腔内的胎盘的手术。

（二）适应证★

（1）胎儿娩出后，胎盘部分剥离引起子宫大量出血者。

（2）胎儿娩出后30分钟，胎盘尚未剥离排出者。

（三）麻醉

通常不需麻醉。当子宫颈内口较紧、手不能进入宫腔时，可以肌内注射阿托品0.5mg及哌替啶50mg。

（四）护理要点

（1）术前向产妇说明人工胎盘剥离术的目的，并做好输血输液的准备。

（2）密切观察生命体征。

（3）严格无菌操作，动作轻柔，切忌粗暴，尽量一次进入宫腔，不可多次进出。若剥离确实困难，应考虑可能胎盘植入，切不可强行剥离。

（4）术后注意观察子宫收缩及阴道流血，宫缩不佳时应按摩子宫，并按医嘱注射缩宫素或麦角新碱。

（5）认真检查胎盘、胎膜是否完整，若有少量缺损，可用大刮匙轻刮1周。

（6）监测有无体温升高、下腹疼痛及阴道分泌物异常等，按医嘱应用抗生素预防感染。

第十一节　剖　宫　产　术

（一）概述★

剖宫产术（cesarean section）是经腹壁切开子宫取出已达成活胎儿及其附属物的手术。主要术式有子宫下段剖宫产术、子宫体部剖宫产术、腹膜外剖宫产术3种。

（二）适应证★

（1）头盆不称者。

（2）相对性头盆不称及产力异常者。

（3）妊娠合并症及并发症者。

（4）过期妊娠儿、珍贵儿、早产儿、临产后出现胎儿窘迫等。

（三）禁忌证

禁忌证为死胎及胎儿畸形。

（四）麻醉方式

麻醉方式以连续硬膜外麻醉为主，特殊情况采用局麻或全麻。

（五）护理要点

1. 术前准备

（1）告知产妇手术目的，做好心理护理。

（2）★术前禁止使用呼吸抑制剂，以防发生新生儿窒息。

（3）术日晨禁食水，留置尿管。

（4）观察胎心变化，做好新生儿保暖和抢救工作，如氧气、急救药品等。

（5）★产妇可取侧斜仰卧位，防止仰卧位低血压综合征的发生。

2. 术中配合

（1）密切观察并记录产妇的生命体征。若胎头入盆过深致取胎头困难，助手可在台下戴无菌手套自阴道向宫腔方向上推胎头。

（2）观察记录产妇尿管是否通畅、尿量及尿液颜色；当刺破胎膜时，应注意产妇有无咳嗽、呼吸困难等症状，监测羊水栓塞的发生。

3. 术后护理

（1）按腹部手术常规护理。

（2）观察产妇子宫收缩及阴道流血情况，术后 24 小时产妇取半卧位，以利于恶露排出。

（3）★留置尿管 24 小时，拔管后指导产妇自行排尿。

（4）鼓励产妇勤翻身并尽早下床活动；根据肛门有无排气指导产妇进食。

（5）★遵医嘱补液及抗生素应用 2~3 天。腹部切口缝线一般术后 5~7 天拆除。

（6）★术后保持外阴清洁，至少避孕 2 年；鼓励母乳喂养；注意产后保健；出现发热、腹痛、阴道流血过多及时就医；产后 42 天医院做健康检查。

模拟试题测试，提升应试能力

一、名词解释

1. 胎头吸引术
2. 产钳术
3. 剖宫产术
4. 诊断性刮宫术
5. 分段诊刮
6. 经阴道后穹隆穿刺
7. 腹腔镜检查

二、填空题

1. 做宫颈刮片法检查，用刮片在子宫颈外口＿＿＿＿交界处刮片取材。

2. 刮宫时，如疑有子宫颈管内病变或子宫腔病变累及颈管，应作＿＿＿＿。

3. 输卵管通畅术是测定输卵管是否通畅的方法，常用于女性不孕症的检查、＿＿＿＿和＿＿＿＿。

4. 经腹腔穿刺放腹水时，每小时不应超过＿＿＿＿，一次放腹水不应超过＿＿＿＿，以免腹压骤减病人出现休克现象。

5. 女性生殖道细胞指＿＿＿＿、＿＿＿＿、＿＿＿＿和＿＿＿＿的上皮细胞。

6. 经腹壁腹腔穿刺时穿刺点通常选择在＿＿＿＿，囊内穿刺点应在＿＿＿＿部位。

7. 会阴切开术常用术式有＿＿＿＿和＿＿＿＿

两种。

8. 会阴后-侧切伤口于术后_____拆线，正中切开于术后_____拆线。

9. 根据手术时胎头所在位置，产钳术可分_____、_____、_____和_____产钳4种。

10. 剖宫产术的主要术式有_____、子宫体部剖宫产术和_____3种。

11. 不孕症病人应选择_____刮宫，以判断有无排卵；若疑为子宫内膜不规则脱落，应选择_____刮宫。

12. 胎头吸引术并发症之一为颅内血肿，所以一般牵引时间不超过_____分钟。

三、选择题

A₁型题（每题下设 A、B、C、D、E 五个备选答案，请从中选择一个最佳答案）

1. 筛查早期子宫颈癌的重要方法是
   A. 宫颈刮片　　　　B. 阴道涂片
   C. 子宫颈管涂片　　D. 局部活组织检查
   E. 诊断性锥切

2. 正常情况下，育龄期妇女宫颈涂片中多为
   A. 鳞状上皮表层细胞　B. 鳞状上皮中层细胞
   C. 鳞状上皮底层细胞　D. 吞噬细胞
   E. 柱状上皮细胞

3. 阴道及子宫颈细胞学检查的禁忌证是
   A. 子宫颈炎症　　　B. 宫腔占位病变
   C. 子宫颈癌筛查　　D. 生殖器急性炎症
   E. 异常闭经

4. 对 TBS 分类法的不正确描述是
   A. 不是以级别表示细胞改变的程度
   B. 使细胞学诊断与组织病理学术语一致
   C. 内容不包括对标本满意度的评估
   D. 使细胞学报告与临床处理密切结合
   E. 内容包括对细胞形态特征的描述性诊断

5. 可以明确诊断输卵管妊娠破裂的检查项目是
   A. 阴道镜检查　　　B. 宫腔镜检查
   C. 阴道后穹隆穿刺　D. 尿妊娠试验
   E. 超声检查

6. 诊断子宫内膜异位症最佳的方法是
   A. 腹腔镜　　　　　B. 阴道镜
   C. 宫腔镜　　　　　D. X 线
   E. 多普勒超声

7. 用胎头吸引术助产时，全部牵引时间不宜超过

A. 5 分钟　　　　　　B. 10 分钟
C. 15 分钟　　　　　D. 20 分钟
E. 30 分钟

8. 剖宫产术的禁忌证是
   A. 前置胎盘　　　　B. 胎盘早剥
   C. 头盆不称　　　　D. 死胎
   E. 胎儿宫内窘迫

9. 关于剖宫产术后护理错误的是
   A. 产妇取半卧位，以利于恶露排出
   B. 遵医嘱给予抗生素
   C. 留置导尿管 24 小时，拔管后注意产妇排尿情况
   D. 鼓励产妇尽早下床活动
   E. 指导产妇落实避孕措施，至少应避孕半年

10. 胎头吸引术需要具备的条件除外
    A. 头盆不称
    B. 第二产程延长
    C. 顶先露
    D. 有剖宫产史或子宫有瘢痕，不宜过分屏气加压者
    E. 宫口已开全

11. 关于人工剥离胎盘术叙述错误的是
    A. 一般不用麻醉
    B. 术者左手在腹部按压宫底，右手并拢呈锥形沿脐带进入宫腔
    C. 胎盘娩出后立即使用缩宫素
    D. 适用于胎儿娩出后 15 分钟胎盘仍未娩出者
    E. 剥离时勿用暴力强行扯拉胎盘

12. 了解卵巢功能，应在诊断性刮宫术前停止使用性激素的时间是
    A. 半个月　　　　　B. 1 个月
    C. 2 个月　　　　　D. 3 个月
    E. 6 个月

13. 为判断不孕症患者有无排卵，应该选择何时刮宫为宜
    A. 月经前 5~6 天　B. 月经来潮 2 小时内
    C. 月经来潮 12 小时内　D. 月经来潮 24 小时内
    E. 月经第 5~6 天

14. 子宫输卵管造影术前，行清洁灌肠的主要目的是
    A. 减轻受检者疼痛
    B. 保持子宫正常位置

C. 保持造影术野清洁

D. 便于放置子宫颈导管

E. 提高摄片质量

15. 下列选项可以进行输卵管通液术的是

    A. 生殖器官急性炎症或慢性炎症急性或亚急性发作

    B. 月经期

    C. 功能失调性子宫出血伴心力衰竭

    D. 体温>37.5℃

    E. 输卵管黏膜轻度粘连者

16. 下列选项可以进行阴道后穹隆穿刺术的是

    A. 盆腔严重粘连，较大肿块占据直肠子宫陷凹部位并突向直肠者

    B. 疑有肠管和子宫粘连者

    C. 异位妊娠准备采取非手术治疗者

    D. 卵巢癌患者

    E. 怀疑有腹腔内出血，如输卵管妊娠流产或破裂

17. 腹腔镜检查的禁忌证除外的是

    A. 严重心肺疾病或膈疝

    B. 盆腔肿块过大，超过脐水平及妊娠>16周者

    C. 弥漫性腹膜炎或怀疑腹腔内广泛粘连

    D. 原因不明的急性、慢性腹痛与盆腔痛及治疗无效的痛经者

    E. 腹腔内大出血

18. 关于宫腔镜检查的护理要点叙述错误的是

    A. 月经干净后2周内检查

    B. 配合控制宫腔内总灌流量

    C. 术后卧床休息30分钟，观察生命体征、有无腹痛

    D. 术后保持外阴清洁，2周内禁止性生活及盆浴

    E. 糖尿病患者应选用5%甘露醇溶液替代5%葡萄糖溶液

A_2型题（每题下设 A、B、C、D、E 五个备选答案，请从中选择一个最佳答案）

19. 患者，女性，56岁。绝经2年，阴道出血，无任何不适。妇检：宫颈糜烂充血，子宫稍大，附件（-），阴道脱落细胞学检查巴氏Ⅰ级。为进一步确诊，应选的检查是

    A. 血 CA125 测定　　　B. 分段诊刮术

C. 腹腔镜　　　　　　D. 阴道镜

E. 阴道后穹隆穿刺术

20. 患者，女性，初产妇。宫内妊娠38周，胎膜早破3天，原发性宫缩乏力，宫口扩张缓慢，测体温连续2次38℃以上，宫缩间歇期宫底压痛明显，疑有宫内感染，拟行剖宫产术。适宜她的剖宫产术式是

    A. 子宫体剖宫产术　　B. 子宫下段剖宫产术

    C. 腹膜外剖宫产术　　D. 子宫底剖宫产术

    E. 古典式剖宫产术

21. 患者，女性，27岁。孕1产0，足月妊娠，宫口开全，胎儿偏大，接产时行会阴侧切术，手术完成后最重要的是

    A. 行阴道检查　　　　B. 行肛门指诊

    C. 清点器械、纱布　　D. 消毒皮肤黏膜

    E. 给予抗生素预防感染

22. 患者，女性，46岁。近半年来偶有接触性出血，体检时妇科检查：宫颈糜烂样改变，宫颈刮片结果为不典型鳞状上皮细胞性质未定。应进一步做的检查是

    A. 阴道涂片　　　　　B. 阴道镜

    C. 宫腔镜　　　　　　D. 腹腔镜

    E. 诊断性子宫颈锥切术

23. 若检查见宫颈1点钟处有异常血管，下一步处理是

    A. 诊断性子宫颈锥切术

    B. 子宫颈活组织检查

    C. 全子宫切除术

    D. 次全子宫切除术

    E. 观察随访

24. 若观察结果为 CINⅢ，下一步处理是

    A. 子宫颈活组织检查

    B. 诊断性子宫颈锥切术

    C. 全子宫切除

    D. 次全子宫切除

    E. 定期随访

A_3/A_4型题（共同选项/共同题干选择题，每题下设若干个相关问题，请从 A、B、C、D、E 五个备选答案中选择一个最佳答案）

（25~26 题为共用题干）

    患者，女性，26岁。停经44天，面色苍白，急性失血性面容，急诊入院。查体：血压80/

50mmHg，腹部有明显压痛及反跳痛。阴道后穹隆穿刺处不凝血液。

25. 下列关于阴道后穹隆穿刺术正确的描述是
    A. 术前导尿，排空膀胱
    B. 手术体位取仰卧位
    C. 穿刺部位为子宫颈阴道黏膜交界下方 2cm
    D. 穿刺深度为 4~5cm
    E. 出血时用止血药

26. 下列关于阴道后穹隆穿刺术护理要点描述正确的是
    A. 术中注意观察患者的病情变化
    B. 如果误入直肠，只需要更换针头和注射器，不必重新消毒
    C. 穿刺时任意进针方向均可
    D. 抽出物为脓液，丢弃
    E. 抽出血液凝固者，为腹腔内血液

（27~29 题共用题干）

潘女士，孕 1 产 0，妊娠合并心脏病，心功能 I 级，宫口开全 2 小时，宫缩减弱，胎膜已破，胎心 110 次/分，一般情况良好。

27. 此时应该采取何种处理方式
    A. 会阴侧切
    B. 剖宫产
    C. 产钳术
    D. 指导屏气，加快其产程
    E. 顺气自然，待其自然分娩

28. 有关产钳术操作错误的是
    A. 术前检查产钳是否完好
    B. 放置及取出产钳时，指导产妇放松
    C. 产钳扣合时，立即听胎心

D. 术中注意观察产妇宫缩及胎心变化
    E. 牵拉时用力向上拉

29. 有关术后护理正确的是
    A. 保留导尿管 72 小时
    B. 检查骨产道
    C. 指导及时回乳
    D. 产妇应平卧位
    E. 会阴擦洗每天 2 次

（30~31 题共用题干）

齐女士，28 岁。因人工流产术后 1 年出现月经周期失调，诊断为功能失调性子宫出血（疑黄体萎缩不全），为明确其功血的类型予以诊断性刮宫。

30. 进行诊刮的时间是
    A. 月经的第 3 天　　B. 月经前 3 天
    C. 月经后 10 天　　D. 月经周期的第 5 天
    E. 月经周期的任何一天

31. 为患者进行诊刮，其注意事项为
    A. 重点刮取两侧宫角部
    B. 术前至少已停用性激素半个月
    C. 术后保持外阴清洁，1 周内禁止性生活及盆浴
    D. 出血、穿孔和感染是主要并发症
    E. 术后观察 20 分钟方可让患者离开

四、简答题

1. 输卵管通畅检查常用的方法有哪些？
2. 哪些情况下考虑行经阴道后穹隆穿刺术？
3. 简述胎头吸引术的适应证和禁忌证。
4. 会阴切开缝合术后的护理要点有哪些？
5. 剖宫产术术后的护理要点有哪些？

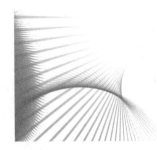

参 考 文 献

罗先武，王冉 . 2013. 2014 护士执业资格考试轻松过 . 北京：人民卫生出版社

罗先武，俞宝明 . 2014. 护士执业资格考试冲刺跑 . 北京：人民卫生出版社

全国护士执业资格考试用书编写专家委员会 . 2013. 2014 全国护士执业资格考试指导 . 北京：人民卫生出版社

魏保生 . 2009. 妇产科学笔记 . 第 2 版 . 北京：科学出版社

魏碧荣 . 2014. 助产学 . 北京：人民卫生出版社

谢幸，苟文丽 . 2013. 妇产科学 . 第 8 版 . 北京：人民卫生出版社

赵国玺 . 2009. 妇产科护理学笔记 . 第 3 版 . 北京：科学出版社

郑修霞 . 2012. 妇产科护理学 . 第 5 版 . 北京：人民卫生出版社

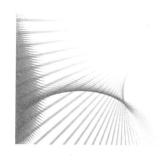

模拟试题参考答案

第 一 章

一、名词解释

1. 骨盆轴：连接骨盆三个假想平面中点的曲线。

2. 子宫峡部：子宫体与子宫颈相连处最为狭窄的部分。

3. 月经：规律的伴随卵巢周期性变化而出现的子宫内膜周期性的剥脱性出血。

二、填空题

1. 真骨盆

2. 子宫、输卵管、卵巢

3. 分泌激素、雌激素、孕激素

4. 增生期、分泌期、月经期

5. 促卵泡素、黄体生成素

三、选择题

A_1型题(1~10)：A、B、C、A、C、E、E、D、E、E

　　　　(11~20)：A、B、B、D、D、D、A、E、E、A

　　　　(21~30)：A、E、A、D、C、D、C、C、D、E

　　　　(31~33)：E、E、E

A_2型题（34~39）：E、B、E、B、D、B

四、简答题

1. 真骨盆可以分成三个平面，分别是：

（1）骨盆入口平面：即真假骨盆的分界面，前方为耻骨联合上缘，两侧为髂耻缘，后方为骶岬上缘，入口平面呈横椭圆形。

（2）中骨盆平面：为骨盆的最小平面。其前为耻骨联合下缘中点，两侧为坐骨棘，后为第4~5骶椎的中点。入口平面呈纵椭圆形。

（3）出口平面：由共底边不在同一平面上的两个三角形组成。坐骨结节间径为共同的底边，前三角的顶端为耻骨联合下缘，后三角的顶端是骶尾关节。

2. 雌激素的生理功能

（1）促卵泡发育。

（2）促子宫发育：提高子宫平滑肌对缩宫素的敏感性；促使子宫内膜增生呈增殖期改变；使子宫颈口松弛，子宫颈黏液分泌增多、稀薄、易拉丝。

（3）促进输卵管发育与收缩，利于受精卵的运行。

（4）促进阴道上皮增生和角化。

（5）促进乳腺管增生。

（6）通过对下丘脑的正负反馈调节，控制垂体促性腺激素的分泌。

（7）促水钠潴留；促进高密度脂蛋白合成，抵制低密度脂蛋白合成；降低循环胆固醇水平；维持和促进骨基质代谢。

第 二 章

一、名词解释

1. 早孕反应：孕 6 周左右出现的晨起恶心、呕吐、喜食酸物、饮食习惯改变等消化道反应，一般 12 周左右自行消失。

2. 黑加征：孕期子宫峡部从非孕时 1cm 逐渐拉伸到 7~10cm，质地变柔软，使子宫颈与子宫体似不相连，称黑加征。

3. 胎方位：胎儿先露部分的指示点和母体骨盆的位置关系。

4. 仰卧位低血压综合征：妊娠晚期孕妇长时间仰卧位，增大子宫压迫下腔静脉，使回心血量及心排血量骤然减少，出现低血压。

二、填空题

1. 羊膜、叶状绒毛膜、底蜕膜

2. 静脉、动脉

3. 1000g、呼吸窘迫综合征

4. 35cm×22cm×25cm、1000g、5000ml

5. hCG

6. 18~20cm

三、选择题

A_1型题(1~10)：C、E、C、C、A、D、A、B、C、A

　　　　　(11~20)：D、A、E、C、C、D、D、E、E、D

　　　　　(21~30)：D、B、A、B、B、B、D、A、E、D

　　　　　(31~42)：D、A、D、A、A、B、C、E、D、A、C、C

A_2型题（43~49）：D、B、C、E、E、B、C

A_3/A_4型题（50~53）C、A、C、C

四、简答题

1. 胎盘的功能

（1）气体交换。

（2）营养物质供应。

（3）排出胎儿代谢产物。

（4）防御功能：母血中的 IgG 可以通过胎盘，对胎儿起保护作用。

（5）合成功能：胎盘能合成多种激素和酶。

2. 早孕的辅助检查

（1）妊娠试验：是协助诊断早期妊娠最常用的方法。

（2）超声检查：是最常用的确诊方法。

（3）黄体酮试验：每天肌内注射黄体酮 20mg，连用 3~5 天，若停药后超过 7 天仍未出现阴道流血，则早期妊娠的可能性很大。

（4）基础体温测定：停经后高温相持续 18 天不下降，早孕的可能性大，持续 3 周以上，早孕可能性更大。

3. 骨盆外测量的径线

（1）髂棘间径：正常值为 23~26cm。

（2）髂嵴间径：正常值为 25~28cm。

（3）骶耻外径：正常值为 18~20cm。

（4）坐骨结节间径：正常值为 8.5~9.5cm，平均值为 9cm。

（5）耻骨弓角度：正常值为 90°。

第　三　章

一、名词解释

1. 分娩：妊娠满 28 周及以后的胎儿及其附属物，从临产发动到母体娩出的过程。

2. 胎头着冠：第二产程中，胎儿在宫缩持续或间歇时，胎头始终露于阴道口，不再缩回。

3. 分娩机制：胎儿先露部随着骨盆各平面的不同形态，被动地进行一系列的适应性转动，以其最小径线通过产道的全过程。

二、填空题

1. 枕先露、前囟先露、额先露、面先露、混合臀先露、单臀先露、单足先露、双足先露

2. 产力、产道、胎儿、精神心理因素

3. 规律性、对称性、极性、缩复作用

4. 胎头

5. 潜伏期、活跃期

三、选择题

A_1 型题(1~10)：C、D、E、D、C、C、E、C、C、A

　　　　　(11~20)：D、C、C、A、C、B、D、E、D、C

A_2 型题（21~24）：C、D、B、C

A_3/A_4 型题（25~28）：C、C、A、C

四、简答题

1. 胎盘剥离征象：子宫体变硬呈球形，胎盘剥离后降至子宫下段，下段被扩张，子宫体呈狭长形被推向上，子宫底升高达脐上；阴道少量流血；剥离的胎盘降至子宫下段，阴道口外露的一段脐带自行延长；用手掌尺侧在产妇耻骨联合上方轻压子宫下段，子宫体上升而外露的脐带不再回缩。

2. 临产的诊断：规律且逐渐增强的子宫收缩，持续 30 秒或以上，间歇 5~6 分钟；进行性子宫颈管消失和子宫颈口扩张；胎先露的下降。

第　四　章

一、名词解释

1. 产褥期：产妇全身各器官除乳腺外从胎盘娩出至恢复或接近正常未孕状态的一段时间，称为产褥期。

2. 恶露：产后脱落坏死的子宫内膜、血液、子宫颈黏液等组织经阴道排出。

3. 纯母乳喂养：出生 4~6 个月，除母乳外，不给婴儿添加任何食物，包括水。但不包括维生素、矿物质等。

二、填空题

1. 产道、产力、胎儿、产妇的心理状态

2. 节律性、对称性、极性和缩复作用

3. 衔接、下降、俯屈、内旋转、仰伸、复位外旋转、胎儿娩出

4. 迫使子宫颈管短直直至消失、宫口扩张、胎先露部下降、胎盘胎膜娩出

三、选择题：

A_1 型题（1~6）：B、C、D、D、D、E

A_2 型题（7~8）：A、C

A$_3$/A$_4$型题（9~13）：D、A、E、B、E

四、问答题

（1）用消毒液擦洗会阴或行会阴冲洗，2 次/天，每次护理时更换消毒会阴垫。

（2）会阴伤口水肿严重者，应以 95% 乙醇纱布湿敷或 50% 硫酸镁湿热敷，2 次/天或 3 次/天，每次 20 分钟。

（3）会阴切口应单独擦洗。会阴伤口一般于产后 3~5 天拆线。

（4）切口有分泌物时，可在产后 7~10 天后行坐浴。

（5）伤口感染应提前拆线引流，并定时换药。

（6）如有侧切伤口，产妇应采取健侧卧位。

第 五 章

一、名词解释

1. 胎儿窘迫：胎儿在宫内有缺氧征象，危及胎儿健康和生命者。

2. 新生儿窒息：胎儿娩出后 1 分钟，仅有心跳而无呼吸或未建立规律呼吸的缺氧状态。

二、填空题

1. 12 小时少于 10 次

2. 急性、慢性

3. 母体、胎盘脐带、胎儿

4. 分娩期、妊娠末期

5. 24 小时

6. 胎心率

7. 3：1

三、选择题

A$_1$型题（1~10）：E、A、B、E、A、A、A、C、E、E

　　　　（11~17）：A、A、D、A、C、C、D

A$_2$型题（18~20）：E、C、D

四、简答题

1.（1）胎儿窘迫身体评估：①胎动改变；②胎心率改变；③羊水中混有胎粪；④胎儿代谢性酸中毒；⑤胎心监测：出现晚期减速，变异减速。

（2）一般护理原则：①孕妇左侧卧位，间断吸氧观察生命体征；②严密监测胎心变化。

2. 轻度新生儿窒息抢救方法是：①保暖；②清理呼吸道；③气管插管；④吸氧；⑤刺激呼吸。

第 六 章

一、名词解释

1. 流产：妊娠不足 28 周，胎儿体重不足 1000g 而终止妊娠者称为流产。

2. 异位妊娠：受精卵在子宫体腔以外的部位着床发育，称为异位妊娠，习称宫外孕。

3. 前置胎盘：孕 28 周以后胎盘附着于子宫下段，甚至胎盘下缘达到或覆盖子宫颈内口，其位置低于胎先露时，称为前置胎盘。

4. 胎盘早剥：妊娠 20 周以后或分娩期，正常位置的胎盘在胎儿娩出前，部分或全部从子宫壁剥离，称为胎盘早期剥离。

5. 早产：妊娠满 28 周至不满 37 周之间分娩者称为早产。

6. 稽留流产：又称过期流产，指胚胎或胎儿在宫内死亡并滞留在宫腔内未自然排出。

7. 过期妊娠：凡平时月经周期规律，妊娠达到或超过 42 周尚未分娩者，称为过期妊娠。

二、填空题

1. 停经、腹痛、阴道流血

2. 输卵管妊娠流产、输卵管妊娠破裂、继发性腹腔妊娠、陈旧性异位妊娠、持续性异位妊娠

3. 完全性前置胎盘、部分性前置胎盘、边缘性前置胎盘

4. 隐性胎盘早剥、显性胎盘早剥、混合性胎盘早剥

5. 止血、抗休克、及时终止妊娠

6. 高血压、水肿、蛋白尿

7. 镇静、解痉、降压、合理扩容和利尿、适时终止妊娠

8. 2.0

9. 产前子痫、产时子痫、产后子痫、产前子痫

10. 7、18

11. B 超

12. β-肾上腺素受体激动剂、硫酸镁、钙通道阻滞剂、前列腺素合成酶抑制剂

13. 无痛性无诱因反复阴道流血

14. 地塞米松、维生素 K_1

15. 终止妊娠

16. 140/90mmHg、30/15mmHg

17. 子宫颈管缩短≥75%、2cm

18. 胎盘功能正常型、胎盘功能减退型、一经诊断，立即终止妊娠

19. 3~5、>10、≤10 次/12 小时、50%

20. 20~24、28~32

三、选择题

A_1 型题(1~10)：B、E、C、B、A、D、C、B、A、B

　　　　(11~20)：C、B、C、B、D、C、D、C、B、B

　　　　(21~32)：E、E、C、D、D、A、E、C、E、D、D、B

A_2 型题(33~44)：D、B、C、C、E、B、E、C、B、D、C、B

　　　　(45~56)：D、D、E、C、E、D、D、B、C、C、B、D

A_3/A_4 型题(57~72)：D、B、C、C、C、A、C、C、D、D、C、C、D、C、D、B

　　　　(73~86)：A、C、C、E、B、A、B、D、A、B、C、C、E、E

四、简答题

1. 先兆流产的主要护理措施是：①绝对卧床休息；②加强心理护理，稳定患者情绪；③尽量避免任何增加腹压的动作；④加强病情观察，及时发现病情变化；⑤加强病房巡视，为患者提供良好的生活护理；⑥按医嘱给予镇静剂、孕激素等保胎药物治疗；⑦严禁灌肠、性生活，慎作妇科检查，避免刺激子宫。

2. 前置胎盘期待疗法的主要护理要点

(1) 保证休息，减少刺激。

(2) 纠正贫血：遵医嘱给予止血、补血药物，并鼓励患者加强营养，特别是多吃富含铁的食物，从食物中积极补充以纠正贫血。

(3) 严密观察并及时发现病情变化，特别是阴道流血的情况。

（4）严密监测患者的生命体征和胎儿宫腔内状况，若有异常及时报告医生，及时处理。

（5）注意外阴部卫生，加强外阴部的护理，避免感染。

（6）加强心理护理。

3. 硫酸镁在用药前及用药过程中注意以下事项

（1）膝反射必须始终存在。

（2）呼吸≥16 次/分。

（3）尿量≥600ml/24h 或≥25ml/h。

（4）10% 葡萄糖酸钙 1 支，备用，用于硫酸镁中毒时的解救，静脉注射。

（5）通常滴注速度为 1g/h 为宜，最快不能超过 2g/h。每天用量 15~20g。

硫酸镁的毒性反应表现为：首先表现为膝反射减弱或消失，继而出现全身肌张力减退及呼吸抑制，尿量减少，严重者可出现心搏骤停。

4. 子痫患者的主要护理措施

（1）协助医生控制抽搐：常用硫酸镁。

（2）保持呼吸道通畅：患者取头低侧卧位，保持呼吸道通畅，及时给氧；用压舌板防止唇舌咬伤；用舌钳防止舌根后坠阻塞呼吸道；嘱病人取出义齿。

（3）专人护理，防止受伤。

（4）减少刺激，避免诱发抽搐：单人暗室，环境安静，治疗及护理操作相对集中，减少干扰。

（5）严密观察患者生命体征，及时了解疾病进展情况。

（6）加强心理护理，取得治疗配合。

第 七 章

一、名称解释

1. 葡萄糖耐量试验：禁食 12 小时后，口服葡萄糖 75g，测空腹及服糖后 1 小时、2 小时、3 小时的血糖。其血糖异常的标准值分别是：空腹 5.6mmol/L、1 小时 10.3mmol/L、2 小时 8.6mmol/L、3 小时 6.7mmol/L。若其中有 2 项或 2 项以上达到或超过标准值，即可诊断为妊娠期糖尿病。仅 1 项高于标准值，诊断为糖耐量异常。

2. 妊娠合并贫血：孕妇血红蛋白<100g/L，红细胞<$3.5×10^{12}$/L，血细胞比容<0.30 可诊断为妊娠期贫血。

二、填空题

1. 妊娠 32~34 周、分娩期、产褥期的最初 3 天内

2. 心力衰竭、严重感染

3. 半卧位或左侧卧位、Ⅲ级或以上者、1 周、1 周

4. 1/2、1/3

5. 口服铁剂、维生素 C 或 10% 稀盐酸、饭后、深部肌内注射

三、选择题

A_1 型题(1~10)：D、D、A、A、C、A、C、C、C、E

（11~20）：D、B、B、C、D、B、A、B、B、C

（21~24）：C、A、E、C

A_2 型题（25~32）：B、C、B、E、E、C、C、B

A_3/A_4 型题（33~45）：C、A、C、D、C、A、E、D、B、E、D、C、C

四、简答题

1. 心功能分级分为四级

心功能 Ⅰ 级：一般体力活动不受限制。

心功能Ⅱ级：一般体力活动略受限制，活动后感心悸、气短，休息时无不适。

心功能Ⅲ级：一般体力活动显著受限制，轻微活动即感心悸、气急。

心功能Ⅳ级：不能胜任任何活动，休息时仍有心慌、呼吸困难等心衰症状。

2. 分娩期的护理措施

（1）经阴道分娩者的护理：心功能Ⅰ级或Ⅱ级没有产科情况者可阴道试产，密切观察产程进展，防止心力衰竭的发生，左侧卧位，抬高上半身，缩短第二产程，避免产妇用力，胎儿娩出后，立即在产妇腹部放沙袋，持续24小时，为防止产后出血，可静脉或肌内注射缩宫素，但禁用麦角新碱，给予心理及情感支持。

（2）剖宫产者的护理：对胎儿偏大、产道条件不佳及心功能Ⅲ~Ⅳ级，不能经阴道分娩者，做好剖宫产的术前准备、术中配合及抢救新生儿窒息的准备。

3. 新生儿护理　①新生儿出生时应取脐血检测血糖；②新生儿无论体重大小均按早产儿护理；③提早喂糖水，早开奶，娩出后30分钟开始定时喂服25%葡萄糖溶液，防止低血糖的发生。

4. 孕前应积极治疗慢性失血性疾病如月经过多等。加强孕期营养，摄取高铁、高蛋白、富含维生素C的食物，如动物肝脏、瘦肉、豆类、蛋类、菠菜、甘蓝、葡萄干、胡萝卜等，纠正偏食、挑食等不良习惯。妊娠4个月起常规补充铁剂预防妊娠期贫血；定期产前检查，及早发现贫血并纠正，指导正确服用铁剂的方法。

第 八 章

一、名词解释

1. 子宫收缩的节律性、对称性及极性不正常或强度、频率有改变。

2. 初产妇潜伏期超过16小时。

3. 骨盆形态正常，各平面径线均小于正常2cm或以上。

4. 胎儿体重>4000g者。

二、填空题

1. 宫缩乏力、宫缩过强

2. 24、3

3. 扁平骨盆

4. 胎位、胎儿大小

5. 横位（肩先露）

三、选择题

A_1型题（1~13）：B、B、B、D、D、C、C、D、A、C、C、E、B

A_2型题（14~23）：C、E、C、A、C、C、C、D、D、B

A_3/A_4型题（24~34）：A、A、E、C、C、E、A、A、C、E、A

四、简答题

1. 缩宫素的使用方法：2.5U缩宫素加入5%葡萄糖溶液（有妊娠期糖尿病者改用林格溶液）500ml内，静脉滴注，4~5滴/分开始，不超过40滴/分。维持持续40~60秒、间歇2~3分钟的有效宫缩。出现宫缩>5次/10分、宫缩持续>60秒、胎心率异常时应立即停药。

2. 试产护理要点：专人守护。少肛查、禁灌肠，有异常立即告知医生。试产中一般不用镇静、镇痛药。密切观察胎儿情况及产程进度，注意观察有无脐带脱垂。试产2~4小时，胎头仍未入盆，并伴胎儿窘迫，停止试产；注意先兆子宫破裂的征象。

第 九 章

一、名词解释

1. 胎膜早破：在临产前胎膜破裂，称胎膜早破。

2. 产后出血：胎儿娩出后 24 小时内阴道出血超过 500ml。

3. 病理性缩复环：临产后，当产程延长，胎先露下降受阻时，强有力的阵缩使子宫下段逐渐变薄，而宫体更加增厚变短，两者间形成明显环状凹陷，随产程进展，此凹陷会逐渐上升达脐平甚至脐上，称病理性缩复环。

4. 羊水栓塞：是指在分娩过程中羊水进入母体血循环引起肺栓塞、休克和弥散性血管内凝血等一系列严重症状的综合征。

二、填空题

1. 早产、宫内感染、产褥感染

2. 4.5~5.5、≥6.5

3. 羊齿植物叶状结晶

4. 12 小时

5. 28~35 周、2cm

6. 宫缩乏力、软产道裂伤、胎盘因素及凝血功能障碍

7. 先兆子宫破裂和子宫破裂

8. 急性休克期、出血期和急性肾衰竭期

三、选择题

A_1 型题（1~10）：D、E、D、E、E、C、C、B、D、A

　　　　（11~20）：C、E、E、E、E、C、D、D、B、A

A_2 型题（21~32）：B、B、D、C、E、C、D、B、B、D、E、E

A_3/A_4 型题（33~41）：A、D、D、D、A、D、D、C、C

四、简答题

1. 胎膜早破的护理措施

（1）嘱孕妇绝对卧床休息，左侧卧位，抬高臀部。

（2）密切观察胎心，并注意观察体温变化、羊水性状及气味，查血常规。

（3）外阴护理：1‰苯扎溴铵擦洗，每天 2 次。

（4）遵医嘱用药：破膜超过 12 小时应预防性使用抗生素。给予地塞米松静脉滴注 10mg，每天 1 次，共 2 天，促进胎儿肺成熟。

（5）掌握终止妊娠的指征。

2. 产后出血原因有：宫缩乏力、软产道裂伤、胎盘因素、凝血功能障碍。

处理原则：立即采取有效的止血措施，纠正失血性休克，控制感染。

第 十 章

一、名词解释

1. 产褥感染：是指分娩时及产褥期生殖道受病原体侵袭引起局部或全身的炎症变化。是产妇死亡的四大死因之一。

2. 晚期产后出血：产妇分娩 24 小时后，在产褥期内发生的子宫大量出血，也称产褥期出血。以产后 1~2 周发病常见，也有迟至产后 6 周发病者。

3. "股白肿"：常在产后 2~3 周出现下肢持续性疼痛，水肿发白，又称下肢血栓性静脉炎。

二、填空题

1. 厌氧菌

2. 健侧半卧位、直肠子宫陷凹

3. 坏死蜕膜、绒毛

4. 足量、广谱、高效

三、选择题

A₁型题（1~17）：D、D、D、B、C、D、A、B、E、A、B、E、C、B、E、E、E

A₂型题（18~33）：A、A、A、E、B、A、D、E、E、E、D、A、B、E、C、E

A₃/A₄型题（34~40）：A、C、E、C、B、B、C

四、简答题

1. 产褥感染的临床表现

（1）急性外阴、阴道、子宫颈炎：分娩时外阴裂伤或会阴切开后感染。

（2）急性子宫内膜炎、子宫肌炎：最为常见，常在产后 3~5 天发病，表现为下腹疼痛，子宫复旧缓慢，有压痛，恶露增多，可有臭味或呈脓性，体温>38℃，严重者可达 40℃，并伴有寒战等全身症状。

（3）急性盆腔结缔组织炎、急性输卵管炎。

（4）急性盆腔腹膜炎与弥漫性腹膜炎。

（5）盆腔血栓性静脉炎：产后 1~2 周出现弛张热、下腹疼痛和压痛。下肢血栓性静脉炎：常在产后 2~3 周出现下肢持续性疼痛，水肿发白，又称"股白肿"。

（6）脓毒血症与败血症。

2. 晚期产后出血的病因

（1）胎盘、胎膜残留：这是最常见的原因，多发生在产后 10 天左右。

（2）蜕膜残留。

（3）子宫胎盘附着部位复旧不全：多发生在产后 2 周左右。

（4）剖宫产术后子宫伤口裂开：如子宫切口感染、横切口选择过低或过高、缝合技术不当。

（5）感染：以子宫内膜炎多见。

（6）肿瘤：如产后滋养细胞肿瘤。

第 十 一 章

一、名词解释

1. 双合诊：指阴道和腹壁的联合检查，即检查者一手的两指或一指插入阴道，另一手在腹部配合检查。

2. 三合诊：经直肠、阴道、腹部的联合检查，即一手示指在阴道内，中指在直肠内，另一只手在腹部配合检查。

3. 直肠-腹部诊：一手示指伸入直肠，另一手在腹部配合检查。

二、填空题

1. 外阴瘙痒、阴道流血、白带异常、闭经

2. 膀胱截石

3. 直肠-腹部、双合、阴道窥器

4. 未婚、阴道闭锁、经期

三、选择题

A₁型题（1~9）：E、D、D、E、D、C、C、C、A

A₂型题（10~16）：B、B、A、C、A、D、B

A₃/A₄型题（17~18）：E、D

四、简答题

盆腔检查的基本要求有：检查前取得患者的知情同意，检查时关心体贴、遮挡患者，态度严肃，语言亲切，仔细认真，动作轻柔；检查前嘱咐患者排空膀胱，必要时可导尿；防止交叉感染，检查器械、臀枕、手套等均应每人次更换；妇科检查时患者一般均取膀胱截石位；正常月经期或有阴道流血者应避免检查；未婚妇女一般仅限于直肠-腹部检查；凡腹壁肥厚、高度紧张不合作者行盆腔检查；男医生对

患者进行检查时需有女医生或女护士在场。

第 十 二 章

一、名词解释

1. 阴道自净作用：阴道上皮细胞中富含糖原，在阴道杆菌作用下分解为乳酸，维持阴道正常的酸性环境（pH 4~5），从而增强抵抗病原体侵入的能力。

2. 宫颈糜烂：各种病因导致子宫颈表面呈现细颗粒粉红状改变，是慢性子宫颈炎最常见的临床病理类型。

3. 尖锐湿疣：是由人乳头瘤病毒（HPV）感染生殖及其附近表皮引起的鳞状上皮疣状增生病变的性传播疾病。

二、填空题

1. 直肠-腹部、双合、窥器

2. 生殖和泌尿系统、柱状

3. 4~5

4. 宫颈糜烂、子宫颈息肉、子宫颈肥大、子宫颈腺体囊肿

5. 直接、间接

三、选择题

A_1 型题（1~5）：C、E、D、E、D

A_2 型题（6~8）：E、D、C

A_3/A_4 型题（9~14）：E、A、E、A、E、C

四、简答题

1.（1）时间选择：在月经干净后 3~7 天，无同房史，无畸形生殖器官炎症。

（2）治疗前先做宫颈刮片细胞学检查排除早期子宫颈癌方可进行治疗。

（3）做好心理护理，术前测量血压及体温，术前排空膀胱。

（4）术后每天外阴清洗 2 次，保持外阴清洁。

（5）创面未愈合（4~8 周）严禁性生活、阴道冲洗、盆浴及重体力劳动。

（6）术后可出现大量阴道排液和少量出血（术后 1~2 周脱痂时），必要时局部压迫止血及使用抗生素。

（7）一般于两次月经干净后 3~7 天复查。

2.（1）两侧大阴唇自然合拢遮盖阴道口、尿道口。

（2）由于盆底肌的作用，阴道口闭合，阴道前后壁紧贴，可防止外界污染。

（3）阴道的自净作用。

（4）子宫颈分泌的黏液形成"黏液栓"，堵塞子宫颈管。宫颈内口平时紧闭，病原体不易侵入。

（5）子宫内膜周期性剥脱，也是消除宫内感染的有利条件。

（6）输卵管黏膜上皮细胞的纤毛向宫腔方向摆动及输卵管的蠕动都有利于阻止病原体的侵入。

3. 外阴阴道假丝酵母菌属于正常菌群，该疾病多见于阴道内酸性环境增高或机体出现菌群失调的情况下：①孕妇和糖尿病患者；②长期使用皮质类固醇激素或免疫缺陷综合征者；③长期使用抗生素导致菌群失调者。

第 十 三 章

一、名词解释

1. 功能失调性子宫出血：简称功血，是由于生殖内分泌轴功能紊乱造成的异常子宫出血，而全身及内外生殖器官无明显器质性病变存在。

2. 原发性闭经：年龄超过 16 岁（有地域性差异），第二性征已发育，月经尚未来潮，或年龄超过 14 岁，尚无女性第二性征发育者。

3. 继发性闭经：以往曾经建立正常月经周期，后因某种病理性原因而月经停止 6 个月以上者，或按自身原来月经周期计算停经 3 个周期以上者。

4. 绝经（menopause）：指月经完全停止 1 年以上。

二、填空题

1. 无排卵型功血、有排卵型功血

2. 青春期、围绝经期

3. 生育期妇女、黄体功能不全、黄体萎缩不全

4. 止血、调整月经周期、促进排卵；止血、调整月经周期、减少出血

5. 单相型、双相型

6. 雌激素、迅速使子宫内膜生长、短期内修复创面而止血

7. 下丘脑性闭经、垂体性闭经、卵巢闭经、子宫性及下生殖道发育异常性闭经

8. 哺乳期、孕期、青春期和绝经期

9. 前列腺素（PG）

10. 月经期下腹痛

11. 雌激素、植物神经功能

12. 准时、按量

三、选择题

A₁型题(1~11)：C、B、C、B、E、A、B、C、C、B、E
　　　　(12~22)：C、E、A、A、D、E、C、D、D、D、B
A₂型题(23~32)：B、C、B、B、E、D、E、B、C、C
　　　　(33~42)：E、D、A、D、E、C、B、C、D、C
A₃/A₄型题（43~46）：B、B、B、D

四、简答题

1. 功血的护理措施

（1）补充营养：加强营养，改善全身情况。多食高蛋白、高维生素、富含铁的食物。

（2）维持正常血容量：观察记录生命体征、出入量，嘱患者保留出血期间用的会阴垫及内裤；大出血患者绝对卧床休息，遵医嘱做好配血、输血、止血措施；

（3）积极预防感染：出血期间禁止盆浴或性生活；检查或治疗遵循严格无菌操作原则。

（4）心理护理。

（5）遵医嘱使用性激素：遵医嘱按时按量服用，不得随意停服或漏服；药物减量必须在止血后，每 3 天减量一次，每次减量不得超过原剂量的 1/3，直至维持量。

2. 无排卵型功能失调子宫出血药物的治疗原则

（1）青春期及生育年龄无排卵性功血以止血、调整周期、促排卵为主。

（2）绝经过渡期功血以止血、调整周期、减少经量、防止子宫内膜病变为治疗原则。

3.（1）HRT 是一种医疗措施，当机体缺乏性激素，并由此发生或将会发生健康问题时，需要外源给予具有性激素活性的药物，以纠正与性激素不足有关的健康问题。

（2）适应证：预防和控制围绝经期相关症状。

（3）禁忌证：已知或怀疑妊娠；原因不明的阴道流血；已知或怀疑患有乳腺癌；已知或怀疑有性激素依赖性恶性肿瘤；患有活动性静脉或动脉血栓栓塞性疾病（最近 6 个月内）；严重肝肾功能障碍；血卟啉症、耳硬化症、脑膜瘤（禁用孕激素）等。

4."药物性刮宫"是指孕激素能使增生期或增长过长的子宫内膜转化为分泌期，停药后内膜脱落彻底而止血，又称药物性刮宫。

第 十 四 章

一、名词解释

1. 葡萄胎：是指妊娠后胎盘绒毛滋养细胞增生、间质水肿变性，形成大小不一的水疱，水疱间借蒂相连成串形如葡萄而得名，是一种良性滋养细胞疾病。

2. 卵巢黄素囊肿：大量 hCG 刺激卵巢卵泡内膜细胞发生黄素化而形成囊肿。

3. 侵蚀性葡萄胎：指病变侵入子宫肌层或转移至近处或远处器官，来源于葡萄胎排空半年内。

二、填空题

1. 侵蚀性葡萄胎、绒毛膜癌

2. >1 年

3. 侵蚀性葡萄胎

4. 及时清宫

5. 24~48 小时

6. $<3.0 \times 10^9/L$

三、选择题

A_1 型题（1~13）：D、E、C、E、D、E、C、A、D、B、D、E、A

A_2 型题（14~28）：B、C、D、C、E、C、B、D、C、D、D、A、D、B、C

A_3/A_4 型题（29~37）：B、E、E、A、A、D、D、C、B

四、简答题

葡萄胎清宫术后的健康指导要点：指导摄取高蛋白、富含维生素 A、易消化饮食；适当活动，保证充足的睡眠时间和质量；刮宫术后 1 个月内禁止性生活及盆浴。做好血 hCG 的监测，内容包括：①hCG 定量测定。清宫后每周检测一次血 hCG，直至连续 3 次正常，然后每个月一次持续至少半年，然后每半年一次，共随访 2 年。②在随访血、尿 hCG 同时注意有无阴道异常流血、咳嗽、咯血及其他转移症状，定期妇科检查、盆腔 B 超及 X 线检查。

第 十 五 章

一、名词解释

1. 子宫内膜异位症：当具有生长功能的子宫内膜组织出现在子宫腔被覆黏膜以外的身体其他部位时称子宫内膜异位症。

2. 假孕疗法：用单纯大剂量高效孕激素连续服用造成类似妊娠的人工闭经，以治疗子宫内膜异位症，故称假孕疗法。

3. 子宫肌瘤红色变性：是子宫肌瘤的一种特殊类型的坏死，多见于妊娠期或产褥期，患者突然出现急性腹痛、发热，检查肌瘤迅速增大，肌瘤剖面呈暗红色，如半熟的烤牛肉，腥臭，质软，漩涡状结构消失，镜下可见假包膜内大静脉及瘤体内小静脉有栓塞，并有溶血等表现。

二、填空题

1. 黏膜下肌瘤、肌壁间肌瘤、浆膜下肌瘤

2. 玻璃样变、囊性变、红色变性、肉瘤变

3. 直接蔓延、淋巴转移，血行转移

4. 分段诊刮

5. 卵巢激素、周期性出血、纤维组织、粘连、紫蓝色实质结节或包块、卵巢

6. 保留生育功能、保留卵巢功能、根治性手术

三、选择题

A_1 型题（1~15）：E、E、C、C、C、D、A、D、C、E、C、E、A、C、A

A_2 型题（16~25）：B、B、B、B、C、B、D、C、B、C

A_3/A_4 型题(26~36)：C、B、D、C、D、C、C、C、D、D、D
　　　　　(37~48)：D、B、E、A、C、D、B、B、C、C、C、C

四、简答题

1. 卵巢良、恶性肿瘤的区别如下表：

分类	卵巢良性肿瘤	卵巢恶性肿瘤
年龄	生育年龄	幼女、青少年及绝经后女性
病史	病程长，逐渐长大	病程短，长大迅速
体征	单侧多、包膜完整、活动好；囊性、表面光滑，多无腹水	双侧多，固定，实性或囊性，表面结节状，常伴有腹水，多为血性
一般情况	良好，多无不适	晚期出现腹胀、腹痛、腹水、食欲缺乏、消瘦、发热，呈现恶病质
B超	为液性暗区，有间隔光带，边缘清晰	液性暗区内杂乱光团、光点，肿块周界不清
肿瘤标志物	多阴性或低值	常阳性；高水平上升

2. （1）子宫肌瘤按生长部位分可分为子宫颈肌瘤与子宫体肌瘤；按肌瘤与子宫肌壁间的关系分类可分为肌壁间肌瘤（最常见）、浆膜下肌瘤和黏膜下肌瘤三类。

（2）主要临床表现

1）月经改变：表现为月经增多、经期延长、周期缩短及不规则阴道流血等。

2）白带增多：肌瘤使宫腔面积增大，腺体分泌物增多所致。

3）下腹包块：下腹正中可扪及包块，随着肿瘤增大并伴有压迫症状。

4）腹痛、腰酸、下腹坠胀：通常无腹痛，当肌瘤发生蒂扭转或合并红色变性时，可发生急性腹痛。

5）压迫症状：肌瘤体积增大压迫邻近器官所致，如尿频、尿急、便秘等。

6）不孕或流产。

第十六章

一、名词解释

1. 子宫脱垂：是指子宫从正常位置沿阴道下降，子宫颈外口达坐骨棘水平面以下，甚至子宫全部脱出于阴道口外。

2. 尿瘘：指人体泌尿道与生殖道之间形成异常通道，使病人无法自主排尿，表现为尿液不断外流。

二、填空题

1. 膀胱镜检查、靛胭脂试验

2. 产伤、腹压

3. 半卧位、1~2天

4. 7~14天

三、选择题

A_1 型题（1~14）：D、C、A、C、C、A、D、E、A、A、E、C、C、C

A_2 型题（15~20）：A、B、C、A、C、C

A_3/A_4 型题（21~25）：B、D、C、A、A

四、简答题

1. 子宫脱垂的病因

（1）产伤是子宫脱垂最主要的发病原因。

（2）产后过早从事重体力劳动者。

（3）长期腹压增加。

（4）老年患者盆底组织松弛萎缩。

子宫脱垂的分度

（1） Ⅰ度：轻型为子宫颈外口距离处女膜缘小于 4cm，但未达处女膜缘；重型为子宫颈已达处女膜缘，但未超出，检查时在阴道口见到子宫颈。

（2） Ⅱ度：轻型为子宫颈已脱出阴道口，但宫体仍在阴道内；重型为子宫颈或部分子宫体已脱出阴道口。

（3） Ⅲ度：子宫颈和子宫体全部脱出至阴道口。

2. 子宫托放置术后的注意事项

（1）放置前阴道内要有一定的雌激素水平。绝经后妇女在应用子宫托前 4~6 周开始应用阴道雌激素霜并在放托的过程中长期使用。

（2）子宫托应每天早上放入阴道，睡前取出清洁后备用，避免放置过久。

（3）保持阴道清洁，月经期及妊娠期停用。

（4）上托后分别于第 1、3、6 个月各到医院检查 1 次，以后每 3~6 个月到医院检查 1 次。

第十七章

一、名词解释

1. 不孕症：凡婚后未避孕、有正常性生活、同居 2 年而未曾受孕者。

2. 辅助生育技术：辅助生殖技术也称为医学助孕，以治疗不孕夫妇达到生育的目的，是生育调节的主要组成部分。

3. 试管婴儿：即体外受精与胚胎移植。体外受精是指从妇女体内取出卵子，放入试管内培养一个阶段与精子受精后发育成早期胚泡；胚胎移植指将胚泡移植到妇女宫腔内使其着床发育成胎儿的全过程。

二、填空题

1. 输卵管阻塞、排卵障碍

2. 精子生成障碍、精子运送障碍

3. 人工授精　试管婴儿

三、选择题

A_1 型题(1~13)：C、B、A、D、D、D、E、A、C、E、A、E、D

　　　　(14~26)：D、C、A、E、D、B、D、C、A、B、D、D、C

A_2 型题（27~28）：B、C

A_3/A_4 型题（29~32）：E、E、C、B

第十八章

一、名词解释

1. 人工流产综合征：在人流术中或术毕时，部分病人出现心动过缓、心律不齐、血压下降、面色苍白、头晕、胸闷、大汗淋漓，严重者甚至出现昏厥、抽搐等迷走神经虚脱的症状。

2. 自然避孕法：也称安全期避孕法，是根据妇女的自然生理规律，不用任何避孕药物或器具，选择在月经周期中不易受孕期内进行性交而达到避孕目的。

二、填空题

1. 抑制排卵、阻碍受精、阻碍着床

2. 子宫穿孔、节育器异位或嵌顿、感染

三、选择题

A_1 型题(1~10)：A、E、B、C、C、B、E、A、B、C

　　　　(11~20)：B、A、C、C、A、C、D、B、A、A

A_2 型题（21~25）：E、B、E、A、A

A_3/A_4 型题(26~29)：D、B、E、A

第 十 九 章

一、填空题

1. 早发现、早诊断、早治疗

2. 1、1

3. 14、28

4. 90、15、15

二、选择题

A_1 型题 （1~7）：D、E、A、C、C、D、D

A_2 型题 （8~9）：C、B

A_3/A_4 型题 （10~12）：D、B、E

第 二 十 章

一、填空题

1. 70cm、41~43℃

2. 酸性

3. 15~30 分钟

二、选择题

A_1 型题 （1~9）：E、B、D、E、A、B、D、B、C

A_2 型题 （10~12）：E、C、D

A_3/A_4 型题 （13~14）：B、E

第 二十一 章

一、名词解释

1. 胎头吸引术：是采用胎头吸引器置于胎儿头上，形成一定负压后吸住胎头，通过牵引协助娩出胎儿的手术。

2. 产钳术：是用产钳牵拉胎头以娩出胎儿的手术。

3. 剖宫产术：是经腹壁切开子宫取出已达成活胎儿及其附属物的手术。

4. 诊断性刮宫术：简称诊刮，通过刮取子宫内膜和内膜病灶行活组织检查，做出病理学诊断。

5. 分段诊刮：通过刮取子宫内膜和内膜病灶行活组织检查，做出病理学诊断，怀疑同时有子宫颈管病变时，应对子宫颈管和宫腔分别进行诊刮，简称分段诊刮。

6. 经阴道后穹隆穿刺：是指在无菌条件下，用穿刺针经阴道后穹隆刺入盆腔，抽取直肠子宫陷凹处（直肠子宫陷凹是腹腔最低部位，腹腔内积血、积液、积脓易积存在该部位）积存物进行肉眼观察、化验和病理检查。

7. 腹腔镜检查：是利用腹腔镜观察盆、腹腔脏器的形态、有无病变，必要时取活组织行病理学检查，以明确诊断。

二、填空题

1. 鳞柱上皮

2. 分段诊刮

3. 诊断、治疗

4. 1000ml、4000ml

5. 阴道、子宫颈管、子宫、输卵管

6. 脐与左髂前上棘连线中外 1/3 交界处、囊性感明显

7. 会阴后-侧切开、会阴正中切开

8. 第 5 天、第 3 天

9. 出口、低位、中位、高位

10. 子宫下段剖宫产术、腹膜外剖宫产术

11. 月经前期或月经来潮前 12 小时内、月经第 5~6 天。

12. 20

三、选择题

A_1 型题（1~18）：A、A、D、C、C、A、D、D、E、A、D、B、C、B、E、E、D、A

A_2 型题（19~24）：B、C、B、B、B、C

A_3/A_4 型题（25~31）：A、A、C、E、E、D、D

四、简答题

1. 输卵管通畅检查常用的方法

（1）输卵管通液术。

（2）子宫输卵管造影。

（3）妇科内镜输卵管通畅检查。

2. 下列情况可考虑行经阴道后穹隆穿刺术

（1）怀疑有腹腔内出血，如输卵管妊娠流产或破裂。

（2）怀疑盆腔内有积液、积脓时，若为盆腔脓肿，可行穿刺引流及注入广谱抗生素治疗。

（3）B 超引导下行卵巢子宫内膜异位囊肿或输卵管妊娠部位注药治疗。

（4）B 超引导下经后穹隆穿刺取卵，用于各种助孕技术。

3. 胎头吸引术的适应证

（1）产妇患心脏病、子痫前期需要缩短第二产程者。

（2）子宫收缩乏力或胎盘拨露需要缩短第二产程者。

（3）有剖宫产史或子宫有瘢痕，不宜过分屏气加压者。

禁忌证

（1）严重头盆不称、面先露、产道堵塞、尿瘘修补术后等，不能或不宜经阴道分娩者。

（2）宫口未开全或胎膜未破者。

（3）胎头位置高，未达阴道口者。

4. 会阴切开缝合术后的护理要点

（1）术前向产妇讲清会阴切开术的目的及术中注意事项。

（2）密切观察产程进展，协助医师掌握会阴切开的时机。

（3）术后嘱产妇右侧位，每天进行会阴冲洗 2 次，保持会阴清洁、干燥。

（4）注意观察切口有无渗血、红肿、硬结及脓性分泌物。

（5）会阴切口肿胀伴明显疼痛者，用 50% 硫酸镁溶液湿热敷或 95% 乙醇湿敷。

（6）会阴后-侧切口伤口于术后第 5 天拆线，正中切口于术后第 3 天拆线。

5. 剖宫产术术后的护理要点

（1）按腹部手术常规护理。

（2）观察产妇子宫收缩及阴道流血情况，术后 24 小时产妇取半卧位，以利于恶露排出。

（3）留置尿管 24 小时，拔管后指导产妇自行排尿。

（4）鼓励产妇勤翻身并尽早下床活动；根据肛门有无排气指导产妇进食。

（5）遵医嘱补液及抗生素应用 2~3 天。腹部切口缝线一般术后 5~7 天拆除。

（6）术后保持外阴清洁，至少避孕 2 年；鼓励母乳喂养；注意产后保健；出现发热、腹痛、阴道流血过多及时就医；产后 42 天医院做健康检查。